全国中医药行业中等职业教育"十三五"规划教材

中医护理基础

（供护理、助产专业用）

主　编◎钱爱云

中国中医药出版社
·北　京·

图书在版编目（CIP）数据

中医护理基础 / 钱爱云主编 .—北京：中国中医药出版社，2018.8（2023.8 重印）

全国中医药行业中等职业教育"十三五"规划教材

ISBN 978-7-5132-4865-5

Ⅰ . ①中… Ⅱ . ①钱… Ⅲ . ①中医学—护理学—中等

专业学校—教材 Ⅳ . ① R248

中国版本图书馆 CIP 数据核字（2018）第 065447 号

中国中医药出版社出版

北京经济技术开发区科创十三街 31 号院二区 8 号楼

邮政编码　100176

传真　010-64405721

河北品睿印刷有限公司印刷

各地新华书店经销

开本 787×1092　1/16　印张 17　字数 350 千字

2018 年 8 月第 1 版　2023 年 8 月第 4 次印刷

书号　ISBN 978 - 7 - 5132 - 4865 - 5

定价　55.00 元

网址　www.cptcm.com

服 务 热 线　010-64405510

购 书 热 线　010-89535836

维 权 打 假　010-64405753

微信服务号　zgzyycbs

微商城网址　https：//kdt.im/LIdUGr

官 方 微 博　http：//e.weibo.com/cptcm

天猫旗舰店网址　https：//zgzyycbs.tmall.com

如有印装质量问题请与本社出版部联系（010-64405510）

李伏君（千金药业有限公司技术副总经理）

李灿东（福建中医药大学校长）

李建民（黑龙江中医药大学佳木斯学院教授）

李景儒（黑龙江省计划生育科学研究院院长）

杨佳琦（杭州市拱墅区米市巷街道社区卫生服务中心主任）

吾布力·吐尔地（新疆维吾尔医学专科学校药学系主任）

吴　彬（广西中医药大学护理学院院长）

宋利华（连云港中医药高等职业技术学院教授）

迟江波（烟台渤海制药集团有限公司总裁）

张美林（成都中医药大学附属针灸学校党委书记）

张登山（邢台医学高等专科学校教授）

张震云（山西药科职业学院党委副书记、院长）

陈　燕（湖南中医药大学附属中西医结合医院院长）

陈玉奇（沈阳市中医药学校校长）

陈令轩（国家中医药管理局人事教育司综合协调处副主任科员）

周忠民（渭南职业技术学院教授）

胡志方（江西中医药高等专科学校校长）

徐家正（海口市中医药学校校长）

凌　娅（江苏康缘药业股份有限公司副董事长）

郭争鸣（湖南中医药高等专科学校校长）

郭桂明（北京中医医院药学部主任）

唐家奇（广东湛江中医学校教授）

曹世奎（长春中医药大学招生与就业处处长）

龚晋文（山西卫生健康职业学院／山西省中医学校党委副书记）

董维春（北京卫生职业学院党委书记）

谭　工（重庆三峡医药高等专科学校副校长）

潘年松（遵义医药高等专科学校副校长）

赵　剑（芜湖绿叶制药有限公司总经理）

梁小明（江西博雅生物制药股份有限公司常务副总经理）

龙　岩（德生堂医药集团董事长）

中医药职业教育是我国现代职业教育体系的重要组成部分，肩负着培养新时代中医药行业多样化人才、传承中医药技术技能、促进中医药服务健康中国建设的重要职责。为贯彻落实《国务院关于加快发展现代职业教育的决定》（国发〔2014〕19号）、《中医药健康服务发展规划（2015—2020年）》（国办发〔2015〕32号）和《中医药发展战略规划纲要（2016—2030年）》（国发〔2016〕15号）（简称《纲要》）等文件精神，尤其是实现《纲要》中"到2030年，基本形成一支由百名国医大师、万名中医名师、百万中医师、千万职业技能人员组成的中医药人才队伍"的发展目标，提升中医药职业教育对全民健康和地方经济的贡献度，提高职业技术院校学生的实际操作能力，实现职业教育与产业需求、岗位胜任能力严密对接，突出新时代中医药职业教育的特色，国家中医药管理局教材建设工作委员会办公室（以下简称"教材办"）、中国中医药出版社在国家中医药管理局领导下，在全国中医药职业教育教学指导委员会指导下，总结"全国中医药行业中等职业教育'十二五'规划教材"建设的经验，组织完成了"全国中医药行业中等职业教育'十三五'规划教材"建设工作。

中国中医药出版社是全国中医药行业规划教材唯一出版基地，为国家中医中西医结合执业（助理）医师资格考试大纲和细则、实践技能指导用书、全国中医药专业技术资格考试大纲和细则唯一授权出版单位，与国家中医药管理局中医师资格认证中心建立了良好的战略伙伴关系。

本套教材规划过程中，教材办认真听取了全国中医药职业教育教学指导委员会相关专家的意见，结合职业教育教学一线教师的反馈意见，加强顶层设计和组织管理，是全国唯一的中医药行业中等职业教育规划教材，于2016年启动了教材建设工作。通过广泛调研、全国范围遴选主编，又先后经过主编会议、编写会议、定稿会议等环节的质量管理和控制，在千余位编者的共同努力下，历时1年多时间，完成了50种规划教材的编写工作。

本套教材由50余所开展中医药中等职业教育院校的专家及相关医院、医药企业等单位联合编写，中国中医药出版社出版，供中等职业教育院校中医（针灸推拿）、中药、护理、农村医学、康复技术、中医康复保健6个专业使用。

本套教材具有以下特点：

1. 以教学指导意见为纲领，贴近新时代实际

注重体现新时代中医药中等职业教育的特点，以教育部新的教学指导意

见为纲领，注重针对性、适用性以及实用性，贴近学生、贴近岗位、贴近社会，符合中医药中等职业教育教学实际。

2. 突出质量意识、精品意识，满足中医药人才培养的需求

注重强化质量意识、精品意识，从教材内容结构设计、知识点、规范化、标准化、编写技巧、语言文字等方面加以改革，具备"精品教材"特质，满足中医药事业发展对于技术技能型、应用型中医药人才的需求。

3. 以学生为中心，以促进就业为导向

坚持以学生为中心，强调以就业为导向、以能力为本位、以岗位需求为标准的原则，按照技术技能型、应用型中医药人才的培养目标进行编写，教材内容涵盖资格考试全部内容及所有考试要求的知识点，满足学生获得"双证书"及相关工作岗位需求，有利于促进学生就业。

4. 注重数字化融合创新，力求呈现形式多样化

努力按照融合教材编写的思路和要求，创新教材呈现形式，版式设计突出结构模块化，新颖、活泼，图文并茂，并注重配套多种数字化素材，以期在全国中医药行业院校教育平台"医开讲－医教在线"数字化平台上获取多种数字化教学资源，符合职业院校学生认知规律及特点，以利于增强学生的学习兴趣。

本套教材的建设，得到国家中医药管理局领导的指导与大力支持，凝聚了全国中医药行业职业教育工作者的集体智慧，体现了全国中医药行业齐心协力、求真务实的工作作风，代表了全国中医药行业为"十三五"期间中医药事业发展和人才培养所做的共同努力，谨此向有关单位和个人致以衷心的感谢！希望本套教材的出版，能够对全国中医药行业职业教育教学的发展和中医药人才的培养产生积极的推动作用。需要说明的是，尽管所有组织者与编写者竭尽心智，精益求精，本套教材仍有一定的提升空间，敬请各教学单位、教学人员及广大学生多提宝贵意见和建议，以便今后修订和提高。

国家中医药管理局教材建设工作委员会办公室

全国中医药职业教育教学指导委员会

2018 年 1 月

《中医护理基础》
编 委 会

主　编

钱爱云（焦作卫生医药学校）

副主编

王世勋（南阳医学高等专科学校）

王东梅（黑龙江中医药大学）

杨　扬（甘肃卫生职业学院）

编　委（以姓氏笔画为序）

孔　杰（曲阜中医药学校）

田　园（贵州护理职业技术学院）

杨　清（四川中医药高等专科学校）

余　丽（焦作卫生医药学校）

梅　莉（安徽中医药高等专科学校附属芜湖市中医医院）

学术秘书

余　丽（焦作卫生医药学校）

全国中医药行业中等职业教育"十三五"规划教材《中医护理基础》是为适应中等职业教育改革发展的需要，旨在提升中医药职业教育对全民健康和地方经济的贡献度，提高中等职业技术学校学生的实际操作能力，实现中等职业教育与产业需求、岗位胜任能力严密对接，供中等卫生职业教育护理、助产专业教学使用编写的规划教材。

本教材在编写过程中注重把握基本理论和基本知识"必需、够用"的尺度，突出基本技能、动手能力和实际操作能力的培养，注意把握教材内容的深度和广度。在中医"治未病"的理念指导下，将常见体质的调护、四季护理药膳和体质护理药膳融入其中，突出中医护理的特色优势，使学生具有必要的中医护理基础知识和较强的实践能力，能运用所学的知识和技能为护理对象和全民健康服务。

本教材的编写分工如下：模块一绪论、模块二中医基础理论中的阴阳学说和五行学说由钱爱云编写；模块二中的藏象由余丽编写；模块二中的气血津液和经络腧穴由杨扬编写；模块三病因病机和模块五中医防治与护理原则由田园编写；模块四中医护理诊断程序由孔杰编写；模块六中医一般护理由王世勋编写；模块七方药基本知识与用药护理由杨清编写；模块八常见体质与常见病证护理由梅莉编写；模块九常用中医护理技术由王东梅编写。

尽管在编写过程中各位编者努力工作，但由于水平有限，难免有不足之处，恳请各院校师生在使用过程中提出宝贵意见和建议，以便再版时修订提高。

《中医护理基础》编委会

2018 年 5 月

模块一　绪论 ··· 1

　一、中医护理学发展简史 ································ 1

　二、中医护理的基本特点 ································ 5

模块二　中医基础理论 ···································· 7

　项目一　阴阳学说 ······································ 7

　　一、阴阳学说的基本概念 ··························· 7

　　二、阴阳学说的基本内容 ··························· 8

　　三、阴阳学说在中医护理中的应用 ················ 10

　项目二　五行学说 ····································· 12

　　一、五行学说的基本概念及特性 ·················· 13

　　二、五行学说的基本内容 ························· 15

　　三、五行学说在中医护理中的应用 ················ 17

　项目三　藏象 ··· 19

　　一、五脏 ··· 20

　　二、六腑 ··· 31

　　三、奇恒之腑 ····································· 33

　　四、脏腑之间的关系 ······························ 34

　项目四　气血津液 ····································· 37

　　一、气 ··· 38

　　二、血 ··· 40

　　三、津液 ··· 41

　　四、气血津液之间的相互关系 ···················· 42

　项目五　经络腧穴 ····································· 44

　　一、经络的概念和经络系统的组成 ················ 44

　　二、十二经脉 ····································· 45

　　三、奇经八脉 ····································· 48

　　四、经络的生理功能及经络学说在临床上的运用 ···· 49

　　五、腧穴 ··· 50

模块三　病因病机 ·· 74

　项目一　病因 ··· 74

目录

1

一、六淫 ·· 74

二、疠气 ·· 77

三、七情 ·· 78

四、病理产物性病因 ······················· 79

五、饮食、劳逸 ······························· 80

项目二 病机 ·· 81

一、正邪相争 ····································· 81

二、阴阳失调 ····································· 83

三、气血津液失调 ···························· 85

模块四 中医护理诊断程序 ············· **89**

项目一 诊法 ·· 89

一、望诊 ··· 89

二、闻诊 ··· 99

三、问诊 ·· 101

四、切诊 ·· 107

项目二 辨证 ·· 109

一、八纲辨证 ··································· 109

二、脏腑辨证 ··································· 111

模块五 中医防治与护理原则 ········· **116**

项目一 预防 ·· 116

一、未病先防 ··································· 116

二、既病防变 ··································· 117

项目二 治疗与护理原则 ·················· 118

一、治病求本 ··································· 118

二、扶正祛邪 ··································· 119

三、三因制宜 ··································· 120

四、调整阴阳 ··································· 121

项目三 治法 ·· 121

一、汗法 ·· 121

二、吐法 ·· 121

三、和法 ·· 122

四、下法 ··· 122

五、温法 ··· 122

六、清法 ··· 122

七、补法 ··· 122

八、消法 ··· 122

模块六　中医一般护理 ································· **124**

项目一　病情观察 ·· 124

一、病情观察的目的 ··· 124

二、病情观察的要求 ··· 125

三、病情观察的内容 ··· 126

四、病情观察的方法 ··· 126

项目二　生活起居护理 ··· 127

一、顺应四时 ··· 127

二、起居有常 ··· 128

三、环境适宜 ··· 128

四、生活护理 ··· 129

项目三　情志护理 ·· 129

一、情志护理的原则 ··· 130

二、情志护理的方法 ··· 130

项目四　饮食护理 ·· 133

一、食物的性味与功效 ·· 133

二、饮食护理的基本要求 ······································· 140

三、饮食的宜忌原则 ··· 141

四、饮食的辅助治疗原则 ······································· 141

五、常用护理药膳 ··· 144

模块七　方药基本知识与用药护理 ·········· **152**

项目一　中药基本知识 ··· 152

一、中药的性能 ·· 152

二、中药的用法 ·· 155

三、中药的分类与常用中药 ···································· 156

四、中药的煎服方法 ··· 166

项目二　方剂基本知识 ……………………………………… 168
　一、方剂的组成与变化 …………………………………… 168
　二、方剂的剂型 …………………………………………… 169
　三、常用中成药 …………………………………………… 171

项目三　中药内服法的护理 …………………………………… 172
　一、解表类药的服法与护理 ……………………………… 172
　二、泻下类药的服法与护理 ……………………………… 172
　三、温里类药的服法与护理 ……………………………… 173
　四、清热类药的服法与护理 ……………………………… 173
　五、理气活血类药的服法与护理 ………………………… 173
　六、补益类药的服法与护理 ……………………………… 173
　七、安神类药的服法与护理 ……………………………… 174
　八、止血类药物的服法与护理 …………………………… 174

项目四　中药外用法的护理 …………………………………… 174
　一、敷药疗法及其护理 …………………………………… 174
　二、贴药疗法及其护理 …………………………………… 175
　三、熏洗疗法及其护理 …………………………………… 175
　四、熨敷疗法及其护理 …………………………………… 175
　五、吹药疗法及其护理 …………………………………… 176
　六、掺药疗法及其护理 …………………………………… 176
　七、灌肠疗法及其护理 …………………………………… 176
　八、鲜药捣敷法及其护理 ………………………………… 177

模块八　常见体质与常见病证护理 ………………………… **178**
项目一　常见体质的调护 ……………………………………… 178
　一、平和质 ………………………………………………… 178
　二、气虚质 ………………………………………………… 179
　三、阳虚质 ………………………………………………… 179
　四、阴虚质 ………………………………………………… 180
　五、痰湿质 ………………………………………………… 180
　六、湿热质 ………………………………………………… 181
　七、血瘀质 ………………………………………………… 181
　八、气郁质 ………………………………………………… 182

九、特禀质 ··· 183

项目二　常见病证的调护 ······································ 183

一、感冒 ··· 183

二、咳嗽 ··· 185

三、头痛 ··· 187

四、心悸 ··· 190

五、眩晕 ··· 192

六、胃痛 ··· 193

七、呕吐 ··· 195

八、腹痛 ··· 197

九、泄泻 ··· 199

十、黄疸 ··· 201

十一、水肿 ·· 202

十二、淋证 ·· 204

十三、消渴 ·· 206

十四、痛经 ·· 207

模块九　常用中医护理技术 ······························· **210**

项目一　毫针刺法 ··· 210

一、概念 ··· 210

二、基础知识 ·· 210

三、适应证 ·· 215

四、禁忌证 ·· 215

五、操作程序 ·· 215

六、针刺意外的预防与处理 ·································· 217

附：三棱针刺法 ·· 220

项目二　灸法 ··· 220

一、概念 ··· 221

二、基础知识 ·· 221

三、适应证 ·· 224

四、禁忌证 ·· 224

五、操作程序 ·· 225

项目三　拔罐法 ··· 227

一、概念 ··· 227

二、基础知识 ··· 227

三、适应证 ··· 232

四、禁忌证 ··· 232

五、操作程序 ··· 232

项目四 刮痧法 ··· 234

一、概念 ··· 234

二、基础知识 ··· 235

三、适应证 ··· 238

四、禁忌证 ··· 239

五、操作程序 ··· 239

项目五 穴位按摩法 ··· 241

一、概念 ··· 241

二、基础知识 ··· 241

三、适应证 ··· 244

四、禁忌证 ··· 244

五、操作程序 ··· 245

项目六 耳穴埋籽法 ··· 246

一、概念 ··· 247

二、基础知识 ··· 247

三、适应证 ··· 249

四、禁忌证 ··· 249

五、操作程序 ··· 249

主要参考书目 ·· 253

扫一扫，看课件

模块一
绪　论

【学习目标】
　　1. 掌握中医护理的基本特点。
　　2. 熟悉不同时期的中医护理成就。

　　中医有着数千年的历史，是中华民族在长期的生产与生活实践中认识生命、维护健康、战胜疾病的宝贵经验总结，是中国文化遗产的重要组成部分。

一、中医护理学发展简史

　　中医在几千年漫长的发展中，一直是医、护不分的状态。在长期的医疗实践中，历代医家积累了丰富的经验，创造了许多行之有效的护理方法，内容不断完善，逐渐发展成为一门独立的学科，为中华民族乃至全人类的繁衍昌盛做出了巨大的贡献。

（一）远古至春秋时期

　　原始人类为了生存，以植物和野兽为食，用兽皮或树叶遮体，过着"巢穴而居"的生活。为了保护自己，他们学会了用草茎、泥土、树叶对伤口进行涂裹包扎，这是最早的外科包扎止血法；对跌仆损伤部位进行抚摸揉按，可起到消肿散瘀止痛的作用，形成了最原始的按摩术。在长期的生活积累中，他们逐渐熟悉和认识了动植物的营养、毒性和药用价值，如《淮南子·修务训》中记载："神农……尝百草之滋味，水泉之甘苦，令民知所避就。"从而出现了药物的内服、外敷，以及动物内脏、骨骼、甲壳的运用。在《史记·扁鹊仓公列传》和《五十二病方》中分别记载了热熨和针刺，这些都是最早的中医护理技术。

　　《周礼》中记载，以"五味""五谷""五药"来养护身体和治疗疾病，在周朝的医事制度中就有了食医。周人凿井而饮，并制定护井公约以加强饮食护理，还采取除虫灭鼠等防病措施，在卫生保健制度方面也有记载。并认识到"春时有痟首疾，夏时有痒疥疾，秋时有疟寒疾，冬时有嗽上气疾"，以启示人们顺应气候变化，做好生活起居的护理，避免疾病。

（二）战国至东汉时期

这一时期是中医理论逐步形成的时期，中医药经典著作《黄帝内经》《伤寒杂病论》《神农本草经》相继问世。

《黄帝内经》是我国现存最早的中医理论著作，其系统阐述了人体的结构、生理、病理、疾病的诊断、治疗和预防、养生等问题，奠定了中医护理的理论基础。《素问·脏气法时论》云："毒药攻邪，五谷为养，五果为助，五畜为益，五菜为充，气味合而服之，以补益精气。"《灵枢·五味》云："肝病禁辛，心病禁咸，脾病禁酸，肾病禁甘，肺病禁苦。"强调了饮食护理的重要性。该书还提出了"悲胜怒""恐胜喜""怒胜思""喜胜悲""思胜恐"和"告之以其败，语之以其善，导之以其所便，开之以其所苦"的情志护理方法。该书在生活起居护理方面指出："动作以避寒，阴居以避暑。"并在预防养生方面提出了"治未病"的思想。此外，针灸、推拿、刮痧、敷贴、热熨等护理技术均有详细的记载。

《伤寒杂病论》为东汉张仲景所著，它不仅奠定了中医辨证论治的理论基础，也为中医护理辨证施护开了先河。张仲景极为重视药物的煎法、服法、给药途径和服药时的注意事项，如在服用桂枝汤后应"啜热稀粥一升余，以助药力"，并应"温覆令一时许，遍身漐漐，微似有汗者益佳"，并应"禁生冷、黏滑、肉面、五辛、酒酪、臭恶等物"。并记载了灌肠法、熏洗法、烟熏法、坐浴法、含咽法等不同的给药途径。书中还详细记载了人工呼吸，体外心脏按压，抢救自缢、溺死患者的具体操作过程，从而成为世界上最早开展急诊复苏护理的典范。在饮食宜忌上提出脏病食忌、四时食忌、冷热食忌、妊娠食忌等，明确指出了饮食也应辨证。

《神农本草经》成书于东汉时期，是我国现存最早的中药学专著。书中载药365种，并根据药物毒性的大小分为上、中、下三品；系统地阐述了君臣佐使、四气五味、七情和合等中药学理论；在用药时间上提出"病在胸膈以上者，先食而后服药；病在心腹以下者，先服药而后食"的护理方法。

东汉名医华佗倡导"五禽戏"，在古代导引方法的基础上，模仿虎、鹿、猿、熊、鸟五种动物的姿态动作，将医疗、护理、体育三位一体化，从而创立了世界上最早的外科护理及康复保健方法，被后世誉为医疗体育的奠基人。

（三）魏晋隋唐时期

东晋葛洪在《肘后备急方》中记载腹水患者的饮食应"勿食盐，常食小豆饭，饮小豆汁，鲤鱼佳也"；并用海藻治疗瘿疾，是世界上最早用含碘食物治疗甲状腺疾病的记载。

在骨伤科方面，首次记载下颌关节脱位的复位方法，并发明用竹片作为夹板的外固定法。葛洪在《抱朴子》中指出："欲得长生腹中清，欲得不死腹无屎。"这对现代养生仍有深远的影响。

晋代《刘涓子鬼遗方》中指出，术后"十日之内不可饱食，频食而宜少，勿使患者惊"，强调了饮食护理和精神护理的重要性。

隋代巢元方在《诸病源候论》提出，消渴为"肥美之所发，此人必数食甘美则多肥也"。对外科肠吻合术后患者的饮食，强调"当作研末粥饮之，二十余日，稍作强糜食之，百日后乃可进饭耳；饱食者，令人肠痛决漏"。巢元方还认为乳痈多因婴儿吮吸不力，使乳汁郁积所致，护理时可用"手助捻去其汁，并令旁人助嗍引"，以使郁积的乳汁排出，而使乳痈消散。这些护理方法一直沿用到现在。

唐代孙思邈在《千金要方》中强调"每食讫以手摩腹""饥忌浴，饱忌沐""食毕当漱口"的预防思想；妊娠妇女应"居处简静""禁酒及冰浆"以养胎。对消渴病的调护指出："所慎者有三：一饮酒，二房室，三咸食及面。"并强调"能慎此者，虽不服药而自可无他，不知此者，纵有金丹亦不可救"。孙思邈首创用细葱管进行导尿，还发明了蜡疗和热熨法，丰富了中医护理技术的内容。并在《大医习业》和《大医精诚》中对医护人员的职业道德提出了严格的要求。

唐代王焘在《外台秘要》中提出，禁止带菌人进入产房和"不得令家有死丧或污秽之人来探"等护理探视制度，列举了新生儿沐浴、包裹、哺乳等护理内容。对病情的观察颇有创见，如对黄疸病的观察，应以"每夜小便里浸少许白帛片，各书记日，色渐退白则差"来判断病情的轻重、进退，成为现代实验诊断和病情观察的先驱。

唐代孟诜所著的《食疗本草》是我国现存最早的食疗和营养学专著，对中医饮食护理的发展起了很大的推动作用。

（四）宋金元时期

宋金元时期，中医处于百家争鸣、各抒医理的时期。陈自明在《妇人大全良方》中论述了妊娠随月数服药及将息法、产前将护法、产后将护法、食忌、孕妇药忌等，内容丰富，这些护理措施，至今对妇产科护理仍有临床指导意义。

李东垣创立脾胃学说，高度重视对脾胃的调养和护理，认为"内伤脾胃，百病乃生"，后人称其为"补土派"。李东垣指出内伤脾胃的原因主要有饮食不节、劳役过度和精神刺激，其中尤为重视精神因素在发病中的先导作用，强调精神调护的重要性。

张子和在《儒门事亲》中记载了用坐浴治疗脱肛的具体方法，还记载了他"以形逗乐解妇愁"的医案，突出了他的"非言语情志护理"法。

朱丹溪认为"阳常有余，阴常不足"，治疗上善用滋阴降火之剂，被后人称为"滋阴派"。朱丹溪提出青年当晚婚，以待阴气长成；婚后当节制房事，以摄护阴精，把摄护阴精作为防止相火妄动和养生保健的主要原则。并在饮食上提倡茹淡节食，反对肥甘厚味，如："纵口固快一时，积久必为灾害。"《丹溪心法》中还记载有完整的情志治疗的医案。

忽思慧所著的《饮膳正要》是当时营养学方面的代表性著作，该书提出了养生避忌、妊娠食忌、乳母食忌、饮食避忌等内容，制定了一套饮食卫生法则。提倡"先饥后食，勿令过饱""勿食不洁或变质之物"；饮酒适量，"不可大醉"；注意口腔卫生，"食毕宜用温水漱口，睡前刷牙"等。这些养生保健方法流传至今。

（五）明清时期

明清医家总结并发展了前人关于护理方面的知识。明代张介宾、赵献可等医家通过临床实践观察，认为温补肾阳和滋养肾阴对养生康复和防治疾病具有重要意义。

吴又可在《温疫论》中提出"疠气"学说，并指出疠气具有传染性，在"论食""论饮"及"调理法"三篇专论中，详细论述了温疫病的护理要求。如"有愈后数日微热不思食，此微邪在胃，正气衰弱，强与之，即为食复"等，对传染病的饮食护理总结出了宝贵的经验。这一时期由于传染病的流行，在预防交叉感染、消毒灭菌和预防接种方面也有突破性的进展，如用蒸汽消毒法处理传染病患者的衣服；用焚烧檀香、沉香之类的药物，驱除室内异味，对空气进行消毒。明代万历年间已有不少有关种痘的记载，通过种痘法以预防天花。

清代叶天士在《温热论》中系统地阐述了温病的发生、发展规律，创立卫气营血辨证与施护纲领，总结出察舌、验齿、辨斑疹白痦等诊病经验，为临证护理的病情观察方面增添了新的内容。在饮食护理方面，叶天士主张温病后期宜用血肉有情之品，如紫河车、人乳、海参等，能滋补精血。在老年病的防护方面，强调饮食当"薄味"，力戒"酒肉厚味""务宜怡悦开怀""戒嗔怒"。人们尝试用井水、冷水、雪水等进行擦浴，同时也发展和完善了刮痧这一护理治疗技术。

汪绮石所著的《理虚元鉴》详细介绍了疗养饮食调护的重要性及四季防病知识。钱襄所著的《侍疾要语》是最早较全面论述中医护理的专著，其阐述了对患者的精神、生活、饮食、疾病、用药等方面的护理要点。

（六）近代与现代

鸦片战争后，西方医学在我国开始广泛流传。北洋政府采取了一系列限制乃至消灭中医的措施，致使中医的发展步履维艰。各西方国家教会、政府，甚至个人在中国设立的医院、护士学校日益增多，其中由各国教会合办的北京协和医科大学（现北京协和医学院）和齐鲁大学医学院（现山东大学齐鲁医学院）所附设的护士学校在全国颇有影响。中医药学在坚持自身特色的同时，也积极吸收西方的医学经验，一些有志之士大力推进中医教育，相继创办了许多中医学校、中医院，对中医护理的发展起到了积极的推动作用。

中华人民共和国成立以后，中医药事业得以复兴和迅猛发展，开办了许多中医医院和中医药院校，中医有了严格的医护分工。1997 年 7 月，由国家中医药管理局制定并颁布了具有中医特点的《中医护理常规、技术操作规程》，使中医护理工作走向标准化、规范化、合法化。中医护理作为一门独立的学科，将为人类的健康和保健事业做出更大的贡献。

二、中医护理的基本特点

中医护理具有两个基本特点：一是整体观念，二是辨证施护。

（一）整体观念

整体观念，是中医学关于人体自身的完整性及人与自然社会环境的统一性的认识。整体观念认为，人体是一个由多层次结构构成的有机整体。构成人体的各个部分之间，各个脏腑形体官窍之间，结构上不可分割，功能上相互协调，相互为用，病理上相互影响。人生活在自然和社会环境中，人体的生理功能和病理变化，必然受到自然环境、社会条件的影响。这种内外环境的统一性、机体自身整体性的认识，称为整体观念。

1.人体是一个有机的整体　人体是由若干个脏腑、形体、器官所组成的。每个脏腑、形体、器官，都有着各自不同的生理功能。但它们不是孤立的，而是相互关联、相互为用、相互制约的。机体整体性的形成，是以五脏为中心，通过经络系统"内联脏腑，外络肢节"的作用实现的。因此，在护理过程中，可以通过五官、形体、色脉等外在变化来了解体内脏腑的病变，从而确立辨证施护的原则和措施。

2.人与环境密切联系　人与自然界息息相关，自然界的运动变化，会直接或间接地影响人体，使机体产生相应的生理或病理反应。自然界的变化超过了机体的适应能力，就会产生疾病。所以，我们在辨证施护时必须注意外界环境对人体的影响，因人、因时、因地制宜，进行有效的护理。

（二）辨证施护

辨证施护是中医护理的又一基本特点。所谓辨证，就是在中医基本理论指导下，将四诊（望、闻、问、切）所收集的病情资料通过分析、综合而辨清疾病的病因、性质、部位和邪正之间的关系，从而概括判断为某种性质的证。施护，则是根据辨证的结果，确定相应的护理方法。辨证是决定护理的前提和依据，施护是护理疾病的手段和方法，施护是辨证的目的，也是检验辨证是否正确的手段。辨证与施护是护理疾病过程中相互联系、不可分割的两个方面，是理论和实践相结合的体现，是指导中医护理工作的基本法则。

"症""证""病"是中医学中三个不同的概念。

"症"即症状，是疾病的具体临床表现，如发热、头痛等。

"证"即证候，是指在疾病发展过程中某一阶段的病理概括，它包括了疾病的部位、病因、病机和性质，因而比症状能更全面、更深刻、更正确地揭示疾病的本质。

"病"即疾病，是指有特定病因、发病形式、病机、发展规律和转归的病理全过程，如感冒、中风等。根据不同的证候，采取相应的护理措施，即证同护也同，证异护也异。一病可以有数证，而一证又可见于多病之中，就有了"同病异护"和"异病同护"，这也正是辨证施护的精髓。

复习思考

1. 中医护理的基本特点有哪些？

2. 什么是整体观念？

扫一扫，知答案

扫一扫，看课件

模 块 二

中医基础理论

项目一　阴阳学说

【学习目标】
　　1. 掌握阴阳学说的基本概念、阴阳学说的基本内容。
　　2. 熟悉阴阳学说在护理中的应用。
　　3. 了解阴阳学说的临床应用。

　　阴阳学说，是研究阴阳的内涵及其运动变化规律，并用以阐释宇宙万事万物的发生、发展和变化的一种古代哲学理论。该学说是古人探求宇宙本原和解释宇宙变化的一种世界观和方法论，属于中国古代唯物论和辩证法范畴。阴阳学说认为，阴阳二气的相互作用，促成了事物的发生，并推动着事物的发展和变化。

一、阴阳学说的基本概念

　　阴阳是对自然界相互关联的事物和现象对立双方属性的概括。阴阳代表事物的属性，不是指具体事物。《灵枢·阴阳系日月》中指出："且夫阴阳者，有名而无形。"阴阳既可代表相互对立的两种事物，也可代表同一事物内部相互对立的两个方面。正如《类经·阴阳类》云："阴阳者，一分为二也。"

　　阴阳的概念起源于《周易》。阴阳的最初含义是很朴素的，是指日光的向背，向日为阳，背日为阴。阴阳概念从朴素的认识逐步深化，将天地、日月、活动与静止、功能与物质等抽象出"阴"和"阳"两个基本范畴，形成了一种古代的对立统一观。《周易·系辞上》云："一阴一阳之谓道。"可见古人把阴阳的存在及其运动变化视为宇宙的基本规律。

阴阳学说认为，任何事物均可以用阴阳来划分。凡是运动的、外向的、上升的、温热的、明亮的、功能的，都属于阳；相对静止的、内守的、下降的、寒冷的、晦暗的、物质的，都属于阴。例如，天为阳，地为阴；火为阳，水为阴；男为阳，女为阴。阴和阳的相对属性引入医学领域，将人体中具有中空、外向、弥散、推进、温煦、兴奋、上升等特性的事物及现象统属于阳，而将具有实体、内守、凝聚、宁静、凉润、抑制、沉降等特性的事物和现象统属于阴。如脏为阴而腑为阳，精为阴而气为阳，营气为阴而卫气为阳，等等。见表2-1。

表2-1　事物和现象阴阳属性归类

属性	方位			时间		温度	湿度	重量	亮度	性状	功能		人体	
阳	上	天	外	白昼	春夏	温暖	干燥	轻	明亮	清	兴奋	功能	气	
阴	下	地	里	黑夜	秋冬	寒冷	湿润	重	晦暗	浊	抑制	物质	血	

阴阳是天地万物运动变化的总规律，宇宙间的任何事物都可以用阴阳来概括。但阴阳的划分，应在同一范畴、同一层次、相互关联的一对事物，或是一个事物的两个方面，这种划分才有实际意义。如果两个事物互不关联，或不是统一体的对立双方，就不能用阴阳来说明。如天与女，上与地，这种划分就毫无意义。

事物的阴阳属性，是根据事物或现象不同的运动趋势、不同的功能属性、不同的空间和时间等，通过相互比较而归纳出来的。因此事物的阴阳属性，既有绝对性的一面，又有相对性的一面。这种相对性，一方面表现为在一定的条件下，阴和阳之间可以发生相互转化，即阴可以转化为阳，阳也可以转化为阴，如人体气化过程中，精属阴，气属阳，精代谢为能量（气），为阴转化为阳，消耗能量而获得营养物质（精）的产生，为阳转化为阴；另一方面体现于事物的无限可分性，即阴中有阳，阳中有阴，如白昼为阳，黑夜为阴，上午为阳中之阳，下午为阳中之阴，前半夜为阴中之阴，后半夜为阴中之阳。

二、阴阳学说的基本内容

阴阳学说的基本内容主要包括阴阳的对立制约、互根互用、消长平衡和阴阳转化四个方面。

（一）对立制约

阴阳的对立制约，是指属性相反的阴阳双方彼此相互斗争、制约。阴阳的对立，是指自然界中的一切事物，客观上都存在着相互对立的阴阳两个方面，这两个方面的属性是相对的、矛盾的。阴阳的制约，是指相互对立的阴阳双方存在着相互制约的特性，即阴阳相互抑制、相互约束。

阴阳双方时刻都在相互对立的状态中相互制约着。正是由于阴阳的这种不断对立和制约，才推动了事物的发展和变化，并维持着事物发展的动态平衡。如寒凉与温热，水与火相互对立；同时温热可以驱散寒冷，寒凉可以降低高温，水可以灭火，火可以蒸化水液等。温热与火属阳，寒凉与水属阴，这就是阴阳之间的相互制约。阴阳双方制约的结果，使事物取得了动态平衡。就人体的正常生理功能而言，兴奋为阳，抑制为阴，兴奋与抑制相互制约，从而维持人体功能的动态平衡，即所谓"阴平阳秘"，机体才能进行正常的生命活动。

阴阳对立双方在相互制约的过程中，阴阳的任何一方过于强盛，可抑制对方，使之衰弱；或任何一方过分的不足，可导致对方的相对亢盛。这种动态平衡一旦被打破，疾病就会产生。

（二）互根互用

阴阳互根是指一切事物或现象中相互对立的阴阳两个方面，具有相互依存、互为根本的关系，任何一方都不能脱离另一方而单独存在。阴阳双方都以对方的存在为自己存在的前提和条件。如上为阳，下为阴，没有上也就无所谓下，没有下也就无所谓上。兴奋属阳，抑制属阴，无兴奋就无所谓抑制，无抑制也就无所谓兴奋。热为阳，寒为阴，没有热也就无所谓寒，没有寒也就无所谓热。所以说，阳依存于阴，阴依存于阳。阴阳这种相互依存的关系称为"互根"。

阴阳互用是指阴阳之间还存在着相互资生、相互促进和助长的关系。如气主动属阳，血主静属阴，气能生血、行血、摄血，血能载气、养气。故有"气为血之帅，血为气之母"之说。《素问·阴阳应象大论》云："阴在内，阳之守也；阳在外，阴之使也。"这就是对阴阳互根互用关系的高度概括。

如果由于某些原因，阴和阳之间的互根互用的关系遭到破坏，就会导致"孤阴不生，独阳不长"，甚则"阴阳离决，精气乃绝"。如果人体阴阳之间的互根互用关系失常，就会出现"阳损及阴"或"阴损及阳"的病理变化。

（三）消长平衡

"消"是指消弱、减少；"长"是指增强、增长。阴阳消长是指阴阳双方不是处于静止的状态，而是始终处于"阴消阳长"或"阳消阴长"的运动变化之中。所谓"消长"，是说一方增长，会削弱对方的力量，导致对方相对不足，即"此长彼消"；或一方的不足，导致对方的相对亢盛，即"此消彼长"。阴阳双方在这种消长变化的运动中，维持着阴阳之间的相对平衡。所以说，阴阳之间的平衡，不是静止的和绝对的平衡，而是始终贯穿着阴阳双方的消长变化，是动态的、相对的平衡，这种平衡关系称为消长平衡。

事物阴阳的消长平衡是普遍存在的。如一年四季的气候变化，由春到夏，温度逐渐增加，是"阴消阳长"的过程；由秋到冬，天气渐凉，是"阴长阳消"的过程。四季的更替正是阴阳消长平衡的结果。再从人体的功能活动和物质代谢关系来看：人体各种功能活动

9

（阳）的产生，必然消耗一定的营养物质（阴），这是阳长阴消的过程；而各种营养物质（阴）的产生，又必定损耗脏腑的功能活动（阳），这就是阴长阳消的过程。如果致病因素使这种平衡遭到破坏，就会造成阴或阳的偏盛或偏衰，人体生理动态平衡失调，疾病就因此发生。

（四）阴阳转化

阴阳对立的双方，在一定的条件下，可以各自向其相反的方向转化，阴可以转化为阳，阳也可以转化为阴，从而使事物的性质发生根本性的改变。如昼夜的交替，寒暑的变化，疾病过程中寒证、热证的相互转化都是阴阳转化的实例。阴阳转化有渐变、突变两种形式。如一年四季中寒暑交替，一天之中昼夜的转化即属于渐变的形式；夏天极热天气的骤冷或下冰雹，属于突变形式。

阴阳转化必须具备一定的条件，这种条件就是"重"或"极"，即所谓"重阴必阳，重阳必阴""寒极生热，热极生寒"。这里的"重"和"极"就是促成转化的条件。如急性热病中，由于热毒极重，正气大伤，在持续高热的情况下，突然出现体温下降、面色苍白、四肢厥冷、脉微欲绝等阳气暴脱的危象，即属于阳证转化为阴证。阴阳的转化过程是一个由量变到质变的过程。阴阳消长是量变，是阴阳转化的前提；阴阳转化是质变，是阴阳消长的结果。

三、阴阳学说在中医护理中的应用

阴阳学说贯穿在中医理论体系的各个方面，用来说明人体的组织结构、生理功能、病理变化，并指导着临床诊断、治疗和护理。

（一）说明人体的组织结构

人体是一个有机整体，是一个极为复杂的阴阳对立统一体。人体一切组织结构，既是有机联系的，又可以分为相互对立的阴阳两部分。故《素问·宝命全形论》云："人生有形，不离阴阳。"

人体脏腑组织，就部位来说，上部为阳，下部为阴；体表属阳，体内属阴；背属阳，腹属阴；四肢外侧为阳，四肢内侧为阴。以脏腑来分，五脏藏精气而不泻，故为阴；六腑传化物而不藏，故为阳。由于阴阳之中复有阴阳，所以五脏之中又可分阴阳：心肺居于上部（胸腔）属阳，肝脾肾位于下部（腹腔）属阴；心肺之中，心为阳，肺为阴；肝脾肾之间，肝为阳，脾肾为阴。而且每一脏之中又有阴阳之分，如心有心阴、心阳，肾有肾阴、肾阳等。

依据经络循行的部位，十二正经中有手足三阴三阳经，行于人体四肢外侧及背部者属阳（如手足三阳经），属于腑；而循行于人体四肢内侧及腹部者属阴（如手足三阴经），属于脏。奇经八脉中的跷脉与维脉，行于身之内侧者，称阴跷、阴维；行于身之外侧者，称阳跷、阳维。督脉行于背，有总督一身之阳经的作用，称为"阳脉之海"；任脉行于腹，有总任一身之阴经的作用，称为"阴脉之海"。

总之，人体脏腑经络及形体组织结构的上下、内外、表里、前后各部分之间，无不包含着阴阳的对立统一。

（二）概括人体的生理功能

对于人体的生理活动，无论是生命活动的整体还是各个部分，都可以用阴阳来概括说明。人体生理活动的基本规律可概括为物质（阴精）和功能（阳气）的矛盾运动。精藏于脏腑之中，主内守而属阴；气由精所化，运行于全身而属阳。物质是产生功能的基础，而功能活动又不断地促进物质新陈代谢。物质与功能，阴与阳共处于相互对立、依存、消长和转化的统一体中，维持着相对的动态平衡，保证生命活动的正常进行。如果人体内的阴阳二气不能相互为用而分离，人的生命也就终结了。故《素问·生气通天论》云："阴平阳秘，精神乃治；阴阳离决，精气乃绝。"

（三）阐释人体的病理变化

机体阴阳平衡是健康的标志。疾病的发生标志着这种协调平衡被破坏，故"阴阳失调"是疾病发生的基础。其病理变化的基本规律不外乎阴阳的偏盛偏衰和互损。

盛，指邪气盛。阴阳偏盛即阴偏盛、阳偏盛，是指阴或阳任何一方高于正常水平的病理状态。《素问·阴阳应象大论》概括为："阴胜则阳病，阳胜则阴病。阳胜则热，阴胜则寒。"阴阳偏盛所形成的是实证，阳偏盛则导致实热证，阴偏盛则导致实寒证。故《素问·通评虚实论》云："邪气盛则实。"

衰，指衰弱或不足。阴阳偏衰即阴虚、阳虚，是指阴或阳任何一方低于正常水平的病理状态。《素问·调经论》中提到："阳虚则外寒，阴虚则内热。"

阴阳互损是指由于阴阳之间互根互用，所以在阴阳一方虚衰到一定程度时，就会出现阴损及阳、阳损及阴和阴阳互损的情况。当阳虚至一定程度时，因阳虚不能生阴，继而出现阴虚的现象，称为"阳损及阴"。同样，当阴虚至一定程度时，因阴虚不能生阳，继而出现阳虚的现象，称为"阴损及阳"。阳损及阴或阴损及阳，最终都可导致"阴阳两虚"。

（四）用于疾病的诊断

阴阳学说用于疾病的诊断，主要包括分析四诊所收集的资料和概括各种证候的阴阳属性两个方面。

如色泽鲜明者属阳，晦暗者属阴；语声高亢洪亮者属阳，语声低微无力者属阴；呼吸有力者多属阳，呼吸微弱者多属阴；躁动不安者属阳，蜷卧静默者属阴；身热恶热者属阳，身寒喜暖者属阴；脉象浮、数、洪、滑者属阳，沉、迟、细、涩者属阴；病位在表者属阳，在里者属阴。

在临床辨证中，阴阳学说用阴阳来概括分析错综复杂的证候。如八纲辨证中，表证、热证、实证属阳，里证、寒证、虚证属阴。阴阳是八纲辨证的总纲。

（五）指导疾病的治疗与护理

调整阴阳，补其不足，泻其有余，恢复阴阳的相对平衡是治疗的基本原则，也是阴阳学说用于疾病防治的主要内容。

由于阴阳失调是疾病的基本病机，而偏盛偏衰和互损又是其基本表现形式，所以恢复阴阳的协调平衡，是治疗疾病的基本原则之一。阴阳偏盛形成的是实证，故总的治疗原则是"实则泻之"，即损其有余。如阳胜则热，宜用寒药制其阳，即热者寒之；阴胜则寒，宜用温热药以制其阴，即寒者热之。

阴阳偏衰导致的是虚证，故总的治疗原则是"虚则补之"，即补其不足。如阴虚不能制阳所产生的虚热证，治疗当滋阴潜阳，用"壮水之主，以制阳光"的治法。阳虚不能制阴所产生的虚寒证，治疗当扶阳抑阴，用"益火之源，以消阴翳"的治法。

阴阳互损导致的阴阳两虚，应采用阴阳双补的治疗原则。由阳损及阴导致的以阳虚为主的阴阳两虚证，当以补阳为主，兼以补阴；由阴损及阳导致的以阴虚为主的阴阳两虚证，当以补阴为主，兼以补阳。从而使阴阳偏胜偏衰的异常现象回归于平衡的正常状态。在护理方面，阳盛发热患者所处环境宜清凉，阴盛畏寒患者所处环境宜温热。

阴阳也可用来概括药物的性味功能，作为指导临床用药的依据。如四气中寒凉药物为阴，温热药物为阳。五味中辛甘淡属阳，酸苦咸属阴。升浮之药其性多具有上升发散的特点，故属阳；沉降之药，其性多具有收涩、泻下、重镇的特点，故属阴。

复习思考

1. 简述阴阳的概念。

2. 阴阳学说的基本内容包括哪些？

项目二　五行学说

【学习目标】

1. 掌握五行学说的概念。

2. 熟悉五行学说的基本内容。

3. 了解五行学说在中医护理中的应用。

　　五行学说是研究木、火、土、金、水五行的概念、特性、生克制化乘侮规律，并用于阐释宇宙万物的发生、发展、变化及相互关系的一种哲学思想。五行学说认为，宇宙间的一切事物都是由木、火、土、金、水五种基本物质所构成的，自然界各种事物和现象的发展变化，都是这五种物质不断运动和相互作用的结果。五行学说运用于中医领域，主要用以阐述人体脏腑生理、病理及与外在环境的相互关系，从而指导临床诊断和治疗。

一、五行学说的基本概念及特性

（一）五行的概念

　　"五"是指木、火、土、金、水五种物质；"行"即运动变化。五行，即指木、火、土、金、水五种物质及其运动变化。

　　五行最初的含义与"五材"相关，是指木、火、土、金、水五种基本物质或基本元素。《左传·襄公二十七年》云："天生五材，民并用之，废一不可。"木、火，土、金、水这五种物质是人们日常生产和生活中最为常见和不可缺少的基本物质。如《尚书正义》云："水火者，百姓之所饮食也；金木者，百姓之所兴作也；土者，万物之所资生，是为人用。"后来，人们把这五种物质的属性加以抽象推演，用来说明整个物质世界，并认为这五种物质具有相互资生和相互制约的关系，在不断的相生相克运动中维持着动态的平衡。

（二）五行的特性

　　五行的特性，是古人在长期的生活和生产实践中，对木、火、土、金、水五种物质的直观观察和朴素认识的基础上，进行抽象概括而逐渐形成的理性概念，是用以分析各种事物的五行属性和研究事物之间相互联系的基本法则。《尚书·洪范》云："水曰润下，火曰炎上，木曰曲直，金曰从革，土爱稼穑。"即是对五行特性的经典概括。

　　木的特性：木曰曲直。"曲"，屈也；"直"，伸也。曲直，指树木的枝条具有生长、柔和、能屈能伸的特性。引申为凡有生长、升发、条达、舒畅等性质和作用的事物和现象，均归属于木。

　　火的特性：火曰炎上。"炎"，即焚烧、炎热、光明之意；"上"即上升。炎上，指火具有温热、上升的特性。引申为凡有温热、向上等性质或作用的事物和现象，均归属于火。

　　土的特性：土爱稼穑。"爱"，通曰；"稼"，即种植谷物；"穑"，即收获谷物。稼穑，泛指人类种植收获谷物的农事活动。引申为凡有生化、承载、受纳等性质或作用的事物和现象，均归属于土。

　　金的特性：金曰从革。"从"，顺从；"革"，变革。从革说明金是通过变革而产生的。引申为凡有沉降、肃杀、收敛等性质或作用的事物和现象，均归属于金。

水的特性：水曰润下。"润"，即滋润、濡润；下，即向下、下行。润下，是指水具有滋润、下行的特性。引申为凡有滋润、下行、寒凉、闭藏等性质或作用的事物和现象，均归属于水。

（三）事物或现象的五行归类

五行学说依据五行各自的特性，对自然界的各种事物和现象进行五行归类，从而构建了五行系统。对事物进行五行归类的方法主要有以下两种：

取象比类法：是指从事物的形象（性质、作用、形态等）中找出能反映其本质的特有征象，然后与五行各自的抽象特性相比较，以确定其五行归类的方法。事物或现象与木的特性相类似，则归属于木；与火的特性相类似，则归属于火等。如以方位配五行为例：旭日东升，似木性升发，故东方属木；南方气候炎热，似火性炎上，故南方属火；日落西方，似金性沉降，故西方属金；北方气候寒冷，似水性寒凉，故北方属水；中原土地肥沃，万物繁茂，似土性生化，故中央属土。

推演络绎法：是根据已知某事物的五行属性，推演与此事物相关的其他事物之五行属性的方法。自然界的五气、五化、五色、五味、五谷，以及人体的五体、五官、五志等的五行属性，大多以此法推演而定。以自然界的五气配五行为例：春季属木，风为春之主气，故风亦属木；长夏属土，湿为长夏之主气，故湿亦属土；秋季属金，燥为秋季之主气，故燥亦属金；冬季属水，寒为冬季之主气，故寒亦属水。

五行学说以五行的抽象特性为依据，运用取象比类和推演络绎的方法，将各种具有相同或相似特征的事物或现象划分为五类，分别归属于木、火、土、金、水五行之中。同时认为属于同一五行属性的事物或现象，都存在着相关的联系。中医学以五行为中心，将人体的生命结构与自然界的事物和现象联系起来，形成了联系人体内外环境的五行学说，用以说明人体的统一性，以及人与自然环境的统一性。见表2-2。

表2-2 事物属性的五行归类

| 自然界 | | | | | | | 五行 | 人体 | | | | |
时间	五味	五色	五化	五气	五方	五季		五脏	六腑	五官	形体	情志
平旦	酸	青	生	风	东	春	木	肝	胆	目	筋	怒
日中	苦	赤	长	暑	南	夏	火	心	小肠	舌	脉	喜
日西	甘	黄	化	湿	中	长夏	土	脾	胃	口	肉	思
日入	辛	白	收	燥	西	秋	金	肺	大肠	鼻	皮毛	悲
夜半	咸	黑	藏	寒	北	冬	水	肾	膀胱	耳	骨	恐

二、五行学说的基本内容

五行学说认为，五行之间存在着生、克、乘、侮的关系。五行的生克乘侮是五行学说用来解释事物之间相互联系的一种理论，也是事物在发展变化过程中相互联系的规律与根源。

（一）五行相生相克

相生是指一事物对另一事物具有促进、助长和资生的作用。五行相生的次序是：木生火，火生土，土生金，金生水，水生木。在相生关系中，五行中任何一行都具有"生我"和"我生"两方面的关系。《难经》中将它比作"母子"关系，"生我"者为"母"，"我生"者为"子"。以木为例，水生木，故"生我"者为水；木生火，故"我生"者为火；即水为木之"母"，火为木之"子"。

相克是指一事物对另一事物的生长和功能具有克制、制约的作用。五行相克的次序是：木克土，土克水，水克火，火克金，金克木。在相克关系中，五行中任何一行都具有"克我"和"我克"两方面的关系，《黄帝内经》中称为"所不胜"和"所胜"，"克我"者为"所不胜"，"我克"者为"所胜"。以金为例，金克木，则木为金之"所胜"；火克金，则火为金之"所不胜"。

五行中的任何一行皆有"生我"和"我生"，"克我"和"我克"两个方面的关系（图2-1）。

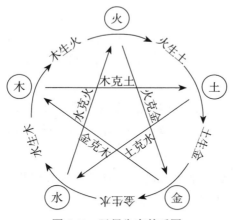

图 2-1　五行生克关系图

五行相生和相克，是事物发展不可分割的两个方面。没有生，就没有事物的发生和成长；没有克，就不能维持正常协调的变化和发展。因此，必须是生中有克，克中有生，才能维持和促进事物相对平衡协调和发展变化。五行之间这种生中有制、制中有生、相互滋生、相互制约的生克关系，称为制化。

（二）五行相乘相侮

五行之间的相乘和相侮，是五行之间的生克制化关系遭到破坏后出现的异常相克现象。

相乘是指五行中一行对其"所胜"一行的过度克制，从而引起一系列的异常克制反应。五行相乘的次序与相克相同，即木乘土，土乘水，水乘火，火乘金，金乘木。导致相乘的原因有"太过"和"不及"两个方面。

太过导致的相乘，是五行中某一行本身过于强盛，对其所胜行进行超过正常限度的克制，引起其所胜行的虚弱，从而导致五行协调关系失常。如木过于强盛，则克土太过，造成土的不足，称为"木旺乘土"。

不及导致的相乘，是五行中某一行过于虚弱，难于抵御其所不胜行正常限度的克制，使其本身更显虚弱。仍以木克土为例，当木处于正常水平，但土本身不足时，形成木克土的力量相对增强，使土更加虚弱，称为"土虚木乘"。

相乘与相克虽然在次序上相同，但本质上是有区别的。相克是正常情况下五行之间的制约关系，相乘则是五行之间的异常制约现象。在人体，相克表示生理现象，相乘表示病理变化。

相侮是指五行中的一行对其"所不胜"一行的反向制约和克制，又称"反克"或"反侮"。五行相侮的次序是：木侮金，金侮火，火侮水，水侮土，土侮木。导致相侮的原因也有"太过"和"不及"两个方面。

太过所致的相侮，是指五行中的某一行过于强盛，使原来克制它的一行不仅不能克制它，反而受到它的反向克制。如木本受金克，当木过度亢盛时，不仅不受金的克制，反而对金进行反侮，称为"木反侮金"。

不及所致的相侮，是指五行中的某一行过于虚弱，不仅不能制约其所胜的一行，反而受其所胜行的"反克"。如由于金本身虚弱，不仅不能对木进行克制，反受木的反侮，称为"金虚木侮"。

相乘与相侮均是相克关系异常的现象。前者是按五行相克次序发生的过度克制，后者是与五行相克次序发生相反方向的克制现象。但两者均可同时发生。即五行之中，任何"一行"太过就会乘其所胜而侮其所不胜；任何"一行"不足就会被所不胜相乘，被所胜相侮。故《素问·五运行大论》云："气有余，则制己所胜而侮所不胜；其不及，则己所不胜侮而乘之，己所胜轻而侮之。"见图2-2。

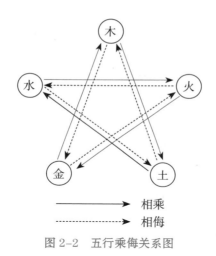

图 2-2　五行乘侮关系图

（三）母子相及

五行的母子相及包括母病及子和子病及母两种情况，皆属于五行相生关系的异常变化。

母病及子是指五行的某一行异常，累及子行，导致母子两行皆异常。如水生木，水为母，木为子，水不足不能生木，则水竭木枯而母子皆衰。其发生次序与相生次序一致。

子病及母是五行中的某一行异常，影响到母的一行，终致子母两行皆异常。如木生火，木为母，火为子，火过旺，耗木过多致木不足，生火无力，结果母子皆不足。其发生次序与相生次序相反。

三、五行学说在中医护理中的应用

（一）说明五脏的生理功能与相互关系

五行学说将五脏归属于五行，以五行的特性来说明五脏的生理功能特点。如：木性可曲可直，条顺畅达，有生发的特性，肝属木，故肝喜条达而恶抑郁，有疏泄的功能；火性温热，其性炎上，心属火，故心阳有温煦之功能；土性敦厚，有生化万物的特性，脾属土，故脾有消化水谷，运化精微，营养五脏、六腑、四肢百骸之功能，为气血生化之源；金性清肃，收敛，肺属金，故肺具清肃之性，肺气有肃降功能；水性润下，有寒润、下行、闭藏的特性，肾属水，故肾主闭藏，有藏精、主水等功能。

五行学说用五行相生的关系说明五脏之间的相互资生、相互为用的关系。如木生火，即肝木济心火，肝藏血，心主血脉，肝藏血功能正常有助于心主血脉功能的正常发挥。火生土，即心火温脾土，心主血脉、主神志的功能正常，血能营脾，脾才能发挥主运化、生血、统血的功能。土生金，即脾土助肺金，脾能益气，化生气血，转输精微以充肺，促进肺主气的功能，使之宣肃正常。金生水，即肺金养肾水，肺主清肃，肾主藏精，肺气肃降

17

有助于肾藏精、纳气、主水之功能。水生木，即肾水滋肝木，肾藏精，肝藏血，肾精可化肝血，以助肝功能的正常发挥。

事物属性的五行归类，除了将人体的脏腑组织结构分别归属于五行外，同时也将自然界的有关事物和现象进行了归属，反映出人体内外环境统一的整体观念。人体的五脏、六腑、五体、五官等，与自然界的五方、五季、五味、五色等相应，从而把人与自然环境联系在一起。这种归类方法，不仅说明了人体内在脏腑的整体统一，而且也反映出人体与外界的协调统一。

（二）说明五脏病变的相互影响

五脏发生病变时，可以发生传变，包括"母病及子"和"子病及母"两个方面。

母病及子，指疾病由母脏传于子脏，如先有肾精不足，不能滋养肝阴，导致肝肾阴虚，又叫"水不涵木"，这就是"母病及子"的表现。

子病及母，指疾病由子脏传于母脏，如先有心血不足，累及肝脏，导致肝血不足而致心肝血虚，就属"子病及母"，或称"子盗母气"。

相克关系影响五脏病变时，也可出现"相乘"和"相侮"的现象。如肝气亢盛，影响脾的运化功能，叫"木乘土"。肝火上亢，灼伤肺金，使肺的宣发肃降功能失常，称为"木火刑金"或"木火侮金"。

（三）用于疾病的诊断

人体是一个有机整体，内脏有病可以反映到相应的体表组织，出现色泽、声音、气味、形态、脉象等方面的异常变化。在临床实践中，可根据脏腑组织器官的五行归属及其生克乘侮规律，综合分析望、闻、问、切四诊所获得的病理资料来推断病情，做出诊断。如面见青色，喜食酸味，脉见弦象，多为肝病；面见赤色，口苦，心烦，脉洪，多为心火亢盛；面见黄色，多为脾虚；面见白色，多为肺病；面见黑色，多为肾病。

（四）指导疾病的治疗

五行学说在治疗上的应用，主要体现于指导脏腑用药、控制疾病的传变、确定治则和治法、指导针灸取穴、指导情志病的治疗等。

1.指导脏腑用药　中药以色味为基础，以归经和性能为依据，按五行学说加以归类，这种归类是脏腑选择用药的参考依据。如青色、酸味入肝，选用白芍、山茱萸等；赤色、苦味入心，选用黄连、丹参等；黄色、甘味入脾，选用甘草、白术等；白色、辛味入肺，选用石膏、麻黄等；黑色、咸味入肾，选用玄参、熟地黄等。这种归类是脏腑选择用药的参考依据。

2.控制疾病的传变　运用五行子母相及和乘侮规律，可以判断五脏疾病的发展趋势，在治疗时，除对所病之脏进行处理外，还应考虑有关脏腑的传变关系。《难经·七十七难》云："见肝之病，则知肝当传之与脾，故先实其脾气。"就是指肝气太过，木旺必克土，此时应先健脾胃以防其传变，脾胃不伤则病不传，治疗肝病则易于痊愈。应用五行生克乘侮理论阐述疾病的传变规律，从而确定预防性治疗措施，以防止疾病的传变。

3. 确定治则和治法　在确定治疗原则时，根据相生规律采取补母和泻子的方法。如滋水涵木法，即补益肝肾法，是通过滋补肾阴来养肝阴，适用于肝肾阴虚或肝阳偏亢之证；培土生金法，即补脾益肺法，是通过补益脾气来补肺气，适用于脾肺气虚证。也可以根据相克规律采取"抑强"和"扶弱"的方法，"抑强"主要用于太过引起的相乘和相侮，"扶弱"主要用于不及引起的相乘和相侮。如抑木扶土法，即疏肝健脾法，适用于木旺乘土或土虚木乘之证。如用于木旺乘土，则以抑木为主，扶土为辅；如用于土虚木乘之证，则应以扶土为主，抑木为辅。

4. 指导针灸取穴　在针灸疗法上，针灸医学将手足十二经四肢末端的穴位分属于五行，即井、荥、输、经、合五种穴位分属于木、火、土、金、水。临床根据不同的病情以五行生克乘侮规律进行选穴治疗。

5. 指导情志病的治疗　情志属于五脏，五脏有生克关系，情志也有生克关系，临床上利用情志之间的制约关系来达到治疗疾病的目的。如《素问·阴阳应象大论》云："怒伤肝，悲胜怒……喜伤心，恐胜喜……思伤脾，怒胜思……忧伤肺，喜胜忧……恐伤肾，思胜恐。"即所谓以情胜情的治疗方法。

复习思考

1. 五行学说的基本内容是什么？
2. 五行相生的次序是什么？
3. 五行相克的次序是什么？

项目三　藏　象

【学习目标】

1. 掌握藏象的概念，脏、腑及奇恒之腑的生理特点。
2. 掌握五脏的主要生理功能。
3. 掌握六腑的主要生理功能。
4. 熟悉五脏与形、窍、志、液、时的联系。
5. 了解脏与脏、脏与腑、腑与腑之间的关系。

　　"藏象"一词，首见于《素问·六节藏象论》。藏，通脏，有隐藏、贮藏之意，是指藏于体内的内脏，包括五脏、六腑和奇恒之腑。由于五脏是人体生命活动的中心，六腑和奇恒之腑可分别统归五脏的功能范畴，故"藏"实际上是以五脏为中心的五个生理病理系统。象，有形象和征象、现象之意。其含义有二：一是指内脏的外现形象，即内脏的解剖形态，如心"如倒垂未开之莲蕊"等；二是指内脏表现于外的生理、病理征象，如"肝病者，两胁下痛引少腹，令人善怒"等。藏象，是指藏于体内的内脏及其表现于外的生理、病理征象。"藏象"把"藏"和"象"统一起来，集中反映了中医学对生命活动的独特认识方法，即通过"以象测藏"（或称司外揣内、以表知里）来认识和把握内脏的功能状态。

　　依据形态结构和生理功能特点，内脏分为脏、腑和奇恒之腑三类。脏有五，即心、肝、脾、肺、肾，合称五脏，五脏内部组织相对充实，共同的生理功能是化生和储藏精气。《黄帝内经》有"藏精气而不泻""满而不实"的记载。所谓"满而不实"是强调五脏精气宜充满，且精气应流通布散。腑有六，即胆、胃、小肠、大肠、膀胱、三焦，合称六腑，六腑多呈中空的囊状或管腔形态，共同的生理功能是受盛和传化水谷。《黄帝内经》有"传化物而不藏""实而不满"的记载。所谓"实而不满"是指六腑水谷宜充实，然水谷应不断传输变化以保证虚实更替的状态。奇恒之腑亦有六，即脑、髓、骨、脉、胆、女子胞，奇恒之腑功能上储藏精气似脏，形态上中空有腔类腑，似脏非脏，似腑非腑，异于常态，故以"奇恒之腑"名之。

一、五脏

五脏虽各有所司，但彼此协调，共同维持生命过程。

（一）心

　　心位于胸中，两肺之间，膈膜之上，外有心包络护卫，内有孔窍相通。其形圆而下尖，如倒垂未开之莲蕊。心的主要生理功能是主血脉和主藏神。由于心主宰人体的整个生命活动，故称心为"君主之官""生之本""五脏六腑之大主"。

　　心在体合脉，其华在面，开窍于舌，在志为喜，在液为汗，与夏气相通应。心与小肠由手少阴心经和手太阳小肠经的相互络属而成表里关系。心在五行属火，为阳中之阳，在五脏中起着主宰作用。

　　1. 心的主要生理功能

　　（1）心主血脉　心主血脉包括心主血和心主脉两个方面，是指心气推动和调控心脏的搏动和脉管的舒缩，主宰着血液在脉管中正常运行，使其流注全身以发挥滋润和濡养作用。

　　1）心主血：指心气推动和调控血液在脉中正常运行，使其流注全身，以输送营养物质，滋润和濡养各脏腑形体官窍。人体各脏腑组织以及心脉自身，其生理功能的发挥均有赖于血液的濡养。血液的运行与五脏功能密切相关，其中心的搏动作用尤为重要，而心脏的搏动，主要依赖心气的推动和调控。心气中含有心阴、心阳，心阳能激发心脏的搏动，心阴能抑制心脏的搏动。心阴和心阳协调，心脏搏动有力，频率适中，节律均匀，血液正常输布全身，发挥其濡养功能。若心气不足，心脏搏动无力，或心阴不足，或心阳不足，均可导致血液运行失常。

心主血的另一内涵是心的生血作用，即所谓"奉心化赤"。经脾胃运化的水谷精微上输于心，须经心阳的"化赤"作用化生为血液。可见，心有总司一身血液的运行及参与血液生成的作用。

2）心主脉：指心气推动和调节心脏的搏动和脉管的舒缩，维持脉道通利的作用。"脉为血之府"，是容纳和运输血液的通道。心气充沛，心阴和心阳协调，心脏有节律的搏动，脉管有规律的舒缩，则脉道通利，血流顺畅。

血液的正常运行及其作用的正常发挥，必须以心气充沛、血液充盈、脉道通利为基本条件。其中心气充沛位居主导地位，故《素问·痿论》云："心主身之血脉。"生理状态下，心气充沛，心阴与心阳协调，血液充盈，脉道通利，血运周身，脏腑得养而见面色红润，舌色淡红而有光泽，脉象和缓有力、节律整齐，胸部舒畅、无不适感。若心主血脉的功能失常，则有多种病理类型，外在征象各有不同。如心血亏虚，可见面色与舌瘀斑，脉涩或结、代，胸部憋闷或疼痛等。

（2）心主藏神　神有广义和狭义之分。广义之神，是指整个人体生命活动的外在表现。狭义之神，是指人的意识、思维、情感、性格倾向等精神活动。心所藏之神，既是主宰人体生命活动的广义之神，又包括意识、思维、情感等狭义之神。

心主藏神，是指心具有主宰人体脏腑组织一切生理活动和主管人的精神意识思维活动的功能。人体的脏腑、经络、形体、官窍，各有不同的生理功能，但都必须在心神的主宰和调节下，分工合作，并协调统一，才能共同完成整体生命活动。神能驭气控精，并调节血液和津液的运行输布，而精藏于脏腑之中而为脏腑之精，脏腑之精所化之气为脏腑之气，脏腑之气则推动和调控着脏腑的功能。因此，心神通过驾驭协调各脏腑之精气以达到调控各脏腑功能的目的。故心神正常，各脏腑功能协调有序，则身心健康。同时，心为神明之脏，是可接受外界客观事物并做出反应，进行心理活动的脏器。人的意识、思维、情志等精神活动，是脏腑精气对外界环境刺激而做出应答反应的结果，是在心神的主导下，由五脏协作共同来完成的。心藏神的功能正常，则精神振奋，意识清晰，思维敏捷，反应迅速，情绪稳定，睡眠安稳，各脏腑组织器官功能活动正常而协调。反之，则可表现为心神衰弱，或心神不宁，或心神错乱的病症，或表现为各脏腑组织器官功能活动失调的病症。由于心为藏神之脏，故情志所伤，首伤心神，次伤相应脏腑，导致脏腑气机紊乱。

心主血脉和心藏神是密切相关的，因为血是神志活动的物质基础，而心藏神，神能驭气，从而可以调控心血的运行。病理状态下，两者也常相互影响。如心血不足，心神失养，可致心神异常，而见精神恍惚、心悸失眠等症。心神异常，亦可影响心主血脉的功能。

2. 心与形、窍、志、液、时的关系

（1）在体合脉，其华在面　心与脉在结构上直接相连，脉为血液运行的通道，即所谓"脉为血之府"，而脉中血液的运行主要依赖心气的推动。因此，心的功能正常，则血脉流畅；心的功能异常，则血行障碍。人体全身气血皆上注于面，故面部的色泽，可以反映心血、心气的盛衰及其功能的强弱。如心气不足，可见面色淡白、晦滞；心血瘀阻，则见面色青紫；心火亢盛，则见面色红赤。

（2）开窍于舌　心的经络上系于舌，心的气血通过经脉上通于舌，所以，舌的味觉和语言表达功能正常，有赖于心主血脉和心主藏神的功能。心的生理功能正常，则舌体柔软红润，运动灵活，味觉灵敏。如心血不足，则舌体瘦薄，舌色淡；心火上炎，则舌色红；心血瘀阻，则舌质紫暗，或有瘀斑。如心藏神的功能失常，则可见舌强、语謇，甚或失语。

（3）在志为喜　喜是心之精气对外界刺激的应答而产生的良性情绪反应。心血、心气充沛，心阴、心阳协调，是产生喜乐情绪的内在基础。喜乐愉悦有益于心主血脉的机能，但喜乐过度可使心神受伤而涣散，注意力不集中。

（4）在液为汗　汗，是津液经阳气蒸发，由汗孔排于体表的液体。心主血脉，心血充盈，血中津液渗出脉外则为津液，津液充足，化汗有源。血液和津液同源互化，心精、心血为汗液化生之源，故称心在液为汗，又有"血汗同源""汗为心之液"之说。如汗出过多，津液大伤，必然耗伤心精、心血，可见心慌、心悸之症。另外，汗液的生成和排泄还受心神的主宰和调节，故情绪激动、劳动、运动及天气炎热时均可见汗出现象。如精神紧张则冷汗淋漓。

汗由津液所化，津液是气的载体，大量汗出耗津可使气随津脱，出现心气脱失或心阳暴脱等危候。

（5）与夏气相通应　夏季是一年之中最热的季节，自然界一派炎热之象，属阳中之阳的太阳。心为火脏，阳气最盛，同气相求，故与夏季相通应。人体的阳气有着随自然界阴阳升降而发生相应变化的活动规律。一般来说，心脏疾患，尤其是心阳虚衰的患者，其病情多在夏天缓解。而阴虚阳盛之体的心脏病和情志病，又往往在夏季加重。

附：心包络

心包络，简称心包，亦称"膻中"，是心脏外面的包膜，具有保护心脏的作用。在经络学中，手厥阴心包经与手少阳三焦经互为表里，故心包络属脏。心包络即心的外围，故邪气犯心，常先侵犯心包络，故心包络有"代心受邪"之功用。

（二）肺

肺位于胸腔，左右各一，上通气道。肺在人体的位置最高，覆盖于心之上，故有"华盖"之称。肺叶娇嫩，外合皮毛，开窍于鼻，与秋气相通应，不耐寒热，易被邪侵，因此又被称为"娇脏"。肺的主要生理功能是主气司呼吸，主宣发肃降，主通调水道，朝百脉，主治节。

肺在体合皮，其华在毛，开窍于鼻，在志为忧（悲），在液为涕。肺与大肠由手太阴肺经与手阳明大肠经的相互络属而成表里关系。肺在五行属金，为阳中之阴，与自然界秋气相通应。

1. 肺的主要生理功能

（1）肺主气司呼吸　肺主气，是指人身之气为肺所主，包括主呼吸之气和一身之气两个方面。

肺主呼吸之气，是指肺具有呼吸功能，是体内外气体交换的场所。通过肺的呼吸运动，吸入自然界之清气，呼出体内之浊气，维持人体新陈代谢的正常进行。肺的呼吸功能是由肺气的宣发和肃降运动来维系的。肺气宣发，浊气得以呼出；肺气肃降，清气得以吸入。肺气宣降有序，则呼吸调匀通畅。如邪气犯肺，肺气宣降失调，则出现胸闷、咳嗽、喘促、呼吸不利等症。

肺主一身之气，是指肺主司一身之气的生成和运行。肺主司一身之气的生成，体现于宗气的生成。宗气由肺吸入的自然界清气和脾胃运化的水谷之气在肺中相结合而成，积于胸中。宗气作为一身之气的重要组成部分，在机体生命活动中占有非常重要的地位，关系着一身之气的盛衰。另外，肺还主司一身之气的运行。肺有节律的呼吸，对全身之气的升降出入起着重要的调节作用。肺的呼吸调匀通畅，节律均匀，和缓有度，则全身之气升降出入通畅协调。

肺主呼吸之气和一身之气，实际上都基于肺的呼吸功能，呼吸调匀是气的生成和气机通畅的根本条件。

（2）肺主宣发肃降　肺主宣发肃降，指肺气向上向外宣发和向下向内肃降的相反相成的运动。宣发与肃降运动协调，维持着肺主气、主行水等机能。

肺气宣发主要体现在三个方面：一是呼出体内浊气；二是将脾转输至肺的水谷精微上输头面诸窍，外达皮肤肌腠；三是宣发卫气于皮毛肌腠，以温分肉，充皮肤，肥腠理，司开合，并将津液化为汗液排出体外。

肺气肃降的生理作用也有三个方面：一是吸入自然界的清气；二是将津液、水谷精微向下布散于脏腑组织；三是清除呼吸道异物和将脏腑代谢后产生的浊液下输于膀胱，成为尿液生成之源。

肺的宣发和肃降，是相互制约、相互为用的两个方面。肺的宣降功能正常，则呼吸均匀和调，气机通畅，全身气血津液运行正常。病理上，肺的宣发和肃降运动失调常相互影响，互为因果，最终形成宣降失常同时并存的病理状态，临床可见呼吸失常、津液代谢障碍及卫外不固的病症。

（3）肺主通调水道　肺主通调水道，是指肺的宣发和肃降功能对体内水液的输布、运行和排泄，起着疏通和调节的作用。肺主通调水道的机理有两个方面：一是肺气宣发，将脾转输至肺的津液，向上向外布散，上至头面诸窍，外达皮毛肌腠，并化为汗液排出体外。二是肺气肃降，将脾转输至肺的津液，向下向内输送到其他脏腑，并将各脏腑代谢后产生的浊液下输膀胱，成为尿液生成之源。由于肺的位置最高，且又参与调节人体水液的代谢，故有"肺为水之上源"之说。如肺的宣发或肃降失调，水道失于通调，均可导致津液代谢障碍，出现尿少、痰饮、浮肿等症。

（4）肺朝百脉，主治节　肺朝百脉，指肺具有辅心行血于周身的生理功能。全身的血液，通过血脉而流经于肺，经肺的呼吸进行气体交换，而后运行于全身，且肺通过呼吸运动，调节全身的气机，从而促进血液的运行，故肺具有辅心行血功能。如肺气虚弱或壅塞，不能辅心行血，则可导致血脉瘀滞，出现心悸胸闷、唇舌青紫等症。反之，如心气虚衰或心阳不振，心血运行不畅，也能影响肺气的宣降，出现咳嗽、气喘等症。

肺主治节，是指肺具有辅助心脏对人体各脏腑组织器官起着治理调节的作用，因此称肺为"相傅之官"。其生理功能主要体现在以下四个方面：一是治理调节呼吸运动；二是治理调节一身之气的运动；三是治理调节血液的运行；四是治理调节津液的输布代谢。由此可见，肺主治节，是对肺的主要生理功能的高度概括。

2. 肺与形、窍、志、液、时的关系

（1）在体合皮，其华在毛　毛附于皮，合称皮毛，肺与皮毛之间存在着相互为用的关系。皮毛具有防御外邪，调节津液代谢与体温，以及辅助呼吸的功能。而肺具有宣发卫气，输精于皮毛，维持皮毛保卫机体，抵御外邪侵袭的功能，故曰："肺在体合皮，其华在毛。"肺的宣降功能正常，则皮肤致密，毫毛光泽，抵御外邪能力强。如肺宣发卫气和输精于皮毛的功能减弱，则机体抵抗外邪能力减弱，易于感冒，或出现皮毛憔悴、枯槁等症。

（2）开窍于鼻　鼻为呼吸之气出入之所，具有通气作用。肺主气，司呼吸，鼻的嗅觉和通气功能均依靠肺气的作用，肺气调和，呼吸通利，则嗅觉灵敏，声音能彰，故"鼻为肺之窍"。外邪袭肺多从口鼻而入，而肺的病变也常出现鼻塞、流涕、喑哑等症状。

（3）在志为忧（悲）　忧与悲同属肺志，均由肺精、肺气所化。悲与忧皆为人体正常的情绪变化或情感反应，但悲忧过度，则可损伤肺精、肺气，出现呼吸气短等现象。反之，肺之精气虚衰或宣降失调，机体对外界环境刺激的耐受能力下降，也易于产生悲忧的情绪。

（4）在液为涕　涕，即鼻涕，为鼻窍的分泌液，具有润泽鼻窍、防御外邪、利于呼吸的作用。鼻涕由肺津所化，并有赖于肺气的宣发。肺津、肺气充足，则鼻涕润泽鼻窍而不外流。如寒邪袭肺，肺气失宣，肺津不化，可见鼻流清涕；风热袭肺，热伤肺津，可见鼻流黄涕；风燥犯肺，伤及肺津，可见鼻干而痛。

（5）与秋气相通应　秋季，暑去而凉生，草木皆凋，属阳中之阴的少阴；人体之肺气清肃下降，同气相求，故与秋气相通应。肺气应秋而旺，清肃敛降。时至秋日，人体气血运行也随"秋收"之气而内敛，并逐渐向"冬藏"过渡。治肺病时，秋季不宜过于发散，而应顺其敛降之性。此外，秋季气候多清凉干燥，而肺喜润恶燥，故秋季易见肺燥之证，临床见干咳无痰、口鼻干燥、皮肤干裂等症。

（三）脾

脾位于腹中，在膈之下，与胃相邻。脾的主要生理功能是主运化、脾气主升和主统血。人出生后，生命过程的维持及其所需精气血津液等营养物质的产生，均依赖于脾胃运化的水谷精微，故称脾（胃）为"后天之本""气血生化之源"。

脾在体合肉，主四肢，开窍于口，其华在唇，在志为思，在液为涎。脾与胃由足太阴脾经与足阳明胃经相互络属而成表里关系。脾在五行属土，居中央，为阴中之至阴，与长夏相通应。

1. 脾的主要生理功能

（1）脾主运化　脾主运化，是指脾具有把饮食水谷转化为水谷精微，并把水谷精微吸收、转输到全身各脏腑的生理功能。脾主运化包括运化谷食和运化水液两个方面。

1）运化谷食：是指脾气将谷食化为谷精，并将其吸收、转输到全身脏腑的生理功能。食物入胃，经胃初步消化成为食糜，下传于小肠，小肠将其分为清浊两部分，浊者下传大肠，清者被小肠吸收。食物的消化吸收虽然是在胃和小肠中进行的，但必须经脾气的推动和激发才能完成，且水谷精微须经脾气的转输作用布达周身，分别化为精、气、血、津液，内养五脏六腑，外养四肢百骸、筋肉皮毛。如果脾的运化机能强健，称为"脾气健运"；反之，称为"脾失健运"，则可影响水谷的消化和精微的吸收，出现腹胀、便溏、食欲不振，乃至倦怠、消瘦等精气血生化不足的病变。

2）运化水液：是指脾气将水液化为水精（即津液），并将其吸收、转输到全身脏腑的生理功能。水液的吸收亦在胃、小肠和大肠中进行，但也必须经脾气的推动和激发才能完成，且津液亦须经脾气的转输作用而布达周身。脾气健运，津液化生充足，输布正常，脏腑形体官窍得养。如脾失健运，或为津液生成不足的津亏之证，或为津液输布障碍而见水湿、痰饮等病理产物，甚至导致水肿。

运化谷食和运化水液是脾主运化的两个方面，二者是同时进行的。饮食物是人出生后所需营养的主要来源，是生成精、气、血、津液的主要物质基础，而饮食物的消化及其精微的吸收、转输都由脾所主，脾气不但将饮食物化为水谷精微，为化生精、气、血、津液提供充足的原料，为"气血生化之源"；而且能将水谷精微吸收并转输至全身，以营养五脏六腑、四肢百骸，使其发挥正常的生理功能，并能充养先天之精，促进人体的生长发育，是维持人体后天生命活动的根本，故称脾为"后天之本"。

（2）脾气主升　脾气主升，指脾气的运动特点以上升为主，脾气具有向上运动以维持水谷精微的上输和内脏位置相对稳定的生理特性。脾气主升的功能包括升清和升举两个方面。

清，指水谷精微等营养物质。升清，指脾能将消化吸收的水谷精微等营养物质上输于心肺，通过心肺的作用化生气血而营养全身。若脾气虚衰或为湿困，升动失常，则水谷精微输布失常，气血的化生和输布障碍，脏腑经络形体官窍失养，因而出现各种代谢失常的病变。脾气的升清，实际上是脾气运化功能的表现形式。脾气升清与胃气降浊相对而言，二者相反相成，相互为用，升降协调，共同完成饮食水谷的消化和水谷精微的吸收和转输。故《临证指南医案·脾胃门》云："脾宜升则健，胃宜降则和。"如脾虚不能升清，浊气亦不得下降，则上不得精微之滋养而见头晕目眩、精神疲惫；中有浊气停滞而见腹胀满闷；下有精微下流而见便溏、泄泻。

升举，是指脾气上升能升托固摄内脏，维持人体内脏位置相对恒定，防止其下垂。如脾气虚弱，无力升举，反而下降，可导致某些脏器下垂，如胃下垂、肾下垂、阴挺（子宫脱垂）、脱肛（直肠脱垂）等。

（3）脾主统血　统，指统摄、控制。脾主统血，指脾具有统摄血液在脉中正常运行而不溢出脉外的功能。脾统摄血液的功能，实际上是气的固摄作用的体现。脾气是一身之气分布到脾脏的部分，一身之气充足，则脾气充盛。而脾气健运，生气充足，则一身之气自然充足。气足则能摄血，故脾统血与气摄血是统一的。脾气健运，气生有源，气足而固摄作用强健，血液则循脉运行而不溢出脉外。若脾失健运，气生无源，气虚而固摄作用减退，血液失去统摄则溢出脉外而为出血。因脾气主升，以及脾与肌肉的密切联系，所以习惯把下部出血和肌肉皮下出血，如尿血、便血、崩漏及肌肤衄血等，称为脾不统血。因脾不统血由气虚所致，故并见出血时间长，色淡质稀，倦怠乏力等症。

2.脾与形、窍、志、液、时的关系

（1）在体合肉，主四肢　全身的肌肉和四肢全赖脾胃运化的水谷精微的营养滋润，才能壮实丰满，并发挥其运动机能。脾气健运，则四肢营养充足，活动轻劲有力。若脾失健运，则四肢营养缺乏，可见倦怠无力，甚或萎废不用。

（2）开窍于口，其华在唇　脾经"连舌本，散舌下"，舌又主司味觉，所以，饮食和口味均能反映脾的运化机能状态，故称口为脾之窍。如脾运化功能正常，则食欲口味正常，如脾失健运，则可出现食欲不振，口淡乏味。

唇，指口唇。口唇受脾精、脾气及其化生的气血的濡养，其色泽可以反映脾精、脾气的盛衰及其机能的强弱，故称脾之华在唇。如脾气健运，气血充足，则口唇红润而有光泽。如脾失健运，气血衰少，则可出现口唇淡白无华或萎黄不泽。

（3）在志为思　思，指思虑。思由脾精、脾气化生，故为脾志。思虑为人皆有之的情志活动，对机体并无不良影响。但思虑过度，或所思不遂，则会影响机体正常的生理活动，导致气滞或气结。

（4）在液为涎　涎为口津，即唾液中较清稀的部分，由脾气散布脾精上溢于口而化生，故说脾在液为涎。如脾精亏虚，涎液分泌减少，则见口干舌燥。如脾胃不和，或脾虚失摄，导致涎液异常增多，可见口涎自出。

（5）与长夏之气相通应　长夏（夏至～处暑）之季，气候炎热，雨水较多，天气下迫，地气上腾，湿为热蒸，酝酿生化，万物华实，合于土生万物之象；而人体的脾主运化，化生精气血津液，以奉生身，类于"土爰稼穑"之理，故脾与长夏，同气相求而相通应。

（四）肝

肝位于腹腔，横膈之下，右胁之内。肝的主要生理功能是主疏泄和主藏血。

肝在体合筋，其华在爪，开窍于目，在志为怒，在液为泪。肝与胆由足厥阴肝经与足少阳胆经的相互络属而成表里关系。肝在五行属木，为阴中之阳，与自然界春气相通应。

1. 肝的主要生理功能

（1）肝主疏泄　肝主疏泄，是指肝气具有疏通、畅达全身气机，进而促进精血津液的运行输布、脾胃之气的升降、胆汁的分泌排泄以及情志的舒畅等作用。肝的特点是主升、主动，这对于气机的疏通、畅达是一个重要因素。肝的疏泄功能正常，则气机调畅。如肝气郁结，疏泄不及，则会气机郁滞。如肝气亢逆，疏泄太过，则可导致气机上逆。因此，肝的疏泄功能对气的升降出入之间的平衡协调起着调节作用。而机体脏腑、经络等生理活动，全赖气的升降出入运动，故肝的疏泄功能从而又维持了全身脏腑、经络、形体、官窍等机能活动的有序进行。主要表现在以下几个方面：

1）调畅精、血和津液的运行输布：精、血的正常循行和津液的输布代谢，均有赖于气的推动和调控。肝气疏泄，畅达气机，气行则推动精、血、津液运行，因而调畅了精血的运行和津液的输布。如肝气郁结，疏泄失职，可致津、血运行不畅，甚至气滞血瘀、气滞津停。如肝气疏泄太过，可致血随气逆，血不循经。

2）调畅脾胃之气的升降：肝气疏泄，畅达气机，促进和协调脾胃之气的升降运动，使脾气升、胃气降的运动稳定有序，为脾胃正常纳运创造了条件，促进了饮食物的消化、吸收和排泄。如肝疏泄失常，既可影响脾得升清，致脾失健运，清气下陷，出现腹胀、腹泻等症；又可影响胃气降浊，使胃失通降，胃气上逆，见纳呆、脘胀、嗳气、呕吐、便秘等症。

3）调畅情志：情志活动是脏腑精气对外界刺激的应答，适度的情志活动是以气机调畅、气血调和为重要条件。肝气疏泄，畅达气机，和调气血，对情志活动发挥调节作用。肝气疏泄，气机调畅，气血和调，则心情开朗，情志活动适度。如肝失疏泄，气机不畅，可见精神抑郁，心情不畅；如肝升太过，则可出现头胀头痛、急躁易怒等症。

4）调畅胆汁的分泌排泄：胆汁由肝之精气汇聚而成，其分泌和排泄是在肝气的疏泄作用下完成的。肝气疏泄，气机畅达，胆汁化生正常，排除通畅。如肝气疏泄不及，则胆汁分泌排泄障碍。肝气疏泄太过，则胆汁上逆。

5）调畅排精排卵行经：男子精液的贮藏和施泄，女子月经的定期来潮，是肝肾二脏疏泄与闭藏作用相互协调的结果，肝气疏泄，畅达气机，与肾气的闭藏作用相协调，则男子精液排泄通畅有度，女子月经如期而至。如肝气郁结，疏泄失职，则男子排精不畅而见精瘀；女子常见月经后期、量少，经行不畅，痛经等症。如肝火过亢，疏泄太过，男子精室被扰，则见梦遗等症；女子可见月经先期、量多，崩漏等症。

（2）肝主藏血　肝主藏血，是指肝脏具有贮藏血液、调节血量和防止出血的功能。

1）贮藏血液：肝藏血，有"血海"之称。其意义有三个方面：

一是濡养肝及其形体官窍。肝内贮藏的血液，即肝血除濡养肝脏本身外，还输布至其形体官窍，濡养筋、爪、目等，维持其正常的生理功能。若肝血不足，筋、爪、目等失于濡养而出现异常。如血不荣筋则肢体麻木、筋脉拘挛、肌肉震颤等；如血不荣爪则爪甲脆薄、干枯、易于折断等；如血不养目则目涩、目花、目珠刺痛等。

二是为经血生成之源。女子月经来潮，与冲脉充盛、肝血充足及肝气畅达密切相关。冲脉起于胞中而通于肝。肝血充足、肝气畅达则肝血流注冲脉，冲脉血海充盛则月经按时来潮，故说肝血为经血之源，并将肝与冲脉并称为"血海"。若肝血不足，常致月经量少，甚或闭经。

三是化生和濡养肝气。肝内贮藏充足的血液，能够化生和濡养肝气，维持肝气的充沛和畅达，使之发挥正常的疏泄功能。若肝血不足，则肝气化生不足而出现疏泄不及的病症。

2）调节血量：一般情况下，人体各部分的血量是相对恒定的，但又随着机体活动量、情绪、外界气候等因素的变化而变化。如剧烈运动或情绪激动时，肝将储藏的血液向外周输送，外周血流量增加；而安静或休息时，则部分血液归于肝脏，外周血液分配量减少。这种变化是通过肝主疏泄和主藏血的协同作用来实现的。肝调节血量的功能，以贮藏血液为前提。只有贮藏充足的血量，才能有效地进行调节。

3）防止出血：肝为藏血之脏，具有收摄血液、防止出血的功能。肝防止出血的机理主要有三个方面：一是肝气能收摄血液，肝气充足，则能固摄肝血而不致出血；二是肝气疏泄，畅达气机，维持血液运行通畅而不出血；三是肝主凝血，肝之阴气主凝敛，肝阴充足，肝阳被涵，阴阳协调，则能发挥凝血作用而防止出血。

2. 肝与形、窍、志、液、时的关系

（1）在体合筋，其华在爪　筋，即筋膜，是连接关节、肌肉，专司运动的组织，依赖肝之阴血濡养，故称肝在体合筋。肝血充足，筋得其养，运动灵活有力。爪，即爪甲，乃筋之延续，有"爪为筋之余"之说。爪甲赖肝血的荣养，肝血的盛衰可以从爪甲的色泽和形态上表现出来，故称肝之华在爪。肝血充足，则爪甲坚韧，红润光泽。如肝血不足，则爪甲萎软而薄，枯而色夭，甚至变形、脆裂。

（2）开窍于目　目，又称"精明"，为视觉器官。目的视觉功能，主要依赖肝血的濡养和肝气的疏泄，肝血充足，肝气调和，循经上注于目，则目能视物辨色，故称肝开窍于目。如肝阴血不足，则易致两目干涩、视物不清、目眩、目眶疼痛等症。肝经风热，则见目赤痒痛。

（3）在志为怒　怒是人在情绪激动时，由肝之精气对外界环境刺激的应答而出现的正常情感反应。怒以肝之气血为生理基础，故肝之气血失调常可引起怒志的异常改变。当肝气过亢，或肝阴不足、肝阳偏亢时，常可出现易于激动、情绪失控、易于发怒。当肝气虚、肝血不足时，则易产生郁怒之变。

（4）在液为泪　肝开窍于目。泪从目出，由肝精肝血经肝气疏泄于目而化生，有濡润眼球、保护眼睛的机能，故肝在液为泪。正常情况下，泪液分泌适量，既能濡润眼球，又不外溢。当肝脏功能失调时，常可导致泪液的分泌、排泄异常。如肝血不足，可见两目干涩；肝经风热或肝经湿热，可见目眵增多、迎风流泪等。

（5）与春气相通应　春季，阳气始生，生机萌发，万物欣欣向荣，属阴中之阳的少阳。人体之肝气升发，疏泄，喜调达而恶抑郁，故与春气相通应。肝气随春而盛，升发而调达。

（五）肾

肾位于腰部脊柱两侧，左右各一，故称"腰为肾之府"。肾的主要生理功能是主藏精，主水，主纳气。肾藏先天之精，主生殖，为生命之本，故称为"先天之本"。肾精贵藏，故称肾为"封藏之本"。肾精化肾气，肾气中含阴阳，肾阴、肾阳能资助、协调一身脏腑之阴阳，故又称肾为"五脏阴阳之本"。

肾在体合骨，生髓，通脑，其华在发，开窍于耳和二阴，在志为恐，在液为唾。肾与膀胱由足少阴肾经与足太阳膀胱经的相互络属而成表里关系。肾在五行属水，为阴中之阴，与自然界冬气相通应。

1. 肾的主要生理功能

（1）肾主藏精　肾主藏精，是指肾具有储存和封藏精气，不使其妄泄的作用。精是构成人体和维持人体生命活动的基本物质，精藏于肾而不无故妄泄，是其发挥正常生理功能的重要条件。肾所藏之精包括两个方面：来源于父母的先天之精和脾胃运化的水谷之精（后天之精）。先天之精是肾精的主体，后天之精起充养作用，先、后天之精相互资助，相互为用，合为肾精。

肾所藏之精，有促进机体生长、发育和生殖的作用。肾藏精，精化气，肾精足则肾气充，肾精亏则肾气衰。机体生、长、壮、老、已的生命全过程，均取决于肾精及肾气的盛衰，并从"齿、骨、发"的变化中体现出来。如肾精、肾气不充，在小儿表现为五迟（立迟、语迟、行迟、发迟、齿迟）、五软（头软、项软、手足软、肌肉软、口软）；在成人则为早衰。

另外，机体生殖器官的发育，性机能的成熟与维持，以及生殖能力等，同样取决于肾精及肾气的盛衰。出生之后，随着肾精及肾气的不断充盈，天癸随之产生。天癸是肾精及肾气充盈到一定程度而产生的，具有促进人体生殖器官发育成熟和维持人体生殖功能作用的一种精微物质。天癸至，女子月经来潮，男子精气溢泻，预示性器官发育成熟，具备了生殖能力。其后，肾精及肾气的日渐充盈维持着机体日益旺盛的生殖功能。中年后，肾精及肾气逐渐衰少，天癸亦随之衰减，以至竭绝，生殖功能逐渐衰退，生殖器官日渐萎缩。最后，丧失生殖功能而进入老年期。

肾所藏之精，还具有主司脏腑气化的功能。脏腑气化，指脏腑之气的升降出入运动推动和调控各脏腑形体官窍的功能，进而推动和调控机体精气血津液新陈代谢的过程。肾气由肾精所化，肾气中含有肾阴和肾阳，肾阳具有温煦、推动、兴奋等作用，能推动和激发人体各脏腑的功能，温煦全身脏腑形体官窍，是人体阳气的根本。肾阳充盛，脏腑形体官窍得以温养，则各种功能旺盛，精神振奋。反之，则脏腑功能减退，精神不振，发为虚寒性病症。肾阴具有宁静、抑制、凉润的作用，能宁静和抑制脏腑的各种机能，凉润全身脏腑形体官窍，是人体阴液的根本。肾阴充足，脏腑形体官窍得以凉润，则其功能健旺而不过亢，精神内守。如肾阴不足，抑制、宁静、凉润的作用减退，则脏腑功能虚性亢奋，精神虚性躁动，发为虚热性病症。

（2）肾主水　肾主水，是指肾有主持和调节人体水液的代谢，并使之保持平衡的功能。肾主水的功能主要依靠肾中阳气对水液的气化作用来实现。肺通过宣发和肃降将水液输布至全身，发挥其生理作用，被脏腑组织利用后的水液从三焦下行而归于肾，经肾的气化作用分为清浊两部分，清者通过三焦上升于肺而布散周身，浊者形成尿液下输膀胱，在肾阳推动和肾阴抑制、肾气蒸化与固摄作用的协调下，膀胱将尿液排出体外。可见，机体津液的输布和排泄，是在肺、脾、肾、肝、小肠、大肠、三焦和膀胱等脏腑的共同参与下完成的，但各脏腑功能的正常发挥有赖于肾气、肾阴肾阳的资助和调控。换而言之，肾气及肾阴肾阳通过对各脏腑之气及其阴阳的资助和调控，主司和调节着机体津液代谢的各个环节。因此，肾在人体水液代谢中居于极其重要的地位。

（3）肾主纳气　纳，即受纳、摄纳的意思。是指肾具有摄纳肺所吸入的自然界清气，保持呼吸深度，防止呼吸浅表的作用。人体呼吸由肺主管，但肺吸入的清气必须下归于肾，由肾气为之摄纳。肾气充沛，摄纳正常，则呼吸均匀，气道通畅。肾气虚弱，肾不纳气则会出现呼吸浅表，呼多吸少，动则气喘等症。

2.肾与形、窍、志、液、时的关系

（1）在体合骨，生髓，其华在发　髓分骨髓、脊髓和脑髓，皆由肾精所化。肾藏精，精生髓，髓居骨中以养骨，骨骼赖之以生长发育，故肾生髓，在体合骨。

发，指头发。发的生长赖血濡养，"发为血之余"。由于肾藏精，精化血，精血旺盛，则毛发粗壮、浓密、润泽，故发的生机根于肾。

（2）在窍为耳及二阴　耳的听觉功能依赖于肾中精气的濡养，肾精足，则听觉灵敏。肾精不足，可见耳聋、耳鸣。

二阴指前阴和后阴，前阴有排尿和生殖功能，后阴有排便功能，二者的功能都依赖于肾的气化功能。如肾虚气化失司，小儿可见遗尿，老人则小便频数；如肾虚不固，可见男子遗精、女子滑胎等。

（3）在志为（惊）恐　惊和恐相似，均为一种惧怕的心理状态。（惊）恐，是肾精、肾气对外在环境刺激的应答而产生的一种恐惧、害怕的情志活动，故肾在志为（惊）恐。恐，亦为人之常性，但过度恐惧，可导致"恐伤肾""恐则气下"等病理变化，出现二便失禁，甚至遗精、滑精等症。

（4）在液为唾　唾为口津，即唾液中较稠厚的部分，唾由肾精所化，具有润泽口腔，滋润食物及滋养肾精的作用，故肾在液为唾。

（5）与冬气相通应　冬季是一年中气候最寒冷的季节，一派霜雪严凝，冰凌凛冽之象，属阴中之阴的太阴。自然界的物类，则静谧闭藏以度冬时。人体中的肾为水脏，有润下之性，藏精而为封藏之本。同气相求，故肾与冬气相通应。

二、六腑

六腑的气机运动具有通降下行的特性，即每一腑都必须适时排空其内容物，以保持六腑的通畅，故"六腑以通为用，以降为顺"。

（一）胆

胆为六腑之一，又属奇恒之腑，与肝相连，胆内藏胆汁，胆汁又名"精汁""清汁"，故胆腑又称"中精之府""中清之腑"。

胆具有贮藏和排泄胆汁的生理功能。胆汁由肝之精气汇聚而成，贮存于胆，排泄进入小肠参与食物的消化和吸收。其贮藏和排泄功能是在肝气的疏导和调节下完成的。如肝失疏泄，胆汁排除不利，影响脾胃纳运，则出现胸胁胀痛、食欲不振、厌食油腻等。此外，胆还有主决断的功能，即胆具有对事物进行判断、做出决定的功能。胆气强者，勇敢果断；胆气弱者，则数谋虑而不决。

（二）胃

胃，又称胃脘，与脾同居中焦。

胃的主要生理功能有两个方面：一是主受纳和腐熟水谷。受纳，即接受和容纳。腐熟，即初步消化，形成食糜。即胃能够接受和容纳经口纳入的饮食物，并进行初步消化形成食糜，然后下传小肠。二是胃主通降，以降为和。胃气具有向下运动以维持胃肠道通畅的生理特性，饮食物的摄纳及向下传导均依赖胃气的通降，如胃气不降，则出现纳呆脘闷、胃脘胀满或疼痛、大便秘结等症。

（三）小肠

小肠位于腹中，其上口与胃在幽门相连，下口与大肠在阑门相连，是一个比较长的、迂曲回环叠积的管状器官。

小肠的生理功能有两个方面：一是主受盛化物。指小肠接受由胃腑下传的食糜而盛之，并与脾气共同作用对其进行进一步的消化。如小肠受盛化物的功能减弱，则可见腹胀、腹痛、便溏等症。二是主泌别清浊。指小肠将消化后的饮食分为清（水谷精微）、浊（食物残渣）两部分，并将清者吸收，由脾气转输至全身，其中部分多余的津液经三焦下渗膀胱，成为尿液生成之源，浊者则下传大肠。若小肠泌别清浊的功能失调，则可出现小便少、大便稀溏等症。

（四）大肠

大肠位于腹中，上接小肠，下连肛门。

大肠的主要生理功能是传化糟粕。大肠接受食物残渣，吸收其多余的水液，然后将粪便向下传导，经肛门排出体外。如大肠传导功能失调，则可见腹痛、便秘或泄泻。

（五）膀胱

膀胱位于下腹中央，为贮尿器官。

膀胱的主要生理功能是贮尿和排尿。水液在肾的气化作用下形成尿液，下输膀胱，在肾气和膀胱之气的激发与固摄作用的调节下，膀胱开合有度，尿液可及时从溺窍排出体外。如肾气和膀胱之气的激发与固摄作用失调，膀胱开合失权，则可出现遗尿、尿频、尿急、尿失禁、小便不利、癃闭等症。

（六）三焦

三焦，有六腑之三焦和部位之三焦之别。

1.六腑之三焦 六腑之三焦，是指脏腑之间的腔隙。明代医学家张景岳说："三焦者，确有一腑，盖脏腑之外，躯壳之内，包罗诸脏，一腔之大府也。"六腑之三焦的功能是疏通水道，运行水液。《素问·灵兰秘典论》云："三焦者，决渎之官，水道出焉。"

2. 部位之三焦　横膈以上为上焦，包括心与肺；横膈以下到脐为中焦，包括脾胃等；脐以下至二阴为下焦，包括肝、肾、大肠、小肠、膀胱、女子胞等。其中肝脏，按其部位来说，应划归中焦，但因其与肾关系密切，故将肝和肾一同划归下焦。三焦的功能实际上是五脏六腑全部功能的总体。

（1）上焦如雾　上焦如雾是指上焦主宣发卫气，敷布精微的作用。上焦接受来自中焦脾胃的水谷精微，通过心肺的宣发敷布，布散于全身，发挥其营养滋润作用，若雾露之溉，故称"上焦如雾"。

（2）中焦如沤　中焦如沤是指脾胃运化水谷，化生气血的作用。胃受纳腐熟水谷，由脾之运化而形成水谷精微，以此化生气血，并通过脾的升清转输作用，将水谷精微上输于心肺以濡养周身。因为脾胃有腐熟水谷、运化精微的生理功能，故称"中焦如沤"。

（3）下焦如渎　下焦如渎是指肾、膀胱、大肠、小肠等脏腑主分别清浊，排泄废物的作用。下焦将饮食物的残渣糟粕传送到大肠，变成粪便，从肛门排出体外，并将体内剩余的水液，通过肾和膀胱的气化作用变成尿液，从尿道排出体外。这种生理过程具有向下疏通，向外排泄之势，故称"下焦如渎"。

三、奇恒之腑

（一）脑

脑居颅腔之中，与脊髓相通，为脑髓汇聚而成，故又名"髓海"。脑的主要生理功能是主宰生命活动，主精神意识和主感觉运动。

脑为神明之所出，又称"元神之府"。元神来自先天，两精相搏，随形而生，藏之于脑，属先天之神。元神存则生命立，元神败则生命息。故脑主宰人的生命活动。人的意识、思维和情志等精神活动，是外界客观事物作用于脑的结果。思维意识是精神活动的高级形式，是在"元神之府"脑的调控下，通过心于后天获得的结果，属后天之神，故脑为意识思维活动的枢纽。脑主精神活动的功能正常，则精神饱满，意识清楚，思维灵敏，记忆力强，语言清晰，情志正常；反之，则出现意识思维及情志方面的异常。

再者，眼、耳、口、鼻、舌五官诸窍，皆位于头面，与脑相通，其视、听、言、动等功能，皆与脑密切相连。如髓海充盈，主司感觉运动功能正常，则视物清晰，听力正常，嗅觉灵敏，感觉无殊，运动正常。反之，则会出现听觉失聪，视物不明，嗅觉不灵，感觉障碍、运动不能，懈怠安卧等症。

（二）女子胞

女子胞，又称胞宫、子宫、子脏、血室，位于小腹部，在膀胱之后，直肠之前，下口（胞门）与阴道相连，呈倒置的梨形。女子胞的主要生理功能是主持月经和孕育胎儿。

月经，又称月信、月事、月水，是女子天癸来后，子宫周期性出血的生理现象。健康女性，14岁左右，生殖器官发育成熟，子宫发生周期性变化，约一个月（28天）周期性排血一次，即月经来潮。约到49岁，天癸竭绝，月经闭止。月经的产生是脏腑经脉气血及天癸作用于胞宫的结果，胞宫有主持月经的作用。女子发育成熟后，应时排经排卵，具备了受孕生殖的能力。此时，两性交媾，两精相合，则孕育成胎。脏腑经络气血皆下注冲任，到达胞宫以养胎，培育胎儿至成熟而分娩。故胞宫又是女性孕育胎儿的主要器官。

四、脏腑之间的关系

（一）脏与脏之间的关系

1.心与肺 心主血，肺主气。心与肺的关系，主要表现为血与气之间的关系。

心主血而推动血行，濡养肺脏，有助于维持肺的呼吸功能。肺主气，朝百脉，能助心行血。两者相互协调，保证气血的正常运行，维持机体各脏腑组织的新陈代谢。如心不主血，则可影响肺气宣降，出现咳嗽、气促等现象。如肺失宣降，可影响心主血脉，导致胸闷、心悸、唇青、舌紫等症。

2.心与脾 心主血，脾统血，为气血生化之源。心与脾的关系，主要表现在血液的生成和运行上的相互为用、相互协同。

心主血，脾得濡养，则运化和统血功能正常。脾运化功能正常，生血旺盛，则心有所主。如脾失健运，化源不足，可致血虚而心失所养。如思虑过度，既可暗耗心血，又可损伤脾气，导致心脾两虚，出现眩晕、心悸、失眠、多梦、腹胀、纳差、体倦乏力等症。另外，血液在脉中运行，既有赖心气的推动，又依靠脾气的统摄，两者协调平衡，维持血液的正常运行。

3.心与肝 心主行血，肝主藏血。心与肝的关系，主要表现在血液运行和调节精神情志两个方面。

心气充沛，心血充盈，则血行正常，肝有所藏；肝藏血充足，疏泄正常，有效调节血量，有助于心行血功能的正常发挥。如肝不藏血，心无所主则血行异常。心主神志，肝主疏泄，调节情志活动，两者共同维持正常的精神情志活动。

4.心与肾 心属火，肾属水。心与肾的关系，主要表现在心肾相交方面。

心火（阳）须下降于肾，使肾水不寒；肾水（阴）须上济于心，使心火不亢。心肾之间协调平衡的关系称为"心肾相交"，又称"水火既济"。如心肾相交平衡失调，可见心烦、失眠、腰膝酸软、男子遗精、女子梦交等心肾不交的症状。

5.肺与脾 肺与脾的关系，主要表现在气的生成和津液代谢两个方面。

肺主气，脾生气；肺司呼吸而摄纳清气，脾主运化而化生水谷精气，两者结合化为宗气。病理上，肺气虚可累及于脾，脾气虚可影响及肺，均可出现咳嗽、懒言、食少、便溏乏力等肺脾两虚之证。另外，肺气宣降主行水，使津液正常输布与排泄；脾主运化，上输于肺，使津液正常生成与输布。肺脾两脏协调配合，是保证津液正常输布与排泄的重要环节。如脾失健运，津液不化，聚湿生痰，上渍于肺，则见咳嗽、痰喘，故有"脾为生痰之源，肺为贮痰之器"之说。

6.肺与肝　肺与肝的关系，主要表现在气机的调节方面。

肺主气，肺气以肃降为顺，肝主疏泄，肝气以升发为宜，肝升肺降，升降协调，对全身气机的调畅，气血的调和，起着重要的调节作用。肺气充足，肃降正常，有利于肝气的升发；肝气疏泄，升发调达，有利于肺的肃降。如肝升太过，可致肺失肃降，而见咳嗽、胸痛、咯血等肝火犯肺证。如肺失肃降，燥热内生，也可伤及肝阴，致肝阳亢逆，出现头痛、易怒、胸胁胀痛等症。

7.肺与肾　肺与肾的关系，主要表现在呼吸运动、水液代谢和阴阳互资三个方面。

肺司呼吸，肾主纳气。肺气肃降，吸入清气并向下运行；肾气摄纳，将吸入的清气下纳于肾，以保持呼吸的深度。故呼吸运动由肺所主，亦需肾纳气功能的协助，故有"肺为气之主，肾为气之根"之说。

在水液代谢方面，肺主宣发肃降，通调水道，肾为水脏而主水。肺气宣发，将津液向上向外输布；肺气肃降，将津液向下输送至肾，经肾的气化，清者上输于肺，浊者下输膀胱，肺肾两脏相互配合，保证了水液的正常输布和排泄。

在阴阳互资方面，肺金为肾水之母，肺阴充足，下输于肾，使肾阴充足；肾阴为一身阴液之根本，肾阴充盛，上滋于肺，使肺阴充足。肺阴不足和肾阴不足，既可同时并见，亦可互为因果，最终导致肺肾阴虚内热之候，症见两颧潮红、骨蒸潮热、盗汗、干咳喑哑、腰膝酸软等。肾阳为诸阳之根，能资助肺阳，共同温暖肺阴及肺津，推动津液输布，则痰饮不生，咳喘不作。老年久病痰饮喘咳，多属肺肾阳虚。

8.肝与脾　肝与脾的关系，主要表现在消化功能和血液运行两个方面。

肝主疏泄，协调脾胃升降，并疏利胆汁于肠道，促进脾胃运化功能。脾气健运，气血生化有源，肝得以濡养而使肝气冲和条达，有利于疏泄功能的发挥。在血液运行方面，肝主藏血，脾主统血，两者协调配合，共同维持血液的正常运行。

9.肝与肾　肝与肾的关系，主要表现在精血同源、藏泄互用、阴阳协调三个方面。

肝藏血，肾藏精，精血同源于水谷精微，且能相互化生，故曰"精血同源"，又称"肝肾同源"。肝血不足和肾精亏虚多可相互影响，以致出现头晕目眩、腰膝酸软、耳聋耳鸣等肝肾精血亏虚之证。在藏泄方面，肝主疏泄，肾主封藏。肝气疏泄可促使肾气开合有度，肾气闭藏可防止肝气疏泄太过，二者相反相成，相互为用。另外，肝肾阴阳之间存在着相互滋养和相互制约的联系。肾阴与肾阳为五脏阴阳之根本，肾阴滋养肝阴，共同制约肝阳，则肝阳不亢；肾阳资助肝阳，可防止肝脉寒滞。肝肾阴阳之间互制互用，维持了肝肾阴阳之间的协调平衡。

10. 脾与肾 脾与肾的关系，主要表现在先天与后天相互滋生和津液代谢两个方面。

脾主运化，化生气血，为后天之本；肾主藏精，为先天之本。脾主运化，是脾气及脾阴脾阳协调作用的结果，但有赖肾气及肾阴肾阳的资助和调节；肾藏精及其化生的肾气，亦赖脾运化的水谷精微的不断充养和培育。后天与先天相互资助，相互促进。先天温养激发后天，后天补充培育先天。病理上，肾精不足和脾精不足，脾气虚弱和肾气亏虚，脾阳虚损和肾阳不足常相互影响，互为因果。另外，脾肾两脏相互协同，共同主司津液代谢的协调平衡。脾运化水液的功能须赖肾气的蒸化和肾阳的温煦推动。肾主水，又赖脾气及脾阳的协助。如脾失健运，水湿内生，可发展至肾虚水泛；而肾虚气化失司，水湿内蕴，又可影响脾的运化，最终导致尿少浮肿、腹胀便溏、畏寒肢冷等脾肾两虚、水湿内停之证。

（二）脏与腑之间的关系

脏与腑的关系，主要是脏腑阴阳表里配合关系。脏属阴主里，腑属阳主表，一脏一腑，一阴一阳，一表一里，相互配合，组成了心与小肠、肺与大肠、脾与胃、肝与胆、肾与膀胱、心包与三焦的脏腑表里关系。

1. 心与小肠 心与小肠通过经络相互络属构成了表里关系。生理上心主血脉，心阳的温煦，心血的濡养，有助于小肠化物等功能；小肠化物，泌别清浊，清者上输心，化赤为血，以养心脉。病理上，如心经有热，可移热于小肠，引起尿少、尿赤涩疼痛等小肠实热的症状。反之，小肠实热亦可循经上熏于心。如小肠虚寒，化物失职，水谷精微不生，日久可见心血不足之证。

2. 肺与大肠 肺与大肠通过经络相互络属构成了表里关系。生理上，肺气肃降，能促进大肠的传导，有利于糟粕的排泄；大肠传导正常，糟粕下行，有利于肺气的肃降。病理上，如肺气壅塞，失于肃降，可引起腑气不通，肠燥便秘。若大肠实热，传导不畅，也可影响肺的宣降，出现胸满咳嗽。

3. 脾与胃 脾与胃通过经络相互络属构成了表里关系。生理上，胃主受纳、腐熟，脾主运化。脾气主升，胃气主降。两者密切合作，纳运协调，升降相因，维持饮食物的不断受纳、消化以及精微的不断吸收和转输过程。病理上，如脾为湿困，运化失职，清气不升，可影响胃的受纳和降浊，出现纳呆、脘腹胀满等症。如食滞胃脘，浊气不降，亦可影响脾的运化和升清，而出现腹胀、泄泻等症。

4. 肝与胆 肝与胆通过经络相互络属构成了表里关系。生理上，肝主疏泄，分泌胆汁；胆附于肝，藏泄胆汁，两者协作，疏利胆汁于小肠，助脾胃消化饮食物。病理上，如肝气瘀滞，影响胆汁的排泄；若胆腑湿热，影响肝的疏泄，则可出现肝胆气滞、肝胆湿热等证。

5. 肾与膀胱 肾与膀胱通过经络相互络属构成了表里关系。生理上，人体内代谢后的水液，通过肾的气化作用，形成尿液，由膀胱贮存和排泄。膀胱的贮尿和排泄功能，有赖于肾的固摄和气化作用，两者配合，维持水液的代谢正常。病理上，如肾气不足，气化失常，膀胱开合失度，则可出现小便不利、遗尿或尿失禁等症。

（三）腑与腑之间的关系

六腑之间的关系，主要体现于饮食的消化、吸收和排泄过程中的相互联系与密切配合。

饮食入胃，经胃腐熟而成食糜，下传小肠，小肠受盛，并在胆汁的参与下，泌别清浊，清者（水谷精微）由脾转输以养全身，其中的部分津液经三焦渗入膀胱，浊者（食物残渣）下传大肠，经大肠燥化吸收水液，形成粪便，排出体外。三焦为水液之通路，津液的输布及运行皆经三焦，脏腑代谢后产生的浊液也经三焦下输膀胱，经膀胱排出体外。由于六腑传化水谷，需不断受纳、消化、传导和排泄，虚实更替，宜通而不宜滞，故有"六腑以通为用"之说。

六腑在病理上常相互影响，如胃有实热，津液被灼，可导致大肠传导不利而见大便燥结。而大便传导失常，肠燥便秘，也可引起胃失和降，胃气上逆，出现嗳气、呕恶等症。

复习思考

1. 何为五脏？五脏的共同生理特点是什么？
2. 何为六腑？六腑的共同生理特点是什么？
3. 五脏各自的生理功能是什么？
4. 六腑各自的生理功能是什么？

项目四　气血津液

【学习目标】
1. 掌握气、血、津液的概念。
2. 熟悉气的生成、运动、功能、分类，以及血的生成、运行和功能。
3. 了解津液的生成、运行、功能，以及气和血、气和津液、血和津液的关系。

气、血、津液，是构成人体和维持人体生命活动的基本物质，脏腑经络的生理活动依靠气的推动、温煦，以及血、津液的滋养和濡润。同时，气、血、津液又是脏腑功能活动的产物，其生成和代谢，有赖于脏腑经络的生理活动。因此，气、血、津液与脏腑经络等组织器官的生理和病理有着密切的联系。

一、气

（一）概念

气是具有很强活力、运动不息的精微物质，也是构成人体和维持人体生命活动的基本物质之一。气运动不息，推动、激发着脏腑功能以及血和津液的运行，因此人的生命活动才能表现出勃勃生机。

（二）来源及生成

1. 气的来源　气的来源有三个方面：一是来源于父母的先天之精气；二是来源于脾胃所化生的水谷之精气；三是来源于自然界的清气。

2. 气的生成与脏腑的关系　人体的气是由先天之精气、水谷之精气和自然界的清气三者相结合而成的。气的生成有赖于全身各脏腑组织的共同作用，其中与肺、脾、胃、肾等脏腑的关系尤为密切。

（1）肺为气之主　肺主气，司呼吸，肺为体内外气体交换的场所，通过肺的呼吸，吸入大自然清气，呼出体内浊气，实现体内外气的交换。

（2）脾胃为气血生化之源　胃主受纳，脾主运化，机体从饮食物中摄取营养物质，依赖脾胃的受纳和运化功能生成水谷之精气。因此，脾胃被称为"气血生化之源"。

（3）肾为气之根　肾直接参与元气的生成，元气是人体最根本、最原始的气。肾通过元气的作用，激发并推动肺、脾、胃等脏腑的气化功能，从而促进气的生成。因此说，肾为人体之气化的根本。

（三）气的运动

气的运动称为气机。气的基本运动形式有升、降、出、入四种。升，指气行向上；降，指气行向下；出是气由内而外；入是气由外而内。气的升降出入之间是互为因果、协调平衡的，是生命活动的体现。一旦升降出入失去协调平衡，则出现各种病理变化，升降出入止，则生命活动终。

（四）气的生理功能

1. 推动作用　气能推动血液的生成、运行，以及津液的生成、输布和排泄等。当气的推动作用减弱时，会影响人体的生长、发育，会使脏腑、经络等组织器官的生理活动减退，会出现血液和津液的运行迟缓，以及输布、排泄障碍等病理变化。

2. 温煦作用　气是机体热量的主要来源。如果气虚而温煦作用减弱，则出现畏寒肢冷、脏腑功能衰退、血和津液的运行迟缓等虚寒性病理变化。

3. 防御作用　气具有护卫肌表、抵御外邪的作用。正邪交争，驱邪外出。邪气侵入机体，机体正气与之抗争，正盛邪祛，于是疾病便不能发生。

4. 固摄作用 气对血、津液、精液等液态物质具有统摄和控制作用，以防其流失。具体表现在固摄约束血液，使之循行于脉中，而不致溢出脉外；固摄汗液、尿液、唾液、胃肠液等，控制分泌量和排泄量；固摄精液，使之不因妄动而频繁遗泄。

5. 气化作用 气化泛指气的运行所产生的各种变化。包括脏腑的功能活动，气、血、津液等不同物质之间的相互化生，物质与功能之间的转化。如果气化作用失常，则影响整个物质代谢过程，影响气、血、津液的生成、输布，影响汗液、尿液和粪便的排泄等，从而形成各种病变。

（五）气的分类

人体的气根据来源、组成、分布和功能不同，分为元气、宗气、营气、卫气。

1. 元气 元气又称"原气""真气"，元气是人体最根本、最原始的气，是人体生命活动的原动力。

（1）生成与分布 元气根源于肾，由先天之精所化生，又赖于后天之精的滋养、补充。元气藏于肾中，通过三焦，沿经络系统和腠理间隙循行全身，内达五脏六腑，外达肌肤腠理。

（2）功能 元气具有推动人体的生长和发育，温煦和激发脏腑、经络等组织器官生理功能的作用，为人体生命活动的原动力。元气充沛，脏腑、经络等活力旺盛，体健而少病。如果元气亏少，则发育迟缓，筋骨痿软，甚则未老先衰。

2. 宗气 宗气即汇积贮聚于胸中之气。

（1）生成与分布 宗气是由脾胃所化生的水谷精气和肺吸入自然界的清气结合而成。肺的呼吸功能和脾胃之运化功能正常与否，直接影响着宗气的盛衰。宗气积聚于胸中，贯注于心肺。其向上出于肺，循喉咙而走息道，向下依赖肺之肃降而蓄于丹田，并注入足阳明之气街（相当于腹股沟部位）而下行于足，通达全身。

（2）功能 ①走息道，司呼吸；②贯心脉，行气血；③人体的视、听、言、动等机能与之相关。临床上对语声低微，呼吸微弱，脉软无力之候，称肺气虚弱或宗气不足。常以虚里（左乳下心尖搏动处）的搏动和脉象状况，来测知宗气的盛衰情况。宗气不足，不能助心行血，可引起血行瘀滞。

3. 营气 营气，是行于脉中，性精纯，具有营养作用的气。营气能化生血液，故常将"营血"并称。营气与卫气相对而言，属于阴，故又称为"营阴"。

（1）生成与分布 营气是由脾胃运化的水谷精气中的精华部分所化生。饮食水谷，在脾胃的作用下，化生为精微物质，并由脾上输于肺，在肺的作用下，水谷精微中精华部分进入脉道，成为营气。营气出于中焦，经肺进入经脉后，通过十二经脉和任督二脉而循行于全身，贯五脏而络六腑。

（2）功能　①化生血液，营气经肺注入脉中，成为血液的组成部分；②营养全身，营气循脉流注全身，行于脉中滋养五脏六腑，布散于外而浇灌皮毛筋骨。

4.卫气　卫气是行于脉外，具有保卫作用的气。卫气与营气相对而言，属于阳，故又称"卫阳"。卫气，其性"慓疾滑利"，活动力强，流动迅速。

（1）生成与分布　卫气也是由脾胃转输的水谷精微所化生。卫气行于脉外，因其具有很强的活力，故不受脉道约束，布散于全身。

（2）功能　①护卫肌表，防御外邪入侵；②温煦脏腑、肌肉、皮毛；③调节控制肌腠的开合及汗液的排泄。

卫气与营气，都来源于脾胃化生的水谷精微。营气柔和，主内守而属阴；卫气刚悍，主卫外而属阳。营阴与卫阳相互配合，协调互济，才能发挥各自正常的生理功能。

二、血

（一）概念

血是循行于脉中而富有营养的红色液态物质，也是构成人体和维持人体生命活动的基本物质之一。血由心所主，藏于肝，统于脾，布于肺，根于肾，循行于脉管中，营运不息，濡养全身。脉是血液循行的管道，又称"血府"。

（二）血的生成

血液由营气和津液组成。营气和津液来源于饮食，都是经脾胃的消化吸收而生成的水谷精微。同时，肾精也是化生血液的基本物质。所以说，水谷精微和肾精是血液生成的主要物质基础。

（三）血的循行

（1）血液循行的方式　血液在脉中运行不息，流布于全身，环周不休，以营养人体的周身内外上下。

（2）血液循行的条件　血液正常循行必须具备三个条件：一是要心气充沛；二是要血液充盈；三是要脉道通利。同时，血液正常循行尚需要推动力和固摄力的作用。推动力是血液循环的动力，体现在心主血脉，肺助心行血及肝的疏泄功能等方面；固摄力保障了血液不溢出脉外，体现在脾统血和肝藏血的功能等方面。血液的正常运行及其作用的正常发挥，与心、肺、肝、脾发挥正常生理功能密切相关。

（四）血的功能

1.营养滋润　血循脉管运行于全身，为全身各脏腑组织的功能活动提供营养。血的濡养作用可以从面色、肌肉、皮肤、毛发等方面反映出来。血液充则面色红润，肌肉壮实，肌肤和毛发光滑；血液亏虚则面色无华，萎黄，肌肤干燥，肢体麻木，运动不灵活等。

2.神志活动的物质基础　血液充足则神有所养，表现为精力充沛，神志清晰，思维敏捷，情志舒畅，感觉灵敏；血液亏虚则神无所养，表现为惊悸、失眠、多梦等神志不安的症状，甚则出现神志失常，表现为烦躁、恍惚、癫狂、昏迷等。

三、津液

（一）概念

津液是人体一切正常水液的总称。津液包括各脏腑组织的正常体液，广泛地存在于脏腑、形体、官窍等器官组织之内和组织之间，是构成人体和维持人体生命活动的基本物质之一。

津液可分为津和液，来源相同，但性状、功能、分布部位等方面有区别。一般而言，津质地较清稀，流动性大，分布较为广泛而浅表，如皮肤、肌肉、孔窍等处，主要起滋润作用；液质地稠厚，流动性小，分布较深而局限，如脏腑、骨节、脑髓等处，侧重濡养补益作用。津和液相互补充，相互转化，故常津液并称。

（二）津液的代谢

津液代谢包括其生成、输布、排泄的过程，是多个脏腑功能协调配合的结果。

1.津液的生成　津液来源于饮食，通过脾胃、小肠和大肠消化吸收饮食中的水分和营养而生成。一是要摄取充足而富含水分的食物和水液；二是脾胃、小肠、大肠的消化吸收功能正常。若任何因素异常，均可导致津液生成不足。

（1）脾主运化，胃主受纳　脾气之升清，将胃肠吸收的谷气与津液上输于心肺，而后输布于全身。

（2）小肠主液　小肠泌别清浊，吸收饮食物中大部分的营养物质和水分，上输于脾，而布散全身，并将水液代谢产物经肾输入膀胱，把糟粕下输于大肠。

（3）大肠主津　大肠接受小肠下注的饮食物残渣和多余的水分，将其中部分水分重新吸收，大肠通过其主津功能参与人体内津液的生成。

津液的生成，是在脾的主导下，由胃、小肠、大肠的参与而共同完成的。

2.津液的输布　津液的输布主要与脾、肺、肾、肝和三焦的功能密切相关。津液在体内的正常输布离不开脾气的运化，肺气的宣降，肾阳的蒸腾气化，肝气的疏泄条达和三焦的通利，其中任何一个脏腑功能失调，都会导致津液的输布障碍，产生水液停聚。

3.津液的排泄　津液的排泄亦主要依赖于肺、脾、肾等脏腑的综合作用，其具体排泄途径为：

（1）汗液和呼气　肺主宣发，将津液输布到体表皮毛，通过阳气蒸腾而形成汗液，由汗孔排出体外。肺主呼吸，肺在呼气时也会带走部分津液水分。

（2）尿液　为津液代谢的最终产物，其形成虽与肺、脾、肾等脏腑密切相关，但尤以肾最为重要。肾的蒸腾气化作用与膀胱的气化作用相配合，共同形成尿液并排出体外。肾在维持人体津液代谢平衡中起着关键作用。

（3）粪便　大肠传化糟粕，所形成的粪便中亦带走剩余津液。腹泻时，大便中含水多，带走大量津液，易引起伤津。

综上所述，津液代谢的生理过程以肺、脾、肾三脏最为重要。三脏中尤以肾的功能最为关键。

（三）津液的功能

1. 滋润濡养　津液以水为主体，具有很强的滋润作用，分布于体表的津液，能滋润皮肤，温养肌肉；体内的津液能滋养脏腑，维持各脏腑的正常功能；流入关节的津液，能营养滑利关节；渗入骨髓的津液，能充养骨髓和脑髓。

2. 化生血液　津液渗入血脉之中，既参与血液的化生，又能滑利脉道，维持和调节血液的浓度，使之环流不息。

3. 调节阴阳　正常情况下，人体阴阳之间处于相对的平衡状态。津液对调节人体的阴阳平衡起着重要作用。人体根据体内的生理状况和外界环境的变化，通过津液的自我调节使机体体温保持正常状态，以适应外界的变化。

4. 排泄废物　津液在其自身的代谢过程中，能把机体的代谢产物通过汗液、尿液等方式及时地排出体外，使机体各脏腑的气化活动正常。若这一作用受到损害和发生障碍，就会使代谢产物潴留于体内，而产生痰、饮、水、湿等多种病理变化。

四、气血津液之间的相互关系

气、血、津液是构成人体和维持人体生命活动的基本物质，均赖脾胃化生的水谷精微不断地化生。在脏腑组织正常功能活动下，它们之间相互渗透、相互促进、相互转化。因此，无论生理或病理状态下，气、血、津液之间均存在着密切的关系。

（一）气与血的关系

气属阳，主动，主温煦；血属阴，主静，主濡润。两者都源于脾胃化生的水谷精微和肾中精气，在生成、输布（运行）等方面关系密切。

1. 气为血之帅

（1）气能生血　气能生血，指气参与并促进血液的生成。一是营气直接参与血的生成，是血液的重要组成部分。二是气化作用是血液生成的动力。饮食转为水谷精微，再转化成营气和津液，从营气和津液转化成红色的血，其中每一个转化过程都离不开气的运动变化，而气的运动变化又是通过脏腑的功能活动表现出来的。气旺则血充，气虚则血少。

（2）气能行血　气的推动作用是血液循行的动力。气可以直接推动血行，又可促进脏腑的功能活动，通过调节脏腑的功能而推动血液运行。气行则血行，气止则血止。

（3）气能摄血　气能摄血是指气具有统摄血在脉中运行，防止其溢出脉外的作用。气能摄血体现了气的固摄作用，气不摄血则可见各种出血之候。

2.**血为气之母** 气在生成和运行中始终离不开血，包含血能载气和血能养气两个方面。

（1）**血能载气** 血是气的载体。气的活力非常强，易于脱失，气依附于血而不致散脱。气存于血中，赖血之运载而达全身。

（2）**血能养气** 气的充盛及其功能发挥离不开血液的营养。气存血中，血不断地为气的生成和功能活动提供水谷精微。水谷精微又依靠血之运行，为脏腑的功能活动不断地供给营养，使气的生成与运行正常地进行。

综上所述，气与血，一阴一阳，互相维系，气为血之帅，血为气之母。

（二）气与津液的关系

气属阳，津液属阴，这是气和津液在属性上的区别，但两者均源于脾胃所运化的水谷精微，在其生成和输布过程中有着密切的关系。

1.**气对津液的作用** 气对津液的作用表现为气能生津、气能行津、气能摄津三个方面。

（1）**气能生津** 气是津液生成与输布的物质基础和动力。气推动和激发脾胃的功能活动，使中焦之气机旺盛，运化正常，则津液充足。津液的生成、输布和排泄均离不开气的作用。

（2）**气能行津** 气的运动变化是津液输布排泄的动力。脾、肺、肾、肝等脏腑通过升降出入运动完成了津液在体内的输布、排泄过程。

（3）**气能摄津** 气的固摄作用控制着津液的排泄。体内的津液在气的固摄作用控制下维持着一定的量。若气的固摄作用减弱，则体内津液经汗液、尿液等途径外流，出现多汗、多尿、遗尿的病理现象，临床治疗时应注意补气固津。

2.**津液对气的作用**

（1）**津可化气** 水谷化生的津液，通过脾气升清，上输于肺，再经肺之宣降通调水道，下输于肾和膀胱。在肾阳的蒸动下，化而为气，升腾敷布于脏腑，发挥其滋养作用，以保证脏腑组织的正常生理活动。

（2）**津能载气** 气必须依附于津液而存在，否则将涣散不定而无所归。因此，津液的丢失，必导致气的耗损。

（三）血与津液的关系

血与津液均是液态物质，均有滋润和濡养作用，与气相对而言，二者均属于阴，在生理上相互补充，病理上相互影响。

1.**血对津液的作用** 血能化津，运行于脉中的血液，渗于脉外便化为有濡润作用的津液。当血液不足时，可导致津液的病变。

2.津液对血的作用 津能生血，津液和血液同源于水谷精微，被输布于肌肉、腠理等处的津液，不断地渗入孙络，成为血液的组成成分。所以，有"津血同源"之说。汗为津液所化，汗出过多则耗津，津耗则血少。

血与津液均是周流于全身的液态物质，不仅同源于水谷精微，而且在运行输布过程中相辅相成，互相交会，津可入血，血可成津，共同发挥滋养、濡润作用。

复习思考

1.简述气、血、津液的概念及生理功能。
2.简述气与血的关系及对临床护理工作的意义。
3.津液的生成、输布和排泄过程是怎样形成的？
4.解释"夺血者无汗，夺汗者无血"的含义。

项目五 经络腧穴

【学习目标】
1.掌握经脉的命名、分布、走向、交接规律。
2.熟悉常用腧穴的定位和基本治法。
3.了解经络学说在中医临床诊断、治疗中的指导意义。

经络、腧穴构成了经络学说，经络学说是中医基础理论体系的主要组成部分，是针灸疗法的基础。经络是气血运行的通路，腧穴是分布在经络循行通路上气血输注出入的处所，是实施针灸、推拿疗法特定的部位。腧穴通过经络与脏腑密切联系，构成一个完整的腧穴–经络–脏腑系统。脏腑的生理功能，特别是病理变化可以通过经络反映到腧穴；对穴位的刺激，也可以通过经络传递到脏腑，以此来治疗脏腑疾病。

一、经络的概念和经络系统的组成

（一）经络的概念

经络是经脉和络脉的总称，是机体运行全身气血、联络脏腑、沟通表里、贯通上下、调节机体各部分功能活动的通路。"经"，有路径之意，经脉是经络系统的纵行干线，循行于深部；"络"，有网络之意，络脉是经脉的分支，纵横交错，网络全身，循行于较浅的部位。经络系统把人体脏腑、官窍、皮肉筋骨等组织联结成一个整体，从而保证人体生命活动的正常进行。

（二）经络系统的组成

经络系统是由经脉、络脉及其他连属部分组成。其中经脉包括十二经脉、奇经八脉，以及附属于十二经脉的十二经筋、十二皮部、十二经别；络脉包括十五别络、浮络、孙络等。其基本组成见图 2-3。

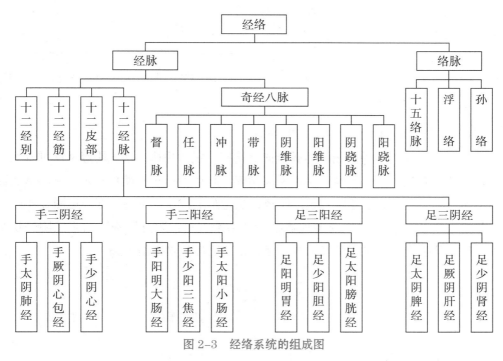

图 2-3 经络系统的组成图

二、十二经脉

（一）十二经脉的命名

1.命名原则 十二经脉对称地分布于人体的左右两侧，分别循行于上肢或下肢的内侧或外侧，而每一条经脉又分别属于一个脏或一个腑。因此，十二经脉的名称，即结合了阴阳、手足及脏腑三方面的要素而命名。

（1）内为阴，外为阳 分布于肢体内侧的经脉为阴经，分布于肢体外侧的经脉为阳经。肢体内侧的前、中、后，分别为太阴、厥阴、少阴；肢体外侧的前、中、后分别为阳明、少阳、太阳。

（2）脏为阴，腑为阳 每一阴经分别隶属于一脏，每一阳经分别隶属于一腑，各经都以所属脏腑命名。

2.具体名称 十二经脉根据所联系脏腑的阴阳属性以及在肢体的循行部位不同可分为

手三阴经、手三阳经、足三阴经、足三阳经四组。见表2–3。

表2–3 十二经脉的名称分类及分布表

阴经（属脏）	阳经（属腑）	循行部位（阴经行于内侧，阳经行于外侧）	
手太阴肺经	手阳明大肠经		前缘
手厥阴心包经	手少阳三焦经	上肢	中线
手少阴心经	手太阳小肠经		后缘
足太阴脾经	足阳明胃经		前缘
足厥阴肝经	足少阳胆经	下肢	中线
足少阴肾经	足太阳膀胱经		后缘

说明：在内踝上8寸以下，即小腿下半部和足背部，肝经在前缘，脾经在中线；而至内踝上8寸处交叉之后，则脾经在前缘，肝经在中线。

（二）十二经脉的走向与交接规律

1.十二经脉的走向　手足阴阳经脉走向交接有一定的规律。手三阴经从胸部开始，经膈、臂走向手指末端；手三阳经从手指末端循臂、膈而上行于头面部；足三阳经从头面部下行，经躯干和下肢而止于足趾；足三阴经，从足趾上行而止于胸腹部。见图2–4。

十二经脉的走向规律可以简单地概括为"举手直立，阴升阳降"，"手三阴经从胸走手，手三阳经从手走头，足三阳经从头走足，足三阴经从足走腹（胸）"。

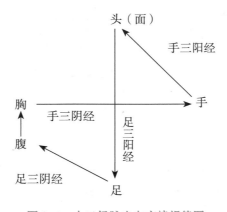

图2–4 十二经脉走向交接规律图

2.十二经脉的交接

（1）阴经与阳经相交接：互为表里的阴经与阳经在手足末端相交接。

（2）阳经与阳经相交接：同名的手足三阳经在头面部相交接。

（3）阴经与阴经相交接：手足三阴经在胸腹部相交接。

（三）十二经脉的分布规律

十二经脉在体表左右对称地分布于头面、躯干和四肢，纵贯全身。六阴经分布于四肢内侧和胸腹，六阳经分布于四肢外侧和头面、躯干。

1. 头面部位的分布规律　手足阳明经分布于面部、额部；手足太阳经分布于面部、头顶及后颈部；手足少阳经分布于侧头部、颞部。

2. 四肢的分布规律　前后顺序大体上是太阴、阳明在前缘，少阴、太阳在后缘，厥阴、少阳在中线。具体上肢内侧前、中、后分别是：手太阴经、手厥阴经、手少阴经。上肢外侧前、中、后分别是：手阳明经、手少阳经、手太阳经。下肢内侧前、中、后分别是：足太阴经、足厥阴经、足少阴经。下肢外侧前、中、后分别是：足阳明经、足少阳经、足太阳经。

3. 躯干部的分布规律

手三阳经行于肩胛部，手三阴经行于胸部。足三阳经则是足阳明经行于前面（胸腹），足太阳经行于后面（背部），足少阳经分布于侧面（腋下、胁肋），足三阴经均行于腹部。分布于腹部的经脉，其排列顺序自内（胸腹正中线）向外为足少阴肾经、足阳明胃经、足太阴脾经、足厥阴肝经。

（四）十二经脉的表里关系

十二经脉在体内与脏腑相连属，其中阴经属脏络腑，阳经属腑络脏，一脏配一腑，一阴配一阳，形成了脏腑阴阳表里属络关系。互为表里的经脉在生理上密切联系，在病理上相互影响，在治疗时相互为用。手足三阴经和三阳经，通过经别和别络相互沟通，组成六对"表里相合"关系。见表2-4。

表2-4　十二经脉表里关系表

十二经脉表里关系					
表	手阳明大肠经	手少阳三焦经	手太阳小肠经	足阳明胃经	足少阳胆经	足太阳膀胱经
里	手太阴肺经	手厥阴心包经	手少阴心经	足太阴脾经	足厥阴肝经	足少阴肾经

（五）十二经脉的流注次序

十二经脉中的气血是流动不息，循环贯注的。流注次序从手太阴肺经开始，依次传至其他各经，最后再流至手太阴肺经，如此首尾相贯，如环无端（图2-5）。

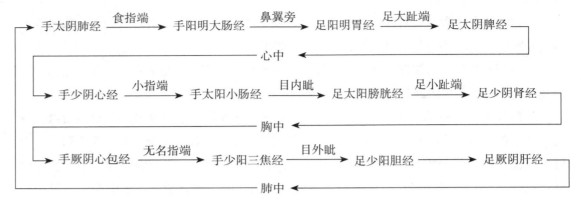

图 2-5　十二经脉流注次序图

三、奇经八脉

奇经八脉包括督脉、任脉、冲脉、带脉、阴跷脉、阳跷脉、阴维脉、阳维脉。

1. 督脉　起于胞中，下出会阴，沿脊柱上行，止项部经头顶、额部、鼻部，到上唇系带处。督，有总督、督管、统率之意。其功能：①调节阳经气血，总督一身阳经，称为"阳脉之海"；②反映脑、髓、肾的功能。

2. 任脉　起于胞中，下出会阴，行于腹胸正中，止于咽喉、下颌，环绕口唇，分行至目眶下。任，有担任、妊养之意。其功能：①总任一身阴经，称为"阴脉之海"；②妊养胎儿，故又有"任主胞胎"之说。

3. 冲脉　起于胞宫，下出于会阴，与足少阴经相并，散布于胸中，经喉，环绕唇，止目眶下。其分支出会阴下行，沿股内侧下行到大趾间；另一分支从胞中出，沿腹腔后壁，上行于脊柱内。冲，有要冲之意，为总领诸经气血的要冲。其功能：①调节十二经气血，称为"十二经脉之海""五脏六腑之海"；②调节月经，主生殖功能，称为"血海"。

冲、任、督三脉均起于胞中，同出会阴，故称为"一源三歧"。

4. 带脉　起于季胁，斜向下行，绕身一周，犹如束带，具有约束纵行经脉的作用，并主司妇女的带下功能，有"诸脉皆属于带"之说。

5. 阴跷脉、阳跷脉　起于足踝下，左右对称，分别经下肢内外侧、头、眼，止于目内眦。跷，有轻健之意。其功能为主下肢运动，濡养眼目。

6. 阴维脉、阳维脉　阴维脉起于小腿内侧，上行咽喉，与任脉相会；阳维脉起于外踝，上行于项后，与督脉相会。维，有维系之意。阴维脉的功能是"维络诸阴"，阳维脉的功能是"维络诸阳"。

四、经络的生理功能及经络学说在临床上的运用

（一）经络的生理功能

经络的生理功能，主要表现在沟通表里上下，联络脏腑器官，传导感应以及调节人体各部分机能平衡等方面。

1. 沟通联络作用 人体是由五脏六腑、四肢百骸、五官九窍等组成的，它们虽各有不同的生理功能，但又保持协调统一，构成一个有机的整体。这主要是依靠经络的沟通、联络作用实现的。由于十二经脉及其分支纵横交错，入里出表，通上达下，相互络属于脏腑；奇经八脉联系沟通十二正经；十二经筋、十二皮部联络筋脉皮肉；从而使人体的各个脏腑组织器官有机地联系起来，构成了一个表里、上下彼此之间紧密联系、协调共济的统一体。所以《灵枢·海论》云："夫十二经脉者，内属于腑脏，外络于肢节。"

2. 运行气血作用 人体各个组织官窍，均需气血濡养，才能维持正常的生理活动。而气血是通过经络循环贯注而通达全身的。所以《灵枢·本脏》云："经脉者，所以行血气而营阴阳，濡筋骨，利关节者也。"

3. 传导感应作用 经络不仅有运行气血的功能，而且还有传导感应的作用。当肌表受到某种刺激时，刺激就沿着经脉传于体内有关脏腑，使该脏腑的功能发生变化。脏腑功能活动的变化也可通过经络而反映于体表。针刺中的"得气"现象，就是经络传导感应作用的表现。

4. 调节机能平衡作用 经络能运行气血和协调阴阳，使人体机能活动保持相对的平衡。当人体发生疾病时，出现气血不和及阴阳的偏胜偏衰。运用针灸激发经络的调节作用，以"泻其有余，补其不足"（《灵枢·刺节真邪》）。实验证明，针刺有关穴位，对相关脏腑有双向调节作用，即使亢进者抑制，抑制者兴奋。

（二）经络学说在临床上的运用

1. 说明病理变化 在生理情况下，经络有运行气血，感应传导的作用。发生病变时，经络就可能成为传递病邪的途径。经络是外邪从皮毛腠理内传于五脏六腑的途径。由于脏腑之间有经脉沟通联系，所以经络还可成为脏腑之间病变相互影响的途径。如足厥阴肝经挟胃、注肺中，所以肝病可犯胃、犯肺；足少阴肾经入肺、络心，所以肾虚水泛可凌心、射肺。相表里的两经，更由于脏腑的络属，而在病理上常相互影响，如心火可下移小肠；大肠实热，腑气不通，可使肺气不利而喘咳胸满。

另外，通过经络的传导，内脏的病变可以反映于某些特定的部位或与其相应的官窍。如肝气郁结常见两胁、少腹胀痛，就是因为足厥阴肝经抵小腹、布胁肋。

2. 指导疾病的诊断 由于经络有一定的循行部位和脏腑络属，临床上，可根据疾病所出现的症状，结合经络循行的部位及所联系的脏腑，作为诊断疾病的依据。例如；两胁疼

痛，多为肝胆疾病；缺盆中痛，常是肺的病变。又如头痛一症，痛在前额者，多与阳明经有关；痛在两侧者，多与少阳经有关；痛在后头部及项部者，多与太阳经有关；痛在颠顶者，多与厥阴经有关。

3. **指导疾病的治疗** 经络学说被广泛地用以指导临床治疗，特别是对针灸、推拿和药物应用，具有更重要的指导意义。针灸与按摩疗法，主要是在病变的邻近部位或经脉循行的远隔部位上取穴，通过针灸或按摩，以调整经络气血和脏腑功能，从而达到治疗的目的。穴位的选取，必须按脏腑经络理论进行辨证而"循经取穴"。

此外，针刺麻醉、耳针、电针、穴位埋线、穴位结扎等治疗方法，都是在经络学说的指导下进行的。

药物通过经络的传导转输，才能到达病所，发挥其治疗作用。通过长期临床实践，发现某些药物对某一特定脏腑经络有特殊作用，便产生了"药物归经"理论。如治疗头痛，属太阳经可用羌活，属阳明经可用白芷，属少阳经可用柴胡，属少阴经可用细辛，属厥阴经可用吴茱萸。

五、腧穴

（一）腧穴的基本知识

腧穴是人体脏腑经络之气输注于体表的部位，也是接受针灸刺激的部位。"腧"通"输"，有转输之意，像水流的转输灌注。"穴"，有"孔""隙"的意思。腧穴归属于经络，经络属于脏腑，故腧穴与脏腑脉气相通。人体腧穴 – 经络 – 脏腑之间是一个不可分割的整体，腧穴是脏腑之气和经络之气游走出入的门户。

（二）腧穴的分类

腧穴分为十四经穴、经外奇穴、阿是穴三类。

1. **十四经穴** 简称经穴，是归属于十二经脉与督脉、任脉的腧穴的总称。其中十二经脉的腧穴均为左右对称的双穴，督脉和任脉的腧穴则为分布于人体前后正中线的单穴。凡属于同一经的腧穴，大多都能主治所属经脉及其相应脏腑的病症。经穴是腧穴的主体部分，为临床所常用。

2. **经外奇穴** 简称奇穴，是指既有一定的穴名，又有明确的位置，但尚未列入十四经穴系统的腧穴。奇穴多数是从古至今陆续发现的有效经验穴，对某些病症常有其独特的作用，可弥补经穴之不足。

3. **阿是穴** 又称天应穴、不定穴、压痛点等。既无具体名称，又无固定位置，而是根据疼痛或敏感的反应部位来定穴，多用于局部疼痛性病症。

（三）腧穴的作用

1. **近治作用** 指每个腧穴能治疗其所在部位及邻近部位的病症。如耳周围的听宫、听会、耳门、翳风等均能治疗耳病。

2. 远治作用　指某个腧穴不仅能治疗其所在部位及邻近部位的病症，而且能治疗本经循行所到达的远隔部位的病症。如合谷穴不仅能治疗上臂痛、头痛，还能治疗发热病症。

3. 特殊作用　双向良性调节作用，如天枢穴既可以治疗便秘，也可以治疗腹泻。

（四）腧穴的定位

1. 骨度分寸定位法　是指以体表骨节为主要标志，将人体各个部分分别规定其折量长度，作为量取穴位的标准。不论男女老少、高矮胖瘦的患者，均可参照此标准测量。常用的骨度分寸法见表 2-5。

表 2-5　骨度分寸表

部位	起止点	折量（寸）	度量法	说明
头面部	前发际至后发际	12	直寸	用于确定前后发际的横向距离
	前额两发角之间	9	直寸	用于确定头前部的横向距离
	耳后两完骨（乳突）之间	9	横寸	用于确定头后部的横向距离
侧胸部	胸骨上窝至胸剑联合中点	9	直寸	用于确定胸部经穴的纵向距离
	歧骨（胸剑联合）至脐中	8	直寸	用于确定上部经穴的纵向距离
	脐中至横骨上廉	5	直寸	用于确定下腹部经穴的纵向距离
	两乳头之间	8	横寸	用于确定胸腹部经穴的横向距离
肩肢部	肩胛骨内缘至后正中线	3	横寸	用于确定背腰部经穴的横向距离
	肩峰缘至后正中线	8	横寸	用于确定肩背部经穴的横向距离
上肢部	腋前纹头（腋前皱襞）至肘横纹	9	直寸	用于确定上肢上部手三阴、手三阳经的纵向距离
	肘横纹至腕横纹	12	直寸	用于确定上肢前部手三阴、手三阳经的纵向距离
下肢部	耻骨上廉至股骨内上髁上缘	18	直寸	用于确定下肢内前侧足三阴经经穴的纵向距离
	胫骨内侧髁下缘至内踝高点	13	直寸	
	股骨大转子至腘横纹	19	直寸	用于确定下肢外后侧足三阳经经穴的纵向距离
	腘横纹至外踝尖	16	直寸	
	外踝尖至足底	3	直寸	

2. 体表解剖标志定位法　是指以人体自然解剖学的各种体表标志为依据来确定腧穴位置的方法，又叫"自然标志取穴法"。可分为以下两类：

（1）固定的标志　指体表上不受活动影响而固定不移的标志。如五官、毛发、指（趾）甲、乳头、肚脐等，以及各部骨节的突起和缝隙，肌肉的隆起和凹陷。例如两眉之间取印堂，鼻尖取素髎，两乳之间取膻中，脐旁 2 寸取天枢，腓骨头前取阳陵泉，两肩胛骨下角连线中点取至阳，两髂嵴上缘连线中点取腰阳关等。

（2）活动的标志　指关节、肌肉、皮肤随着适当的屈伸动作而出现的标志，包括关节的间隙、肌肉和肌腱的隆起或凹陷、皮肤的皱纹等。例如取耳门、听宫、听会等应张口；取下关时应闭口；屈肘纹头取曲池；握拳掌横纹头取后溪；取阳溪穴时应翘起拇指，当拇长、短伸肌腱之间的凹陷中是穴等。

临床上还有一些采用某种姿势找标志来定取穴位的方法，或称"简便取穴法"。如以患者两手虎口自然平直交叉，当食指尖端所描高骨凹陷处取列缺；两手臂自然下垂，股外侧中指端取风市；两耳尖直上连线中点取百会等。

（3）手指同身寸定位法　手指同身寸定位法是指依据患者本人手指为尺寸折量标准量取穴位的定位方法，又称"指寸定位法"。常用的指寸定位法有三种：一是中指同身寸，即患者中指中节桡侧两端纹头之间距离为 1 寸。二是拇指同身寸，即患者拇指指间关节宽度距离为 1 寸。三是横指同身寸，又称"一夫法"，即拇指除外，其余四指并拢，以中指中节横纹为标准，其四指的宽度为 3 寸。

（五）十四经常用腧穴

1. 手太阴肺经（见图 2-6）

（1）循行　起于中焦，下络大肠，还循胃口，上膈属肺，从肺系横出腋下，下循臑（臑：指自肩至肘前侧靠近腋部隆起的肌肉）内，行少阴、心主之前，下肘中，循臂内上骨下廉，入寸口，上鱼，循鱼际，出大指端。其支者，从腕后直出次指内廉，出其端。

（2）主治概要　喉、胸、肺部病症，以及经脉循行部位的其他病症。

（3）常见腧穴定位及主治　见表 2-6。

表 2-6　手太阴肺经常用腧穴

穴名	定位	主治
孔最	在尺泽与太渊连线上，腕横纹上 7 寸	咳嗽、咯血、音哑、咽喉痛、痔血、肘臂痛
列缺	桡骨茎突上方，腕横纹上 1.5 寸	咳嗽、气急、鼻衄、头项强痛、咽喉痛、牙痛
太渊	腕横纹桡侧端，桡动脉桡侧凹陷中	咳嗽、气喘、乳胀、咽喉痛、手腕痛
鱼际	第 1 掌骨中点，赤白肉际	胸背痛、头痛眩晕、喉痛、发热恶寒
少商	拇指桡侧指甲角旁约 0.1 寸	中风昏仆、手指挛痛、小儿惊风

2. 手阳明大肠经（见图 2-7）

（1）循行　起于大指次指之端，循指上廉，出合谷两骨之间，上入两筋之中，循臂上廉，入肘外廉，上臑外前廉，上肩，出髃骨之前廉，上出于柱骨之会上，下入缺盆，络肺，下膈，属大肠。其支者，从缺盆上颈贯颊，入下齿中，还出挟口，交人中，左之右，右之左，上挟鼻孔。

（2）主治概要　头面、五官、咽喉部病症，热病，以及经脉循行部位的其他病症。

（3）常见腧穴定位及主治　见表2-7。

表2-7　手阳明大肠经常用腧穴

穴名	定位	主治
合谷	手背第1、第2掌骨之间，约平第2掌骨桡侧中点处	头痛、牙痛、发热、喉痛、鼻衄、经闭、滞产、口眼歪斜、热病、指挛、臂痛
阳溪	腕背横纹桡侧，拇长伸肌腱与拇短伸肌腱之间的凹陷处	头痛、耳鸣、齿痛、咽喉肿痛、目赤、手腕痛
手三里	在阳溪与曲池的连线上，曲池穴下2寸	肘挛、屈伸不利、手臂麻木酸痛、腹痛、腹泻
曲池	屈肘，当肘横纹外端凹陷中	发热、咽喉痛、高血压、眩晕、腹痛腹泻、月经不调、手臂肿痛、肘痛、上肢瘫痪
肩髃	臂外展，肩峰前下方，举臂时呈凹陷处	肩膀痛、肩关节活动障碍、偏瘫、瘰疬、瘾疹
迎香	鼻翼旁0.5寸，鼻唇沟中	鼻炎、鼻塞、口眼歪斜、胆道蛔虫症

3. 足阳明胃经（见图2-8）

（1）循行　起于鼻之交頞中，旁约太阳之脉，下循鼻外，入上齿中，还出挟口，环唇，下交承浆，却循颐后下廉，出大迎，循颊车，上耳前，过客主人，循发际，至额颅。其支者，从大迎前下人迎，循喉咙，入缺盆，下膈，属胃络脾。其直者，从缺盆下乳内廉，下挟脐，入气街中。其支者，起于胃口，下循腹里，下至气街中而合，以下髀关，抵伏兔，下膝膑中，下循胫外廉，下足跗，入中趾内间。其支者，下膝三寸而别，下入中趾外间。其支者，别跗上，入大趾间，出其端。

（2）主治概要　头面、目、鼻、口部病症，齿痛，胃肠病，神志病，以及经脉循行部位的其他病症。

（3）常见腧穴定位及主治　见表2-8。

表2-8　足阳明胃经常用腧穴

穴名	定位	主治
四白	目正视，瞳孔直下，当眶下孔凹陷中	口眼歪斜、目赤痛痒、目翳、眼睑颤动、头痛、眩晕
地仓	瞳孔直下，口角旁0.4寸	流涎、口眼歪斜、眼睑颤动
大迎	下颌角前1.3寸骨陷中	牙痛、颊肿、瘰疬、颈痛

续表

穴名	定位	主治
颊车	下颌角前上方一横指凹陷中，咀嚼时咬肌隆起，按之凹陷处	口眼歪斜、牙痛、颊肿、口噤不语
下关	颧弓与下颌切迹之间的凹陷中，合口有孔，张口即闭	牙痛、耳鸣、耳聋、面瘫、面痛
头维	额角发际直上 0.5 寸，正中线旁 4.5 寸	头痛、眩晕、目痛、迎风流泪、眼睑颤动
人迎	喉结旁开 1.5 寸，胸锁乳突肌前缘	咽喉肿痛、喘息、瘰疬项肿、气闷、头痛、眩晕
天枢	脐旁 2 寸	腹痛腹泻、便秘、腹胀肠鸣、月经不调、痛经、癥瘕
髀关	髂前上棘与髌底外缘连线上，平会阴	腰腿痛、下肢麻木痿软、筋挛急、屈伸不利
伏兔	髂前上棘与髌底外缘连线上，髌骨外上缘上 6 寸	膝痛冷麻、下肢瘫痪、脚气、疝气
犊鼻	髌骨下缘，髌韧带外侧凹陷中	膝关节酸痛、活动不便
足三里	犊鼻穴下 3 寸，胫骨前缘外一横指处	腹痛、腹泻、便秘、心悸气短、眩晕失眠、高血压、癫狂、下肢冷麻
丰隆	外侧踝尖上 8 寸，胫骨前缘外二横指处	头痛眩晕、咳痰、哮喘、肢肿、狂病、痫病、下肢痿痹
解溪	足背踝关节横纹中央，当踇长伸肌腱与趾长伸肌腱之间	头痛眩晕、狂病、痫病、腹胀便秘、踝关节扭伤
冲阳	解溪穴下 1.5 寸，足背最高处，有动脉应手	口眼歪斜、面肿、上齿痛、胃痛、下肢麻痹、癫病、狂病、痫病

4. 足太阴脾经（见图 2-9）

（1）循行 起于大趾之端，循趾内侧白肉际，过核骨后，上内踝前廉，上腨内，循胫骨后，交出厥阴之前，上膝股内前廉，入腹，属脾络胃，上膈挟咽，连舌本，散舌下。其支者，复从胃，别上膈，注心中。

（2）主治概要 脾胃病，妇科病，前阴病，以及经脉循行部位的其他病症。

（3）常见腧穴定位及主治 见表 2-9。

表 2-9 足太阴脾经常用腧穴

穴名	定位	主治
太白	第 1 跖骨小头后缘，赤白肉际	胃痛、腹胀、肠鸣、泄泻、便秘、痔漏
公孙	第 1 跖骨底前缘，赤白肉际	胃痛、呕吐、消化不良、腹痛、泄泻、痢疾
三阴交	内踝上 3 寸，胫骨内侧缘后方	眩晕、失眠、腹胀纳呆、遗尿、小便不利、妇科病、男科病、下肢痿痹
地机	内踝尖与阴陵泉连线上，阴陵泉下 3 寸	腹痛泄泻、水肿、小便不利、月经不调、痛经、遗精、下肢痿痹

穴名	定位	主治
阴陵泉	胫骨内侧髁后下缘凹陷中	腹痛、泄泻、水肿、黄疸、小便不利、失禁、遗精、阴茎痛、带下、膝关节酸痛
血海	髌底内上方 2 寸	月经不调、经闭、崩漏、湿疹、瘾疹、丹毒、膝痛
大横	脐中旁开 4 寸	虚寒泻痢、大便秘结、小腹痛

5. 手少阴心经（见图 2-10）

（1）循行　起于心中，出属心系，下膈络小肠。其支者，从心系上挟咽，系目系。其直者，复从心系却上肺，下出腋下，下循臑内后廉，行太阴心主之后，下肘内，循臂内后廉，抵掌后锐骨之端，入掌内后廉，循小指之内出其端。

（2）主治概要　心、胸部病症，神志病，以及经脉循行部位的其他病症。

（3）常见腧穴定位及主治　见表 2-10。

表 2-10　手少阴心经常用腧穴

穴名	定位	主治
极泉	腋窝正中，腋动脉搏动处	心痛心悸、胸闷胁痛、臂肘冷麻、瘰疬
少海	屈肘，当肘横纹尺侧端与肱骨内上髁连线的中点	心痛心悸、腋胁痛、肘关节痛、手颤肘挛
通里	尺侧腕屈肌腱的桡侧缘，腕横纹下 1 寸	心悸、怔忡、头晕、咽痛、暴喑、舌强不语、腕臂痛
神门	腕横纹尺侧端，尺侧腕屈肌腱的桡侧凹陷中	惊悸、怔忡、失眠、健忘、心痛、癫病、狂病、痫病

6. 手太阳小肠经（见图 2-11）

（1）循行　起于小指之端，循手外侧上腕，直上循臂骨下廉，出肘内侧两筋之间，上循臑外后廉，出肩解，绕肩胛，交肩上，入缺盆，络心，循咽，下膈，抵胃，属小肠。其支者，从缺盆循颈上颊，至目锐眦，却入耳中。其支者，别颊、上䪼、抵鼻，至目内眦，斜络于颧。

（2）主治概要　头、项、耳、目、咽喉部病症，热病，神志病，以及经脉循行部位的其他病症。

（3）常见腧穴定位及主治　见表 2-11。

表 2-11　手太阳小肠经常用腧穴

穴名	定位	主治
少泽	小指尺侧指甲角旁约 0.1 寸	发热、中风昏迷、乳少、咽喉肿痛
后溪	第 5 掌指关节后尺侧，横纹头赤白肉际处	头项强痛、耳聋、咽痛、齿痛、目翳、癫病、狂病、痫病、疟疾、肘臂挛痛

续表

穴名	定位	主治
腕骨	第5掌骨基底与钩骨之间凹陷中	头痛、肩臂挛痛、腕痛指挛、黄疸、热病、消渴
养老	尺骨小头桡侧缘凹陷中	目视不明、头面痛、肩臂腰痛
小海	屈肘，当尺骨鹰嘴与肱骨内上髁之间凹陷中	牙痛、颈项痛、上肢酸痛、癫狂
肩贞	臂内收，腋后纹头上1寸	瘰疬、耳鸣、肩关节酸痛、上肢瘫痪
天宗	肩胛骨冈下窝的中央，平第4胸椎	肩背酸痛、项强、气喘
秉风	肩胛骨冈上窝中，天宗直上	肩胛疼痛、不能举臂、上肢酸麻
听宫	耳屏前，下颌骨髁状突后方，张口凹陷处	耳鸣、耳聋、齿痛、癫病、狂病、痫病

7. 足太阳膀胱经（见图2-12）

（1）循行　起于目内眦，上额交颠。其支者，从颠至耳上角。其直者，从颠入络脑，还出别下项，循肩髆内，挟脊抵腰中，入循膂，络肾属膀胱。其支者，从腰中下挟脊，贯臀入腘中。其支者，从髆内左右，别下贯胛，挟脊内，过髀枢，循髀外，从后廉，下合腘中，以下贯腨内，出外踝之后，循京骨，至小趾外侧。

（2）主治概要　头、项、目、背、腰、下肢部病症，神志病；背部第一侧线的背俞穴及第二侧线相平的腧穴，主治与其相关的脏腑、组织病症。

（3）常见腧穴定位及主治　见表2-12。

表2-12 足太阳膀胱经常用腧穴

穴位	定位	主治
睛明	目内眦旁0.1寸	眼病、急性腰痛
攒竹	眉头凹陷中，眶上切迹处	头痛失眠、眉棱骨痛、目赤痛、面痛、腰痛
天柱	正中线旁开1.3寸，当斜方肌外缘后发际凹陷中	头痛、眩晕、项强、鼻塞、肩背痛
肺俞	第3胸椎棘突下，旁开1.5寸	咳嗽气喘、胸闷、咳血、背肌劳损、潮热盗汗、瘾疹
心俞	第5胸椎棘突下，旁开1.5寸	失眠、心悸、心痛、健忘、癫病、狂病、痫病
肝俞	第9胸椎棘突下，旁开1.5寸	胁肋痛、肝炎、目赤、目视不明、黄疸、眩晕、衄血、癫病、狂病、痫病
胆俞	第10胸椎棘突下，旁开1.5寸	胁肋痛、口苦、黄疸、消化不良、肺痨
脾俞	第11胸椎棘突下，旁开1.5寸	胃脘胀痛、消化不良、小儿慢惊风、黄疸、水肿、背痛
胃俞	第12胸椎棘突下，旁开1.5寸	胃病、小儿吐乳、消化不良、胸胁痛
肾俞	第2腰椎棘突下，旁开1.5寸	肾虚、腰痛、遗精、月经不调、耳鸣、耳聋、水肿

续表

穴位	定位	主治
气海俞	第3腰椎棘突下，旁开1.5寸	腰痛、痛经、肠鸣、腹胀
关元俞	第5腰椎棘突下，旁开1.5寸	腰痛、泄泻、腹胀、小便不利、遗尿
秩边	第4骶椎下，旁开3寸	腰臀痛、下肢痿痹、小便不利、便秘
承扶	臀下横纹中点	腰臀痛、下肢痿痹、便秘、痔疾
殷门	承扶与委中的连线上，承扶下6寸	坐骨神经痛、下肢瘫痪、腰背痛
委中	腘横纹中央，股二头肌肌腱与半腱肌肌腱的中间	腰痛、膝关节屈伸不利、半身不遂、腹痛、吐泻、遗尿、瘾疹、疔疮
承山	腓肠肌两肌腹之间凹陷的顶端	腰腿痛、腓肠肌痉挛、便秘、痔疾
昆仑	外踝与跟腱之间凹陷中	头痛、项强、腰痛、踝关节扭伤
申脉	外踝下缘凹陷中	癫病、狂病、痫病、失眠、头痛眩晕、腰腿酸痛
京骨	第5跖骨粗隆下，赤白肉际处	癫痫、头痛、项强、腰腿痛、膝痛脚挛

8. 足少阴肾经（见图2-13）

（1）循行　起于小趾之下，斜走足心，出于然谷之下，循内踝之后，别入跟中，以上踹内，出腘内廉，上股内后廉，贯脊属肾，络膀胱。其直者，从肾上贯肝膈，入肺中，循喉咙，挟舌本。其支者，从肺出络心，注胸中。

（2）主治概要　妇科病，前阴病，肾、肺、咽喉部病症，以及经脉循行部位的其他病症。

（3）常见腧穴定位及主治　见表2-13。

表2-13　足少阴肾经常用腧穴

穴名	定位	主治
涌泉	足底中，足底2、3趾纹头端与足跟连线的前1/3与后2/3交点上	偏头痛、癫狂、失眠、便秘、小便不利、咽痛、晕厥、高血压、小儿惊风
太溪	内踝尖与跟腱之间凹陷中	喉痛、齿痛、不寐、遗精、阳痿、月经不调、目疾、耳鸣
水泉	太溪直下1寸	月经不调、痛经、小便不利、目昏花
照海	内踝尖下缘凹陷中	月经不调、便秘、遗尿、癃闭、咽喉痛、失眠、痫病
交信	太溪直上2寸，复溜前0.5寸，胫骨内侧缘的后方	月经不调、泄泻、便秘、睾丸肿痛
筑宾	太溪直上5寸	癫狂、疝痛、小腿内侧痛

9. 手厥阴心包经（见图2-14）

（1）循行　起于胸中，出属心包络，下膈，历络三焦。其支者，循胸出胁，下腋三寸，上抵腋下，循臑内，行太阴、少阴之间，入肘中，下臂，行两筋之间，入掌中，循中指出其端。其支者，别掌中，循小指次指出其端。

（2）主治概要　心、胸、胃部病症，神志病，以及经脉循行部位的其他病症。

（3）常见腧穴定位及主治　见表2-14。

表2-14　手厥阴心包经常用腧穴

穴名	定位	主治
天泉	腋前纹头下2寸，肱二头肌的长、短头之间	心痛、咳嗽、胸胁痛、臂痛
曲泽	肘横纹中，肱二头肌腱尺侧缘	心悸、心痛、胃痛、吐泻、上肢酸痛
间使	腕横纹上3寸，掌长肌腱与桡侧腕屈肌腱之间	心痛、心悸、癫痫、胃痛、吐泻、肘臂痛
内关	腕横纹上2寸，掌长肌腱与桡侧腕屈肌腱之间	胃痛、呕吐、心悸、精神失常、头痛眩晕、肘臂痛
大陵	腕横纹中央，掌长肌腱与桡侧腕屈肌腱之间	心痛、心悸、胃痛、呕吐、癫痫、胸胁痛、手腕麻木
劳宫	手掌心横纹中，第2、3掌骨之间	心悸、颤抖、中风昏迷、癫痫

10. 手少阳三焦经（见图2-15）

（1）循行　起于小指次指之端，上出两指之间，循手表腕，出臂外两骨之间，上贯肘，循臑外上肩，而交出足少阳之后，入缺盆，布膻中，散络心包，下膈，循属三焦。其支者，从膻中上出缺盆，上项系耳后，直上出耳上角，以屈下颊（颧骨之意）至䪼。其支者，从耳后入耳中，出走耳前，过客主人（下关穴）前，交颊，至目锐眦。

（2）主治概要　侧头、耳、目、胸胁、咽喉部病症，以及经脉循行部位的其他病症。

（3）常见腧穴定位及主治　见表2-15。

表2-15　手少阳三焦经常用腧穴

穴名	定位	主治
中渚	握拳，第4、5掌骨小头后缘之间凹陷中	偏头痛、耳鸣、耳聋、咽喉痛、消渴、疟疾、掌指痛、屈伸不利、肘臂痛
阳池	腕背横纹中，指伸肌腱尺侧缘凹陷中	肩臂痛、腕痛、疟疾、消渴、耳聋、咽喉痛
外关	阳池与肘尖连线上，腕背横纹上2寸，桡骨与尺骨之间	头痛、耳鸣、耳聋、咽喉痛、消渴、肘臂手指痛、屈伸不利
肩髎	肩髃后方，当臂外展时，于肩峰后下方呈现凹陷处	肩臂酸痛、肩关节活动不便
翳风	耳垂后方，乳突与下颌角之间凹陷处	耳鸣、耳聋、齿痛、颊肿

11. 足少阳胆经（见图2-16）

（1）循行　起于目锐眦，上抵头角，下耳后，循颈，行手少阳之前，至肩上，却交出手少阳之后，入缺盆。其支者，从耳后入耳中，出走耳前，至目锐眦后。其支者，别锐眦，下大迎，合于手少阳，抵于頔，下加颊车，下颈，合缺盆，以下胸中，贯膈，络肝，属胆，循胁里，出气街，绕毛际，横入髀厌中。其直者，从缺盆下腋，循胸，过季胁，下合髀厌中，以下循髀阳，出膝外廉，下外辅骨之前，直下，抵绝骨之端，下出外踝之前，循足跗上，入小趾次趾之间。其支者，别跗上，入大趾之间，循大趾歧骨内出其端，还贯爪甲，出三毛。

（2）主治概要　侧头、目、耳、咽喉部病症，神志病，热病，以及经脉循行部位的病症。

（3）常见腧穴定位及主治　见表2-16。

表2-16　足少阳胆经常用腧穴

穴名	定位	主治
瞳子髎	目外眦旁，眶外侧缘处	目赤肿痛、目翳、口眼歪斜、头痛
听会	耳屏前，下颌骨髁状突后方，张口凹陷处	耳鸣、耳聋、齿痛、口眼歪斜、头痛
风池	胸锁乳突肌与斜方肌之间，平风府穴	偏头痛、感冒、项强、眩晕、中风、目痛、癫痫
肩井	大椎穴与肩峰连线的中点	项强、肩背痛、手臂上举不便、头痛、瘰疬、乳痈、难产
环跳	股骨大转子与骶裂孔连线的外1/3与内2/3交界处	腰腿痛、偏瘫
风市	大腿外侧中线上，腘横纹水平线上7寸	偏瘫、膝关节酸痛、脚气
阳陵泉	腓骨小头前下方凹陷中	黄疸、口苦、呕吐、小儿惊风、膝关节酸痛、胁肋痛
光明	外踝上5寸，腓骨前缘	膝痛、下肢痿痹、目痛、夜盲、乳胀、咽痛
丘墟	外踝前下方，趾长伸肌腱外侧凹陷中	踝关节痛、胸胁痛、疟疾
足临泣	足背第4、第5跖骨结合部的前方凹陷处	瘰疬、胁肋痛、足跗肿痛、足趾挛痛

12. 足厥阴肝经（见图2-17）

（1）循行　起于大趾丛毛之际，上循足跗上廉，去内踝一寸，上踝八寸，交出太阴之后，上腘内廉，循股阴，入毛中，过阴器，抵小腹，挟胃，属肝络胆，上贯膈，布胁肋，循喉咙之后，上入颃颡（鼻咽部，咽的上部与鼻腔相通的部分，是人体与外界进行气体交换的必经通路），连目系，上出额，与督脉会于颠。其支者，从目系下颊里，环唇内。其支者，复从肝别贯膈，上注肺。

（2）主治概要　肝病，妇科病，前阴病，以及经脉循行部位的其他病症。

（3）常见腧穴定位及主治　见表2-17。

表2-17　足厥阴肝经常用腧穴

穴名	定位	主治
太冲	在足背侧，第1跖骨间隙后方凹陷中	头痛眩晕、高血压、小儿惊风、耳鸣、月经不调、崩漏、遗尿、中风
蠡沟	足内踝上5寸，胫骨内侧面的中央	睾丸肿痛、阳强、小便不利、月经不调、足胫痿痹
章门	第11肋游离端的下方	胸胁痛、胸闷、腹胀、吐泻、黄疸
期门	乳头直下，第6肋间隙，正中线旁开4寸	胸胁痛、腹胀、呃逆、乳痈、吐酸

13. 任脉（见图2-18）

（1）循行　脉起中极之下，以上毛际，循腹里上关元，至喉咙，属阴脉之海，以人之脉络，周流于诸阴之分，譬犹水也，而任脉则为之总会，故名曰阴脉之海焉。

（2）主治概要　具有调节阴经气血和调节月经的作用，主要治疗经脉循行部位的相关病症。

（3）常见腧穴定位及主治　见表2-18。

表2-18　任脉常用腧穴

穴名	定位	主治
中极	脐下4寸	痛经、遗尿、癃闭、带下、遗精、阳痿
关元	脐下3寸	腹痛、痛经、遗尿、眩晕、中风脱证、腹痛、吐泻
气海	脐下1.5寸	腹痛、便秘、泄泻、月经不调、痛经、崩漏、中风、遗尿
神阙	脐的中间	腹痛、泄泻、水肿、脱证
中脘	脐上4寸	胃痛、腹胀、呕吐、消化不良
鸠尾	剑突下，脐上7寸	心胸痛、反胃、癫痫、噎膈
膻中	前正中线，两乳之间，平第4肋间隙处	咳喘、胸闷胸痛、心悸气短、乳痈
天突	胸骨上窝正中	喘咳、咳痰不畅、咽痛、瘿气、噎膈
承浆	颏唇沟的正中点	口眼歪斜、牙痛、流涎、消渴、癫痫

14. 督脉（见图2-19）

（1）循行　脉起下极之腧，并于脊里，上至风府，入脑上颠，循额至鼻柱，属阳脉之海。

（2）主治概要　神志病，热病，腰骶、脊背、颈项、头面局部等病症，以及相应的内脏疾病。

（3）常见腧穴定位及主治　见表2-19。

表 2-19 督脉常用腧穴

穴名	定位	主治
长强	尾骨端与肛门连线的中点	腹泻、便秘、脱肛、癫痫、腰骶痛
腰阳关	第 4 腰椎棘突下	腰脊疼痛、遗精、阳痿、带下、崩漏
命门	第 2 腰椎棘突下	腰脊疼痛、早泄、带下、崩漏、月经不调、尿频
身柱	第 3 胸椎棘突下	腰脊强痛、咳喘、癫痫、身热
大椎	第 7 颈椎棘突下	感冒、发热、落枕、咳喘、惊风、癫痫、风疹、头颈痛
风府	后发际正中上 1 寸，两侧斜方肌之间凹陷处	头痛项强、眩晕、中风、癫痫、咽痛
百会	前发际正中直上 5 寸，或两耳尖连线的中点处	头痛头晕、昏厥、高血压、脱肛、中风、癫痫
水沟	人中沟正中线上 1/3 与下 2/3 交界处	惊风、口眼歪斜
素髎	鼻尖正中央	鼻塞、鼻衄、鼻渊、惊风、昏迷

15. 经外奇穴

经外奇穴一般都是在阿是穴的基础上发展来的，它是经穴发展的来源。经外奇穴的分布比较分散，大多不在十四经循行路线上，但与经络系统仍有一定关系。经外奇穴在临床应用中的针对性较强。

（1）主治概要　昏迷、哮喘、落枕、腰痛、失眠、咽痛、疳积，以及头、目、耳、上下肢疾病等。

（2）常见腧穴定位及主治　见表 2-20。

表 2-20 经外奇穴常用腧穴

穴名	定位	主治
印堂	两眉头连线的中点	头痛、鼻炎、失眠、惊风、目痛
太阳	眉梢与目外眦之间向后约 1 寸处凹陷中	头痛、感冒、眼病、眩晕、口眼歪斜
定喘	第 7 颈椎棘突下，旁开 0.5 寸	哮喘、咳嗽、肩背痛、落枕
鱼腰	瞳孔直上，眉毛的中点	眉棱骨痛、目赤肿痛、眼睑颤动
腰眼	第 4 腰椎棘突下，旁开 3.5 寸凹陷处	腰扭伤、腰背酸楚、尿频、妇科病
夹脊	第 1 胸椎至第 5 腰椎棘突下两侧，后正中线旁开 0.5 寸，一侧 17 穴	脊柱疼痛强直、相关脏腑疾患
鹤顶	髌骨上缘正中凹陷处	膝关节肿痛、腿无力、脚气
阑尾穴	足三里穴下约 2 寸处	阑尾炎、腹痛、下肢痿痹、纳呆
胆囊穴	阳陵泉直下 1 寸	胆绞痛、胆结石、下肢痿痹、纳呆

（六）十四经循行图

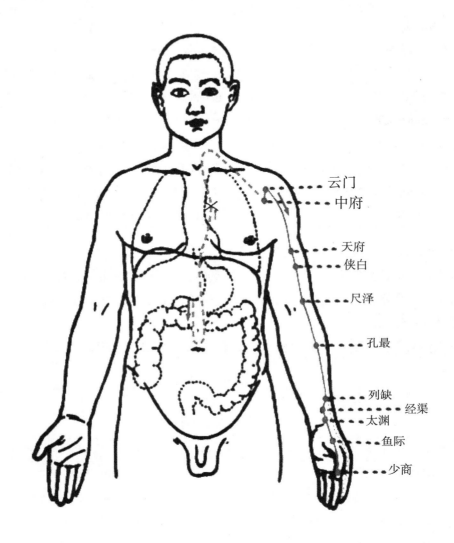

云门
中府

天府
侠白

尺泽

孔最

列缺
经渠
太渊
鱼际

少商

图 2-6　手太阴肺经循行图

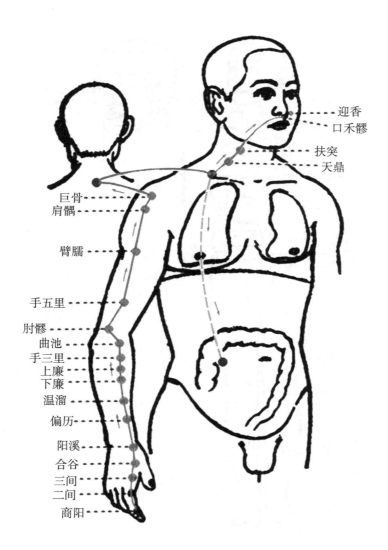

迎香
口禾髎
扶突
天鼎
巨骨
肩髃
臂臑
手五里
肘髎
曲池
手三里
上廉
下廉
温溜
偏历
阳溪
合谷
三间
二间
商阳

图 2-7　手阳明大肠经循行图

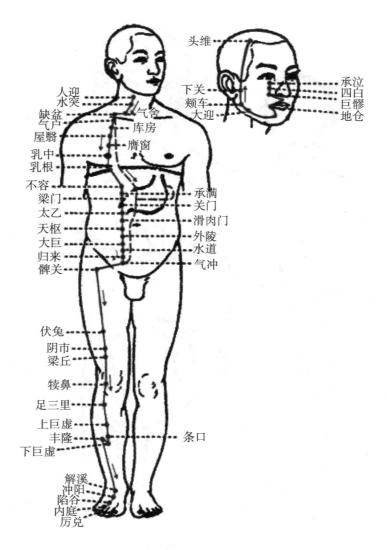

图 2-8　足阳明胃经循行图

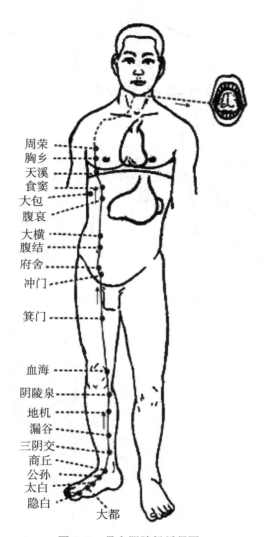

图 2-9　足太阴脾经循行图

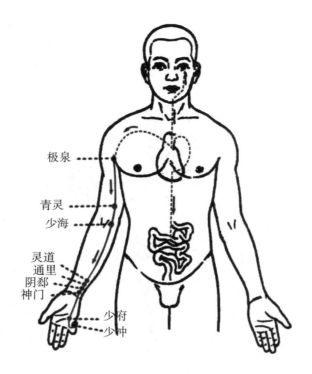

图 2-10　手少阴心经循行图

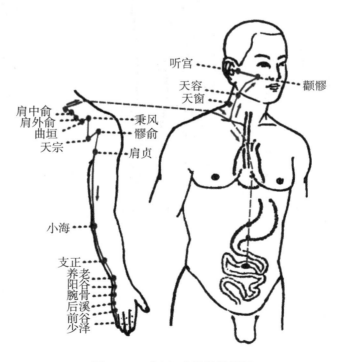

图 2-11　手太阳小肠经循行图

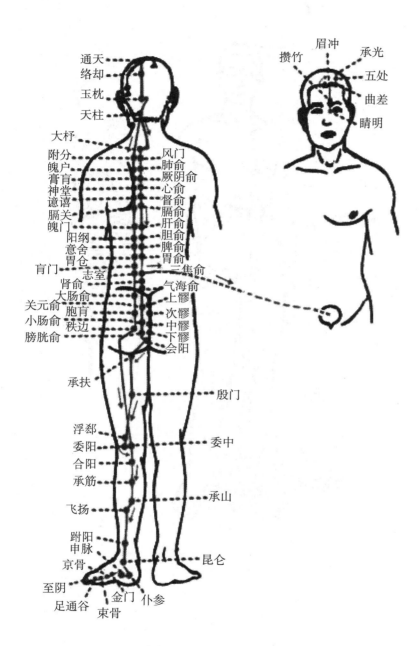

图 2-12　足太阳膀胱经循行图

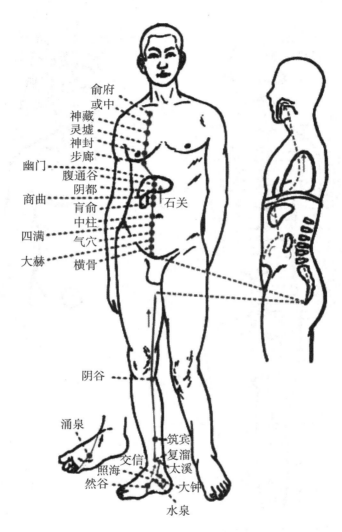

俞府
或中
神藏
灵墟
神封
步廊
幽门
腹通谷
阴都
商曲
肓俞
中柱
四满
气穴
大赫
横骨
石关

阴谷

涌泉
交信
照海
然谷
筑宾
复溜
太溪
大钟
水泉

图 2-13 足少阴肾经循行图

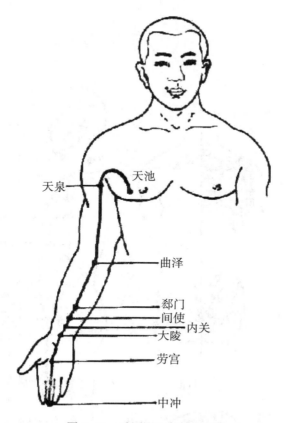

图 2-14　手厥阴心包经循行图

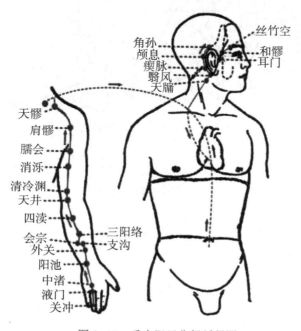

图 2-15　手少阳三焦经循行图

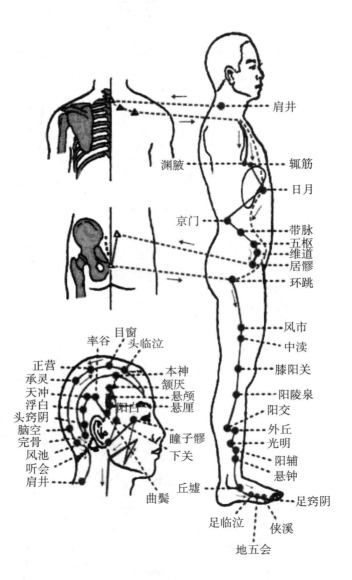

肩井

渊腋　　　　　　辄筋

　　　　　　　　日月

京门　　　　　　带脉
　　　　　　　　五枢
　　　　　　　　维道
　　　　　　　　居髎

　　　　　　　　环跳

　　　　　　　　风市

　　　　　　　　中渎

　　　　　　　　膝阳关

　　　　　　　　阳陵泉

　　　　　　　　阳交

　　　　　　　　外丘
　　　　　　　　光明

　　　　　　　　阳辅

　　　　　　　　悬钟

目窗
率谷　头临泣

正营　　　　本神
承灵　　　　颔厌
天冲　　　　悬颅
浮白　　　　悬厘
头窍阴　阳白
脑空
完骨　　　　瞳子髎
风池　　　　下关
听会
肩井

　　　　　　　　丘墟　　　　足窍阴
曲鬓
　　　足临泣　　侠溪

　　　　　地五会

图 2-16　足少阳胆经循行图

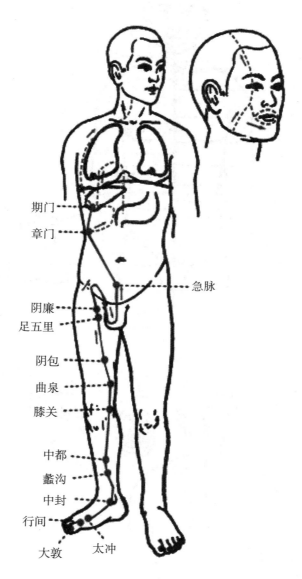

期门
章门

急脉

阴廉
足五里

阴包

曲泉

膝关

中都

蠡沟

中封

行间

大敦   太冲

图 2-17 足厥阴肝经循行图

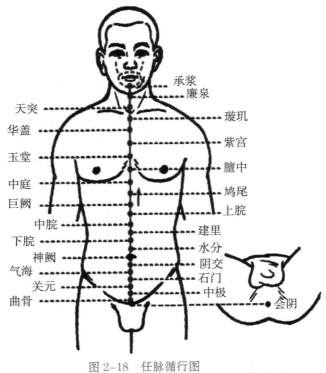

图 2-18 任脉循行图

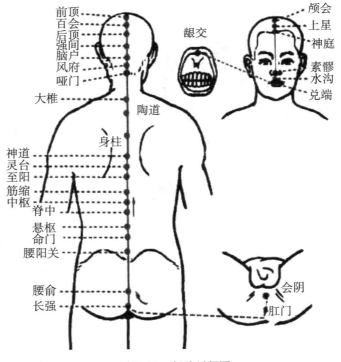

图 2-19 督脉循行图

复习思考

1. 试述十二经脉的名称、分布、走向及交接规律。

2. 试述任脉、督脉的循行路线及功能。

3. 什么是腧穴？腧穴的分类及主治作用有哪些？

4. 分述足三里、三阴交、合谷、内关、血海、阳陵泉、环跳的定位和主治。

扫一扫，知答案

扫一扫，看课件

病因病机

【学习目标】

1. 掌握六淫和七情的致病特点。
2. 了解发病的基本原理。
3. 熟悉疠气、痰饮、瘀血、饮食失宜及劳逸失度的致病特点。

项目一　病　因

病因学说，是研究致病因素的性质、致病特点和致病规律的学说，是中医理论体系的主要组成部分。

病因，指引起疾病的原因，又称致病因素或病邪。中医认识病因，主要根据疾病反映出来的临床表现，通过分析疾病的症状、体征来推求病因，从而为临床治疗和用药护理提供依据，这种方法称为"辨证求因"。常见的病因有六淫、疠气、七情、饮食失宜、劳逸失度及病理性因素（痰饮、瘀血）等。

一、六淫

（一）六淫的基本概念

六淫，即风、寒、暑、湿、燥、火（热）六种外感病邪的统称。

风、寒、暑、湿、燥、火是自然界六种不同的气候变化，是万物赖以生存的自然条件，称为"六气"。人类长期生活在六气相互交替的环境中，对其产生了一定的适应能力，正常的六气一般不会致病，但当六气变化异常，或过于剧烈急骤，超出了人体的适应能力，则可导致疾病发生。此时伤人致病的六气，则成为病因，称为"六淫"。由于六淫是致病邪气，所以又称为"六邪"。

（二）六淫共同的致病特点

1. 外感性 六淫之邪多从肌表、口鼻侵入人体而发病，故有"外感六淫"之称，而六淫所致疾病也称为"外感病"。

2. 季节性 六淫致病常有明显的季节性，故又称"时令病"。如春季多风，夏季多暑，长夏多湿，秋季多燥，冬季多寒。

3. 地域性 六淫致病与生活和工作的环境密切相关。如东南沿海地区多湿热病，久居潮湿环境多湿病等。

4. 相兼性 六淫致病既可单独伤人致病，又可两种以上同时侵犯人体。如风寒湿痹、湿热蕴脾等。

5. 转化性 六淫致病在一定条件下，其病理性质可发生转化。如风、寒、暑、湿、燥、火皆可从热化火等。这种转化与体质密切相关。

此外，在临床证候中，有许多因脏腑阴阳气血失调而造成的病变，出现类似风、寒、湿、燥、火致病的证候，为了与外感六淫区别，称之为内风、内寒、内燥、内湿、内火。其临床表现虽与六淫致病特点及其病理反应相似，但疾病的本质不同，故以内、外加以区别，称为"内生五邪"。

（三）六淫各自的致病特点

1. 风邪 凡致病具有轻扬开泄、善动不居特性的外邪，称为风邪。风为春季的主气，四季皆有，故风邪致病虽以春季多见，但其他季节也可发病。

（1）风为阳邪，轻扬开泄，易袭阳位 风邪具有轻扬、升散、向上、向外的特性，故属于阳邪。风邪开泄，是指风邪易使人体腠理开张疏泄而汗出。故风邪易侵犯人体的上部（头、面部）、阳经和肌表。所以风邪致病常可见头痛头晕、咽痒咳嗽、汗出等症。

（2）风性善行而数变 "善行"，是指风性善动不居，游移不定，故其致病可见病位游移，行无定处。"数变"，是指风性具有发病急、变化快的特点。如风疹突发出现皮肤瘙痒，疹块发无定处，时隐时现等症。

（3）风性主动 "主动"，是指风性具有动摇不定的特点。故风邪致病，常见口眼㖞斜、眩晕、震颤、四肢抽搐、颈项强直、角弓反张等症。

（4）风为百病之长 长，始也，首也。风为百病之长，是指风邪致病广泛。一是因为风邪四季皆有，故发病机会多。二是因为风性开泄，故寒、暑、湿、燥、火（热）诸邪，常依附于风邪而侵犯人体，可侵害脏腑引发多种病症。故称风为百病之长，六淫之首。

2. 寒邪 凡致病具有寒冷、凝结、收引特性的外邪，称为寒邪。寒为冬季的主气，故冬季多寒病，但其他季节也可发生。

（1）寒为阴邪，易伤阳气 寒为阴气盛的表现，故其属于阴邪。人体的阳气本可以制约阴邪，但若阴邪偏盛，则阳气反被阴邪所伤，所以寒邪易损伤阳气。如寒邪侵犯肌表，阻遏卫表阳气，可见恶寒；寒邪直中于里，损伤脏腑阳气，可见脘腹冷痛、下利清谷等症。

（2）寒性凝滞　凝滞，即凝结阻滞不通之意。寒性凝滞，是指寒邪侵犯人体，易使经脉气血津液凝结阻滞，不通则痛。故疼痛是寒邪致病的重要临床表现，也是造成多种痛证的原因之一。

（3）寒性收引　收引，即收缩牵引。寒性收引，是指寒邪侵犯人体，可使气机收敛，腠理、经络、筋脉收缩而挛急。如寒邪侵犯肌表，腠理闭塞，不得宣泄，可见发热无汗等症；寒邪侵犯经络关节，则见筋脉收缩拘急，屈伸不利，挛急作痛等症。

3. 暑邪　凡夏至之后，立秋以前，致病具有炎热特性的外邪，称为暑邪。暑为夏季的主气。暑邪致病，有明显的季节性，主要发生在夏至以后，立秋之前。纯属外感之邪，而无内生，这是其所独有的特征。

（1）暑为阳邪，其性炎热　暑邪具有炎热的特性，故属于阳邪。暑邪致病多表现为阳热症状，如高热、面赤、汗多等症。

（2）暑性升散，易伤津耗气　暑为阳邪，主升主散，故暑邪侵犯人体，易致腠理开泄而多汗。汗多不仅伤津，而且气随津耗，导致津气两虚。故常见口渴喜饮、小便短赤等津伤症状，此外，还可见气短、乏力，甚则气随津脱而突然昏倒、不省人事等阳气暴脱之证。

（3）暑多夹湿　暑季气候炎热，且多雨潮湿，地湿上蒸，水汽弥漫，故暑邪常夹湿邪侵入人体。因而暑邪致病除发热、烦渴等暑热症状外，还可见四肢困倦、胸闷呕恶、不思饮食、便溏不爽等湿阻症状。

4. 湿邪　凡致病具有重浊、黏滞、趋下特性的外邪，称为湿邪。湿为长夏主气。长夏是指夏至到处暑，夏秋之交，此时阳热尤盛，雨水尚多，热蒸水腾，湿气充斥，故多湿邪。湿邪致病，虽以长夏多见，但其他季节也可发生。

（1）湿为阴邪，易损伤阳气，阻遏气机　湿性属水，水属于阴，故属于阴邪。人体的阳气本可以制约阴邪，但若阴邪偏盛，阴胜则阳病，故易伤阳气。湿邪侵犯人体，留滞脏腑经络，易使气机不畅、经络阻滞。由于脾喜燥恶湿，故湿邪最易困阻脾阳，常见纳呆、胸闷脘痞、便溏不爽，甚则水肿等。

（2）湿性重浊　重，即沉重，是指湿邪致病，常出现以沉重感为特征的临床表现。如湿邪袭表，可见周身困重、四肢倦怠、关节重痛等症。浊，即秽浊，是指湿邪致病，其分泌物和排泄物具有秽浊不清的特点，如面垢眵多、大便溏泄、小便浑浊、妇女白带多等症。

（3）湿性黏滞　黏，即黏腻；滞，即停滞。湿性黏滞，是指湿邪致病具有黏腻停滞的特点。主要表现在两个方面：一是湿病症状黏滞，可见分泌物和排泄物黏滞不爽的症状，如痢疾的便溏黏腻不爽、淋证的小便滞涩等症。二是病程较长，缠绵难愈，常反复发作。如湿温、湿疹、湿痹（着痹）等。

（4）湿性趋下，易袭阴位　湿性属水，有下趋之势，故湿邪侵犯时易伤及人体下部，如下肢水肿、小便淋浊、泻痢、妇女带下、臁疮等。

5. 燥邪　凡致病具有干燥、收敛等特性的外邪，称为燥邪。燥为秋季的主气。此时燥邪最易从口鼻而入，侵犯肺卫而发为外燥病证。

（1）燥性干涩，易伤津液　燥邪侵犯人体，最易损伤津液，出现各种干燥、涩滞的症状，如口鼻干燥，咽干口渴，甚则皮肤皲裂，毛发不荣，小便短少，大便干结等症。

（2）燥易伤肺　肺为娇脏，喜润恶燥，开窍于鼻，外合皮毛。因燥邪多从口鼻而入，故最易伤肺，使肺阴受损，甚则损伤肺络，常见干咳少痰、痰黏难咯、痰中带血，甚则喘息胸痛等症。

6. 火（热）邪　凡致病具有炎热特性的外邪，称为火热之邪。火热旺于夏季，但并不像暑那样具有明显的季节性，故火热之邪致病，一年四季均可发生。

（1）火（热）为阳邪，其性炎上　火性燔灼、升腾，故为阳邪。热邪致病，常见壮热、烦渴、汗出、脉洪数等症。火性趋上，症状尤以头面部为多见，如面红目赤、咽喉肿痛、口舌糜烂生疮、齿龈肿痛等。

（2）火（热）易伤津耗气　火邪侵犯人体，一方面迫津外泄；另一方面则直接灼伤津液，损伤人体的阴津。故火邪致病，除可见热象外，还可见口渴喜饮、咽干舌燥、小便短赤、大便秘结等津伤症状。

（3）火（热）易生风动血　生风，是指火邪侵犯人体，耗伤阴液，筋脉失养，易引起肝风内动的病证。可见四肢抽搐、高热、两目上视、角弓反张等症。动血，是指火邪侵犯人体，入于血脉，易迫血妄行，引起不同部位的出血证。如吐血、衄血、尿血、便血、皮肤发斑、妇女月经过多、崩漏等证。

（4）火（热）易扰心神　心在五行属于火，火与心相应，故火邪尤易扰动心神，轻者心神不宁而心悸失眠；重者可见狂躁不安，或神昏谵语等。

（5）火（热）易致肿疡　火邪侵犯人体，入于血分，聚于局部，腐蚀血肉，败血成脓，发为痈肿疮疡，可见局部红肿热痛，甚至破溃。

二、疠气

（一）疠气的概念

疠气，是一类有别于六淫而具有强烈致病性和传染性的外感病邪。疠气以其"如有鬼厉之气"而名。在中医文献中，疠气又称为"疫毒""异气""毒气""戾气"等。

（二）疠气的致病特点

1.传染性强，易于流行　疠气具有强烈的传染性和流行性，可通过空气、食物等多种途径在人群中传播。

2.发病急骤，病情危笃　疠气致病比六淫更急，且来势凶猛，变化多端，病情险恶。如霍乱、鼠疫等。

3.一气一病，症状相似　疠气具有一定的特异性，而临床表现基本相似，正所谓"一气致一病"。如痄腮，无论男女，一般都表现为耳下腮部肿胀。

（三）疠气形成与疫病流行的原因

1.气候反常　自然气候急骤或持久的反常变化，均可滋生疠气而导致疫病的发生。

2.环境污染和饮食卫生　环境污染及饮食不洁，均可滋生疠气，引发疫病。

3.预防及隔离不当　预防隔离工作不力，会使疫病发生或流行。

4.社会因素　社会因素对疠气的发生与疫病的流行有一定的影响。一般来说经济、文化较为落后的国家及地区，疫病会不断发生和流行；若经济、文化较发达的国家及地区，疫病则较少流行。

三、七情

（一）七情的概念

七情，是指喜、怒、忧、思、悲、恐、惊七种正常的情志活动，是人的生理和心理活动对外界环境刺激的不同反应，一般不会致病。只有突然、强烈或长期的情志刺激，超过了人体生理的调节范围，使脏腑气血紊乱，导致疾病发生时，七情则成为病因，称之为"七情内伤"。

（二）七情的致病基础

情志活动是以五脏精气为物质基础，在受外界刺激的作用下，经五脏气化而产生的具有某种倾向性的情感反应。如肝在志为怒，心在志为喜，脾在志为思，肺在志为忧，肾在志为恐。五脏精气的充盛协调，可产生相应的情志活动。

（三）七情的致病特点

1.直接伤及脏腑，首伤心神　七情致病，可直接伤及内脏。人体是一个有机的整体，又因心主血而藏神，为五脏六腑之大主，故情志所伤，必然首先影响心神，继而影响到其他脏腑，所以心在七情发病中起着主导作用。七情致病，以心、肝、脾三脏为多见。如"过喜伤心""大怒伤肝""思虑伤脾""惊恐伤肾"等。

2.影响脏腑气机　七情致病使脏腑气机升降失调，气血功能紊乱。主要表现在以下几个方面：

（1）怒则气上　是指过度愤怒伤肝而致肝气疏泄太过，气机上逆，血随气升。常见头晕头痛、面红目赤、呕血，甚则昏厥、猝倒等症。

（2）喜则气缓　是指过度喜乐伤心而致心气涣散，神不守舍。常见精神不集中，甚则神志失常、狂乱等症。

（3）悲则气消　是指过度悲伤，可使肺气损伤。常见气短胸闷、倦怠乏力等症。

（4）思则气结　是指过度思虑伤脾而致脾失健运。常见脘腹胀满、纳呆、便溏等症。

（5）恐则气下　是指过度恐惧伤肾而致肾气不固，气陷于下。常见二便失禁、遗精、骨痿等症。

（6）惊则气乱　是指猝然受到惊恐，导致心气紊乱。常见惊悸不安、心烦气短、惊慌失措等。

四、病理产物性病因

病理产物性病因，又称继发性病因，是指在疾病过程中产生的病理产物，这些病理产物又成为致病因素，可导致其他病症的发生。这些病理产物一经产生，又可引发人体更为复杂的病理变化，成为新的致病因素。

（一）痰饮

1.痰饮的概念　是指人体水液代谢失调所形成的病理产物，与肺、脾、肾、三焦密切相关。就其性质而言，稠浊者为痰，清稀者为饮，因同出一源，故并称痰饮。

痰又分"有形之痰"和"无形之痰"两类。所谓有形之痰，是指视之可见，闻之有声的痰，如咳出的痰液，喘息可闻之痰鸣等。所谓无形之痰，是指有痰饮致病的证候表现，而无实质性痰饮可见，但用治痰饮的方法能够奏效的一类特殊的病理变化，如眩晕、心悸等。

2.痰饮的形成　多由外感六淫，或饮食及七情所伤，导致脏腑功能失常，气化不利，水液代谢障碍，致水津停聚而成。尤其是肺、脾、肾及三焦气化功能障碍，津液停滞而导致水湿痰饮的形成。

3.痰饮的致病特点

（1）阻滞气血运行　痰饮为有形之邪，可随气流行，或停滞于经脉，或留滞于脏腑，阻滞气机，引发多种病症。

（2）影响水液代谢　痰饮作为继发性致病因素，可进一步影响肺、脾活动，使水液代谢障碍加重，导致水湿不运。

（3）易于蒙蔽心神　痰浊为病，随气上逆，易于蒙蔽及扰乱心神，导致神志失常病症。

（4）致病广泛，变幻多端　痰饮病邪，由于致病面广，病症错综复杂，变化多端，病程较长，故有"百病多由痰作祟"之说。

（二）瘀血

1. **瘀血的概念**　瘀血是指体内血液凝聚停滞所形成的病理产物，亦是某些疾病的致病因素。凡血液运行不畅，或局部血液停滞，积存于体内没有消散的离经之血，称之为瘀血。

2. **瘀血的形成**　瘀血的形成主要有两方面的原因：一是由于气虚、气滞、血热、血寒等内伤因素，使离经之血积存体内，形成瘀血；二是因外伤及其他原因造成出血，不能及时排出或消散而形成瘀血。

3. **瘀血的致病特点**　虽然瘀血所致的病症各异，但临床表现多为以下几个共同特征：

（1）**疼痛**　多为刺痛，痛处固定不移，拒按，夜间疼痛尤甚，病程较长。

（2）**肿块**　肿块固定不移，在体表局部多为青紫肿胀，在腹部体内多为癥块。

（3）**出血**　出血量少而不畅，血色多紫暗，或夹有瘀块。

（4）**全身性症状**　可见面色紫暗，爪甲、口唇青紫，舌质紫暗，或有瘀斑、瘀点，脉诊多见弦涩或结代等。

五、饮食、劳逸

饮食和劳逸是人类赖以生存和保持健康的必要条件。但饮食要有节制，劳动和休息要合理安排，否则会影响人体的生理功能，降低机体抵抗力从而成为致病因素。

（一）饮食失宜

1. **饮食不节**　饮食应以适量为宜，不宜过饥，亦不能过饱。如若长期暴饮暴食或摄食不足等，均可致病。

2. **饮食不洁**　若进食不洁、陈腐变质及有毒的食物后，易致疾病发生。

3. **饮食偏嗜**　饮食偏嗜包括寒热偏嗜，五味偏嗜和嗜酒成癖等，久之可导致人体阴阳失调，或营养物质缺乏而引起疾病。

（二）劳逸失度

1. **过劳**　即过度劳累，包括劳力过度、劳神过度和房劳过度三个方面。

劳力过度是指长期从事繁重体力劳动，疲劳太过而又得不到相应的恢复，则积劳成疾，致脏腑功能损伤，使脏气衰少，精、血、津液耗伤，出现气短乏力、精神疲惫、形体消瘦等症。

劳神过度是指思虑过度，耗伤心血，损伤脾气，出现心悸、失眠、健忘等心神失养之症，以及食欲不振、腹胀、便溏等脾气损伤之症。

房劳过度是指房事太过，不加节制，从而损伤肾中精气所致。常见精神萎靡、性功能减退、遗精、早泄、甚至阳痿等症。

2. **过逸**　即过度安逸，若长时间运动减少，可使人体气血运行不畅，脾胃受纳运化功能减弱，出现食少乏力，精神不振，动则心悸气喘、汗出等。

项目二 病 机

病机是指疾病发生、发展与变化的机制。也是疾病的临床表现、发展转归和诊断治疗的内在依据。由于个体不同，病邪各异，因此会出现种类繁多的病理变化。其中正邪相争、阴阳失调是最基本的病机。

一、正邪相争

正，即正气，是指人体生理功能和抵御疾病、康复的能力。邪，即邪气，泛指一切致病因素。正邪相争是指致病因素侵入人体、损伤正气，而正气驱邪外出，消除其不良影响的抗争过程。所以，疾病发生、发展的过程就是正邪相争的过程。

（一）正气和邪气在发病中的作用

1. 正气不足是发病的内在因素　中医学很重视正气，强调人体正气在疾病发生和发展过程中起着主导作用。正气具有抗御、驱邪外出、自行调节和修复损伤组织的作用。当正气不足，抗邪无力时，邪气即乘虚而入，使脏腑功能紊乱，从而导致疾病发生。

2. 邪气侵袭是发病的重要条件　中医学强调正气在发病中起着主导作用，而邪气在发病中也有着重要作用，邪气侵袭是发病的重要条件，在发病中也起主导作用。例如化学毒剂、烧烫伤、冻伤、虫兽咬伤等，即便正气强盛，也难免受到伤害。

3. 邪正斗争的结果决定发病与否　在发病过程中，邪正斗争的结果决定疾病的发生与否。如饮食失宜，劳逸过度或情志改变等，造成正气不足，抗邪能力下降，邪气乘虚与正气相搏而发病，所以，邪气虽可致病，但多在正气不足的条件下，才能为害成病。见图3-1。

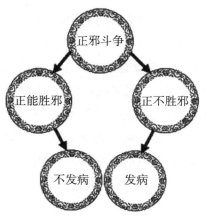

图 3-1　邪正斗争与发病关系示意图

（二）邪正盛衰与虚实变化

虚与实，是相比较而言的一对病机概念。正气增长而旺盛，则必然促使邪气消退；反之，邪气增长而亢盛，则必然会耗伤正气。随着体内邪正的消长盛衰，形成了病证的虚实变化。

1. 实的病机　是由于邪气亢盛，正气尚未虚衰，正邪之间剧烈抗争而导致的一系列病理变化。临床表现为精神亢奋、壮热、狂躁、声高气粗、腹痛拒按、二便不通、脉实有力等症。

2. 虚的病机　是由于正气不足，机体的脏腑、经络等组织器官及其生理功能减弱，抵抗病邪的能力降低，因而正邪之间剧烈抗争的现象不明显，而导致一系列正气虚衰的病理变化。临床上以血虚为主的表现为面唇色淡、头晕眼花等；以阴虚为主的表现为潮热、盗汗、消瘦、颧赤等；以阳虚为主的表现为畏寒肢冷、脉虚无力等；以气虚为主的表现为气短自汗、精神倦怠等。

3. 虚实转化　在疾病过程中，由于正邪抗争常发生变化。所以，病机的虚和实都只是相对的，而不是绝对的。因而，由实转虚、因虚致实和虚实夹杂，是疾病发展过程中的必然趋势。

4. 虚实错杂　是指在疾病过程中，邪实和正虚同时存在的病理变化。虚实错杂的临床表现，既有虚证又有实证。虚实错杂分为实中夹虚和虚中夹实两类。

（1）实中夹虚　指以邪气实的病理变化为主，兼正气虚的病理变化。如热盛伤津证，既有壮热、汗出、脉洪大等热盛邪实之象，又见口渴、尿少等津伤正虚之症。

（2）虚中夹实　指以正气虚的病理变化为主，兼邪气实的病理变化。如外感风寒证，既有肢体倦怠、脉浮无力等气虚之症，又见恶寒、发热等邪实之象。根据邪气所在部位的不同，虚实错杂还可以分为表实里虚、表虚里实、上虚下实、上实下虚等不同类型。

5. 虚实真假　一般情况下，疾病的现象和本质是一致的。在特殊情况下，有些假象不能反映病机的虚或实，因而出现疾病的现象与病变的虚实本质不相同的病理变化。虚实真假分为真虚假实和真实假虚两类。

（1）真虚假实　指病理变化的本质是"虚"，而"实"是表现出来的假象。多由于正气不足，功能减退所致。如脾气虚衰，反见腹部胀满的"虚胀"等。

（2）真实假虚　指病理变化的本质是"实"，而"虚"是表现出来的假象。多由实邪结聚，经络阻滞所致。如燥屎内结，反见下利清水的"热结旁流"等。临床分析病机的虚或实，须透过现象看本质，不能被假象所迷惑，应把握住疾病的虚实变化，从而了解疾病的本质。

（三）邪正盛衰与疾病发展转归

疾病发展过程即正邪双方力量消长变化的过程，直接影响疾病的发展趋势与转归。一般情况下，正盛则邪退，疾病趋向好转，或痊愈；邪盛则正衰，疾病趋向恶化，甚至导致死亡。

1. 正胜邪退　是指正气来复，正气战胜邪气，疾病趋向好转或痊愈，是最常见的一种转归。

2. 邪盛正衰　是指邪气亢盛，正气受损，抗邪无力，病情趋向恶化，甚至死亡。

3. 邪去正虚　是指邪气虽已祛除，但正气已被损伤。多见于重病的恢复期。

4. 正邪相持　是指正邪双方势均力敌，正气既不能完全驱除邪气，邪气也不能进一步损害人体，使疾病处于迁延状态。

5. 正虚邪恋　是指余邪未尽，正气大虚，正气无力驱邪外出，使疾病处于缠绵难愈状态。

二、阴阳失调

阴阳失调，是指机体阴阳的平衡协调关系，由于某些因素的作用而遭到破坏，导致阴阳偏盛偏衰等病理变化。是对机体各种病理状态的高度概括，是疾病发生的最基本病机之一。

（一）阴阳偏盛

阴阳偏盛，是指以人体阴阳双方中的某一方偏盛，而另一方不衰的病理变化，见于"邪气盛则实"的实证。指出了阴阳偏盛病机的实质和发展趋势。

1. 阳盛则热　又称阳胜，是指机体感受阳热邪气或感受阴邪，从阳化火，出现阳盛有余、功能亢奋的病理变化。临床表现以热、动、燥为其特点，可见壮热气粗、渴欲冷饮、面红目赤、舌红苔黄、脉洪数等症。

2. 阴盛则寒　又称阴胜，是指机体感受寒湿阴邪或过食生冷致阴气偏盛、产热不足、功能抑制的病理变化。临床表现以寒、静、湿为其特点，可见恶寒、面白肢冷、舌淡苔白腻、脉紧等症。

（二）阴阳偏衰

阴阳偏衰，是指以人体阴或阳任何一方偏衰的病理变化，见于"精气夺则虚"的虚证。指出了阴阳偏衰病机的实质。

1. 阳虚则寒　是指机体阳气虚损，失于温煦，功能抑制，产热不足，以及阴寒性病理代谢产物积聚的病理变化。临床表现以虚、寒为主要特点，可见畏寒肢冷、面色苍白、喜静蜷卧、大便溏薄、舌淡、脉弱等症。

2. 阴虚则热　是指机体的精、血、津液等物质亏损，致阴不制阳，阳相对亢盛、功能虚性亢奋的病理变化。临床表现以虚、热为主要特点，可见潮热盗汗、五心烦热、颧红、形体消瘦、口干咽燥、舌红苔少、脉细数等。

（三）阴阳互损

阴阳互损，是指阴或阳任何一方虚损的情况下，而病变发展影响到另一方，形成阴阳两虚的病理变化。阴阳互损分为阴损及阳和阳损及阴两类。

1.阴损及阳　由于阴液亏损，无阴则阳无以化，导致阳气生化不足，或阳气无所依附而耗散，从而在阴虚的基础上既导致了阳虚，又形成了以阴虚为主的阴阳两虚的病理变化。

2.阳损及阴　由于阳气亏损，无阳则阴无以生，久之则阴液生成减少，从而在阳虚的基础上既导致阴虚，又形成以阳虚为主的阴阳两虚的病理变化。

（四）阴阳格拒

由于阴或阳的任何一方盛极而将另一方格拒于外，迫使阴阳间不相维系，从而形成病征与寒热本质不相同的病理变化。阴阳格拒分为阴盛格阳和阳盛格阴两类。

1.阴盛格阳　又称格阳，是指阴寒偏盛至极，而将阳气格拒于外，相互排斥、格拒而形成内有真寒外有假热的病理变化，又称真寒假热证。临床表现为面红烦热、口渴、狂躁不安等热象，但身虽热，却反而喜盖衣被。

2.阳盛格阴　又称格阴，是指阳热偏盛至极，而将阴气格拒于外，形成内有真热外有假寒的病理变化，又称真热假寒证。多见于热病的热盛至极，反见"热极似寒"的四肢厥冷、脉沉伏等寒象。

（五）阴阳转化

1.由阳转阴　疾病的本质为阳气偏盛，但当阳气亢盛到一定程度时，就会向阴的方向转化，称之为"重阳必阴"。如阳邪极盛，严重损伤正气，突然出现面色苍白、四肢厥冷、大汗淋漓、脉微欲绝等阴证之象。

2.由阴转阳　疾病的本质为阴气偏盛，但当阴气亢盛到一定程度时，就会向阳的方向转化，称之为"重阴必阳"。如阴邪郁而化热，出现发热汗出、心烦口渴、舌红苔黄、脉数等阳证之象。

（六）阴阳亡失

阴阳亡失，是指阴或阳的任何一方突然大量消耗而亡失，导致全身功能衰竭而出现生命垂危的病理变化。阴阳亡失包括亡阳、亡阴两种情况。

1.亡阳　是指机体的阳气突然大量脱失，导致全身功能严重衰竭而生命垂危的病理变化，临床表现多为神疲倦怠、神情淡漠、四肢厥冷、大汗淋漓、汗冷清稀，甚则昏迷、脉微欲绝等阳气欲脱之象。

2.亡阴　是指机体的阴液突然大量消耗丢失，导致全身功能衰竭而出现生命垂危的病理变化。临床表现多为喘渴烦躁，或昏迷谵妄、身体干瘪、皮肤皱褶、四肢温和、汗出不止、汗热黏稠、尿少尿闭、舌红而干、脉细数无力或洪大按之无力等危重证候。

三、气血津液失调

气血津液失调，是指在疾病过程中，气血的不足，以及气血津液运行障碍，导致人体功能失常的病理变化。气血是全身脏腑生理活动的物质基础。气血失调的病机不但是脏腑、经络等组织器官各种病机变化的基础，而且也是分析临床各科疾病病机的基础。

（一）气失调

1.气虚　是指元气不足及全身功能衰退的病理变化。气虚的形成原因，多因先天不足、后天失养等导致气的化生不足，或因劳伤过度、久病耗伤、年老体弱等导致气的耗散太过。临床表现以疲倦乏力、少气懒言、脉虚无力为主要特点。由于气的功能各不相同，因而气虚的表现复杂多样。

2.气机失调　是指气的升降出入失常的病理变化。气的升降出入运动正常与否，不仅影响着气血津液的生成和运行，而且还影响着全身脏腑组织的功能活动。气机失调主要包括气滞、气逆、气陷、气闭、气脱等。

（1）气滞　是指气机郁结运行不畅，从而导致脏腑功能障碍的病理变化。临床表现有胀痛、胀闷的感觉，甚至疼痛，且气行则舒。如肝郁气滞，可见少腹胀痛，善太息等；肺气壅滞，可见胸闷、咳喘等；脾胃气滞，可见脘腹胀痛，时作时止，得嗳气或矢气则舒。

（2）气逆　是指气的上升太过或下降不及，从而导致气逆于上的病理变化。临床表现以肝、胃、肺等脏腑最为多见。肝气上逆，可见头痛头胀、面红目赤、烦躁易怒等，重者见咯血、咳血，或壅遏清窍而致昏厥；胃气上逆，可见恶心呕吐、嗳气呃逆等；肺气上逆，可见咳喘、咯痰等。

（3）气陷　是指以气虚无力升举为主要特征的病理变化。多由久病耗伤的气虚发展而来，与脾气虚关系最为密切。气陷的形成原因，多因先天禀赋不足，或因久病失调，或因妇女生产过多所致。临床表现多见头晕眼花、少气懒言、疲倦乏力等。中气下陷，可见胃下垂、肾下垂、子宫脱垂、脱肛等。

（4）气闭　是指气的出入障碍，出现脏腑经络气机壅塞不通的病理变化。气闭的形成原因，多由气滞加剧发展而来。临床表现为突然昏厥、不省人事、牙关紧闭、鼻翼翕动等。兼见四肢不温、四肢厥逆拘急、唇舌青紫等。

（5）气脱　是指气不内守而外脱散失，导致全身功能严重衰竭的病理变化。气脱的形成原因，多因长久重病之后，正气极度耗损，气虚无以内守所致。临床表现多见面色苍白、四肢厥冷、汗出不止、目闭口开、二便失禁、脉微欲绝等危象。

（二）血失调

1.血虚　是指失血过多及其功能减退的病理变化。血虚的形成原因，或因大出血等导致失血过多，新血未能及时补充；或因化源不足，如饮食营养不足，血液来源减少；或因久病不愈，或思虑太过，或寄生虫暗耗营血等；或因瘀血阻络，新血不生所致。

临床表现以面色无华、疲倦乏力、脉细为重要特点。由于全身各脏腑、经络等组织器官，皆依赖于血的濡养作用而维持其正常的生理功能，故血虚则不能充养周身组织器官，脏腑组织失荣失养，以致营养不足，功能活动逐渐衰退，因而临床常见全身或某一局部的虚弱性症状或体征。如头晕目眩，面色苍白，唇、舌、爪甲淡白无华，脉濡细等症。

2. **血运失调**　是指在疾病发展过程中，脏腑功能或气的功能失调，使得血液运行迟缓不畅，或血液运行加速，甚至血液妄行，溢出脉外的病理变化。人体血液的正常运行，取决于心、肝、脾、肺等脏腑的功能正常，以及气的推动、温煦、固摄等作用的共同配合。当致病因素导致上述脏腑功能以及气的功能失调，均可引起血液运行失调。血液运行失调，主要包括血瘀、血热、血寒和出血四个方面。

（1）血瘀　是指血液运行迟缓或流行不畅的病理变化。血瘀的形成原因很多，血非气不运，血又得寒而凝，得热而行，故血瘀的形成与气的功能、血中寒热关系十分密切。

临床表现可见局部刺痛，固定不移，拒按，甚则有肿块；出血反复不止，色泽紫暗，夹有血块，或大便色黑如柏油；面色黧黑，口唇爪甲青紫，或皮下紫斑，或腹部青筋外露；妇女经行不畅、经闭或痛经；舌质紫暗，或见瘀斑瘀点，脉细涩等。

（2）血热　是指血分有热，血液运行加速的病理变化。血热的形成原因，或因外感阳热邪气；或因情志过极化火；或因痰湿等阴邪郁久化热，热入血分所致。

临床表现以既有热象，又有动血、扰乱神明及伤阴等为其特征。常见高热烦躁、面赤口渴、舌干红或绛、脉弦数、咳血、吐血、尿血、神昏等。

（3）血寒　是指血脉受寒，血液运行迟缓或流行不畅的病理变化。血寒的形成原因，或因感受阴寒邪气，或因阳虚生寒等所致。

临床表现可见疼痛，唇舌、爪甲及皮肤青紫。如寒凝心脉，可见心痛；寒凝肝脉，可见胁下、少腹、阴部冷痛，或妇女痛经、闭经等。

（4）出血　是指血液运行不循常道，溢出脉外的病理变化。出血的形成原因，或因感受阳热邪气或脏腑阳气旺盛，迫血妄行；或因气虚无力摄血；或因外伤损伤脉络；或瘀血阻滞，血不归经等。

临床表现为人体脏腑、组织器官等不同部位出现出血。如鼻窍脉络受损，则为衄血；肺络受损，则为咳血；胃络受损，则为呕血、便血；膀胱或尿道受损，则为尿血；冲任脉络受损，则月经量多和经期提前。若出现突然性大出血，则亦可致气随血脱，甚则发生"精气乃绝"而死亡。

（三）气血关系失调

气血之间相互依存，相互为用，气能生血、行血、摄血；血为气之母，血液能濡养和运载气。在疾病发生时，气与血也相互影响，气的虚衰和升降出入运动失调，必然累及血。

1. **气滞血瘀** 是指气机郁滞，血运受阻，以致血行障碍，继而出现血瘀的病理变化。由于肝主疏泄气机而藏血，心主血脉而行血。因此，气滞导致的血瘀中，以肝郁气滞和气滞心脉多见。气滞血瘀的形成原因，多因情志内伤，抑郁不遂；或因闪挫外伤等所致。

临床表现可见胸胁胀满疼痛，走窜疼痛，性情急躁，胁下痞块，刺痛拒按，妇女可见经闭或痛经，经色紫暗或夹有血块，舌紫暗或见紫斑，脉涩等。

2. **气虚血瘀** 是指气虚运血无力，以致血行瘀滞的病理变化。由于肺主一身之气而助心行血，脾为气血生化之源，因此，气虚导致的血瘀中，以肺、脾气虚多见。

临床表现轻者可见血行迟缓，运行无力；重者可见局部瘫软不用，甚至萎缩。

3. **气不摄血** 是指气虚统摄血液无力，以致血不循经，血溢脉外而出血的病理变化。

临床表现既有气短、少气懒言、倦怠乏力、面色无华、舌淡、脉细弱等气虚表现，又有吐血、便血、皮下瘀点瘀斑、女性崩漏等出血之象。

4. **气随血脱** 是指在大量出血的同时，气随着血液流失而脱散，从而形成气血并脱危象的病理变化。血为气之载体，血脱则气失其附载，故气亦随之暴脱而亡失。

临床表现多见大量出血、突然晕厥、面色苍白、四肢厥冷、大汗淋漓、舌苔薄白、脉微弱等症。

5. **气血两虚** 是指气虚和血虚同时存在的病理变化。

临床表现既可见头晕目眩、少气懒言、乏力、自汗等气虚之象，又可见面色淡白或萎黄、心悸失眠、舌淡而嫩、脉细弱等血虚表现。

（四）津液代谢失调

津液代谢失调，是指津液生成、输布以及排泄障碍的病理变化。津液的正常代谢主要取决于肺、脾、肾、肝、三焦、膀胱等多个脏腑的密切配合，也离不开气的升降出入运动和气化功能活动的正常。这一过程是在五脏的共同参与下完成的，其中以脾的运化、肺的通调和肾的气化尤为重要。因此，肺、脾、肾等脏腑的功能失调，均可以导致津液代谢失调，从而形成体内津液亏虚，或水液停聚于体内，产生痰饮、水湿、水肿等津液失调的病机变化。

1. **津液不足** 是指津液亏虚，不能润泽濡养脏腑组织，从而产生一系列干燥失润的病理变化。津液不足，分为伤津与脱液两类。

津液不足的形成，是由热邪伤津、丢失过多、生成不足三种原因造成的。临床表现可见口干舌燥、肌肤干燥、目陷颧瘪、尿少、大便干结等伤津症状；或见体形消瘦、皮肤干燥、毛发枯槁，甚则手足蠕动、痉挛、肉瞤等脱液症状。

2. **津液输布排泄障碍** 是指津液不能正常输布和排泄，导致津液在机体内流动迟缓或留滞于某一局部的病理变化。

津液输布排泄障碍的形成原因，或因外感六淫邪气，或因饮食失宜，或因情志变化所致。临床表现较为复杂，湿浊困阻可见胸脘痞闷、恶心、呕吐、痰液黏稠、腹泻便溏、头身困重、面黄肤肿、脉滑苔腻等；痰扰于心，则心悸胸闷；水饮潴留可见水肿或腹水。

复习思考

1.正邪相争的病机特点有哪些？

2.七情的概念是什么？

3.六淫和七情的致病特点是什么？

扫一扫，知答案

扫一扫，看课件

模 块 四
中医护理诊断程序

【学习目标】

1. 掌握望神、望色、望舌、闻诊、问诊、切脉，以及各类辨证。
2. 熟悉望舌、问诊的方法及注意事项。
3. 了解望形态、望局部、望小儿指纹的内容和意义。

项目一　诊　法

中医诊法是运用"四诊"（望诊、闻诊、问诊、切诊）的方法，对患者的健康与疾病状况进行评估，以便为辨证施护提供依据。因此，四诊是中医诊法的主要方法。

一、望诊

望诊是护理人员运用视觉对患者的神、色、形、态、局部表现、舌象，以及排出物的形、色、质、量等进行有目的、有次序的观察，了解健康或疾病状态的一种评估方法。

（一）望神

广义之神，是指人体生命活动的外在表现，即"神气"，可以说神就是生命。狭义之神，是指人的精神、意识、思维活动，即"神志"。望神即对神气与神志的综合判断。人的目神、色泽、神情、形体动作、反应能力等均是神的表现，其中望目神为望神的重点。望神能够评估精气的盛衰、病情的轻重、疾病的预后。

1. 有神　又称得神，临床表现为神志清醒，两目灵活，明亮有神，呼吸平稳，语言清晰，面色荣润，含蓄不露，肌肉不削。提示精气充足，体健神旺，或虽病但精气未衰，脏腑未伤，病情较轻，预后良好。

2. 少神　又称神气不足，临床表现为神志清醒，精神不振，目光乏神，目珠运动迟缓，面色少泽，思维迟钝，声低懒言，倦怠乏力，动作迟缓，肌肉松软。提示精气不足，脏腑功能减退，常见于虚证或疾病恢复期患者。

3. **失神** 又称无神，临床表现为目光呆滞、面色晦暗、精神萎靡、意识朦胧、反应迟钝、表情淡漠或呆板、动作失灵、强迫体位、呼吸气微或喘，甚至昏迷、郑声、周身大肉已脱，为正虚失神。提示正气大伤，脏腑精气衰竭，病情危重，预后不良，多见于久病、病重之人。

4. **假神** 是指危重、久病患者出现个别症状暂时"好转"的假象，因此称为"假神"，是临终前的征兆。提示病情恶化，表明脏腑精气衰竭已极，阴阳即将离决。古人称"回光返照"或"残灯复明"。

5. **神乱** 又称神志异常，是指神志错乱失常。

（1）**脏躁** 时时恐惧，焦虑不安，心悸气促，不敢独处一室。多由心胆气虚，心神失养所致。

（2）**癫病、痴呆** 或精神抑郁，淡漠寡言，神志痴呆，喃喃自语，或哭笑无常，悲观失望，多属阴证。多由痰气郁结，阻蔽神明，或先天禀赋不足所致。

（3）**狂病** 狂躁妄动，胡言乱语，少寐多梦，疯狂怒骂，打人毁物，少卧不饥，甚则登高而歌，弃衣而走，属实证、阳证。多因肝郁化火，痰火上扰神明，或为阳明热盛，邪热扰乱神明，或由蓄血瘀阻，蒙蔽神明所致。

（4）**痫病** 突然昏倒，口吐涎沫，两目上视，四肢抽搐，或口中如有猪羊叫声，移时苏醒，醒后如常。多由肝风挟痰，上窜蒙蔽清窍，或痰火扰心，引动肝风所致。

（二）望色

望色：又称色诊，是指通过对全身皮肤颜色、光泽变化的观察，以了解健康或疾病状态的一种评估方法。望色可以判断脏腑气血之盛衰、确定病变部位、疾病的性质、病情的轻重和预后。

1. **常色与病色**

（1）**常色** 是指人在正常生理状态时面部的色泽，表示人体精神气血津液的充盈与脏腑功能的正常。我国大部分为黄种人，多表现为红黄隐隐，明润含蓄。

（2）**病色** 是指人在疾病状态时面部的色泽。其中仅色调发生变化，仍明润含蓄者为善色，表示脏腑精气未衰，病变尚轻，其病易治，预后较好，多见于新病、轻病、阳证。无论色调有无变化，而色泽发生变化，如面色晦暗枯槁，或鲜明暴露，或虽明润含蓄，但不应时应位，或某色独见者为恶色，表示脏腑精气衰败，病情较重，难治，预后不佳，多见于久病、重病、阴证。

2. **五色主病**

（1）**青色** 主寒证、痛证、瘀血证、惊风证。

面色苍白而青，为寒邪外袭，或阴寒内盛。鼻头色青，腹中痛，为肝乘脾。面色青灰，口唇青紫，伴心胸闷痛或刺痛，为瘀阻心脉。小儿高热，面部青紫，尤以鼻柱、眉间及口唇四周青紫明显，常见于惊风先兆。

（2）赤色　主热证、真寒假热证（戴阳证）。

若满面通红，伴发热、口渴、大汗等症，为外感发热或脏腑阳盛之实热证。如午后两颧潮红，伴五心烦热、消瘦、盗汗等症，为阴虚火旺之虚热证。久病重病，面色苍白，忽见两颧泛红如妆，嫩红带白，游移不定，称"戴阳证"，是真寒假热证。

（3）黄色　主虚证、湿证。

面色淡黄，枯槁无光，称"萎黄"，为脾胃气虚，气血不足。面黄而虚浮，称"黄胖"，为脾气虚衰，湿邪内阻。若面目一身尽黄，称"黄疸"，其中黄色鲜明如橘色者，为湿热熏蒸之"阳黄"；黄色晦暗如烟熏者，为寒湿郁阻之"阴黄"，或为瘀血阻滞。

（4）白色　主虚证、寒证、失血证。

面色淡白而虚浮，称为㿠白，多为阳虚水泛。面淡白而消瘦，或面白无华而略带黄色，多为营血亏虚。失血后面色苍白，常为夺气脱血。突然面色苍白，伴冷汗淋漓，多为阳气暴脱。面色苍白也可见于剧烈腹痛之里寒证。

（5）黑色　主肾虚、寒证、痛证、水饮证、瘀血证。

面色黑淡者，多属肾阳虚。黑而干焦者，多属肾阴虚。面色黧黑，肌肤甲错，属日久瘀血。眼眶周围发黑，多见于肾虚水饮或寒湿带下。

（三）望形态

形，是指形体，包括肌肉、骨骼、皮肤等；态，是指动态，包括体位姿态及活动能力等。望形态，是通过观察患者的形体与姿态来评估病情的一种方法。通过望形态变化，可以评估脏腑气血的盛衰、阴阳邪正之消长、病势的顺逆和邪气之所在。

1.望形体　望形体主要评估患者形体的强弱、胖瘦、体型等情况。

（1）强　即体质强壮，表现为骨骼粗壮，皮肤润泽，精力充沛，为形气有余，身体强壮的标志，提示脏腑坚实，不易生病，有病易治，预后良好。

（2）弱　即身体衰弱，表现为骨骼瘦小，皮肤枯槁，神疲乏力，为形气不足、脏腑衰弱之征。提示脏腑虚衰，容易患病，有病难治，预后较差。

（3）体胖　凡体重指数超过正常者为体胖。多痰多湿的表现，易患痰饮、中风、胸痹等病症，即所谓"肥人湿多"。

（4）体瘦　凡体重指数低于正常者为体瘦。体瘦能食者多属中焦有火。即所谓"瘦人火多"。久病、重病卧床不起，骨瘦如柴，大肉已脱，甚者形瘦骨立，为气液干枯，脏腑精气衰竭，是无神之恶候。

2. 望姿态

望姿态，主要是观察动静姿态、异常动作及与疾病有关的体位变化，以评估病情的寒热虚实。

（1）动静姿态

卧姿：卧时身轻能自转侧，仰面伸足，欲揭衣被者，多属阳证、热证、实证；卧时身重不能自转侧，蜷卧缩足，面常向里，喜加衣被，向火取暖者，多属阴证、寒证、虚证。

坐姿：如坐而仰首，多见于哮病、肺胀等病症；坐而喜伏，少气懒言，多属肺气虚、肾不纳气；坐不得卧，卧则气逆，是心阳不足，水气凌心。但卧不能坐，坐则昏眩，不耐久坐，多为肝阳化风，或气血俱虚，脱血夺气。

行姿：以手护腹，行动前倾，多为腹痛。以手护腰，弯腰曲背，转动艰难，多为腰腿痛。行走之际，突然停步，以手护心，不敢行动，多为胸痹心痛。

（2）异常动作 睑、面、唇、指、趾颤动，多为动风先兆。颈项强直，两目上视，四肢抽搐，角弓反张者，见于小儿惊风、破伤风、痫病、子痫等。猝然昏倒，不省人事，口眼㖞斜，半身不遂者，属中风入脏，其中目闭口开，手撒遗尿者是中风脱证；牙关紧闭，大小便闭者是中风闭证。若卒然跌倒，神志清醒，仅口眼㖞斜，半身不遂者，为中风中经络，或中风之后遗症。卒倒神昏，口吐涎沫，四肢抽搐，醒后如常者，为痫病。肢体软弱，行动不便，无痛者，为痿证。关节拘挛，屈伸不利，多属痹证。

（四）望头颈、五官

1. 望头面

（1）头形 对于正处于颅骨生长发育期的婴幼儿来说，头颅外形过大见于脑积水；过小为肾精不足；方颅见于佝偻病、先天性梅毒。

（2）囟门 囟门凹陷称为"囟陷"，多为津液损伤，脑髓不足，属虚证；小儿囟门迟闭，称为"解颅"，为先天不足，脑髓空虚，属虚证。囟门高突，又称"囟填"，属实热证。

（3）头摇 头摇不能自主，无论成人或儿童，多为肝风内动。

（4）发 发黑浓密润泽，是肾气盛而精血充足的表现。发黄干枯，稀疏易落者，为精血不足。青壮年头发稀疏易落，为肾虚或血热。突见大片状脱发，为血虚受风，又称"斑秃"。青少年白发而伴有肾虚症状者，属肾虚。小儿发结如穗，多见于疳积。

（5）面 一侧或两侧腮部以耳垂为中心肿起，边缘不清，按之有柔韧感及压痛者为"痄腮"。口眼㖞斜，多为特发性面神经麻痹；兼半身不遂，言语謇涩者，见于脑卒中。

2. 望颈项

颈前喉结下两旁，一侧或两侧，有肿物如瘤，或大或小，其特点可随吞咽上下移动，见于瘿瘤。颈侧颌下，肿块如垒，累累如串珠，见于瘰疬。

3. 望五官

（1）望目　通过望目的神、色、形、态的变化，可评估脏腑精气的盛衰。

目部分候与五轮学说：内眦及外眦的血络属心，称为"血轮"；黑珠属肝，称为"风轮"；白珠属肺，称为"气轮"；肉胞属脾，称为"肉轮"；瞳仁属肾，称为"水轮"。见图4-1。

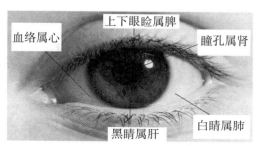

图4-1　目部五脏分属图

目神：凡目光明亮，运动灵活，视物清晰，精彩内含，神光充沛，有眵有泪者为有神，说明脏腑精气充足，虽病易治。凡目光晦暗，瞳神呆滞，运动不灵，视物模糊，目无精彩，浮光暴露，无眵无泪，或视不见人者为无神，说明脏腑精气亏虚，病重难治。

目色：正常人眼睑内与目眦红润，白睛色白，黑晶褐色或棕色，角膜透明无色。目眦赤痛为心火。白睛赤为肺火。白睛现红络，为阴虚火旺。眼胞皮肤红肿湿烂，为湿热蕴脾。全目赤肿多眵，迎风流泪者，属肝经风热。目眦淡白是血虚。白睛黄染是黄疸。目眶色黑为肾虚。

目形：目胞浮肿，状如卧蚕，为水肿初起。眼窝凹陷，新病者，多为伤津耗液；久病重病者，多为精气衰竭，较难治。眼球突出，兼见喘满上气者，属肺胀。眼球突出，兼颈前喉结下两旁微肿，急躁易怒者为瘿病。

目态：瞳孔缩小者，属肝胆火炽，或为中毒（川乌、草乌、毒蕈、有机磷农药）。瞳孔散大，属肾精耗竭，属病危。如一侧瞳孔逐渐散大，见于中风或颅脑外伤。两目上视，不能转动，称戴眼反折，多见于惊风、痰厥或精脱神衰。瞪目直视或横目斜视，为肝风内动。小儿睡眠露睛，多为脾虚气血不足。

（2）望鼻　望鼻可以评估肺、脾、胃的情况。

鼻头色青，腹中寒痛；色黄为湿热；色白为失血；色红而生粉刺者，为酒渣鼻。鼻翼扇动，呼吸喘促，初病多为肺热，久病为肺肾虚衰。鼻柱溃烂塌陷，见于梅毒。鼻柱溃塌，眉毛脱落，见于麻风病。

（3）望耳　注意观察耳的色、态、分泌物变化，以评估肾、肝、胆的情况。

耳轮色白，常见于暴受寒邪直中脏腑，或气血亏虚；耳薄而白，见于垂危之人。若耳轮焦黑，见于温病后期，肾阴久耗及下消证。耳轮红肿，为肝胆湿热。若小儿耳背见有红络，伴耳根发凉，多为麻疹先兆。耳薄而小是先天肾气不足。耳瘦干枯，多属肾精或肾阴不足。耳轮萎缩，是肾气竭绝。耳道分泌物（耵聍）长期呈油状液体，俗称"油耳"。耵聍过多，结成硬块，可阻塞耳道，影响听力。耳内流脓为"脓耳"。

（4）望口唇　望口唇可以评估脾与胃的病变。望口唇应注意其颜色、润燥和形态的变化。

口唇干裂，见于燥热伤津或阴虚证。口角流涎，小儿多为脾虚湿盛或胃中有热，成人为中风口喝不收。小儿唇内或口腔黏膜溃疡、色白、周围红晕，局部灼痛，为口疮。口腔黏膜糜烂成片，口气臭秽，为口糜。小儿口腔及舌上出现片状屑如雪片，见于鹅口疮。嘴唇糜烂，或唇内溃烂，唇边生疮，为脾胃积热。

唇色淡白，为血虚；唇色深红，多为热盛；唇色樱红，多见于煤气中毒；唇色青紫，属血瘀；唇色青黑，多属寒盛、痛极。

口的异常动态：

①口张：即口开，属虚证。若口如鱼口，为脾绝；张口呼吸，但出不入者，为肺肾之气将绝。

②口噤：即口闭，牙关紧闭，属实证。因肝风内动，筋脉拘急所致。可见于中风、痫病、惊风、破伤风、噤口痢（疫毒痢）、马钱子中毒等。

③口撮：即上下口唇紧聚，为邪正交争所致，见于新生儿脐风、破伤风患者。

④口喝（口僻）：即口角一侧歪斜。多为风痰阻络所致。见于特发性面神经麻痹或脑卒中。

⑤口振：即战栗鼓颔，口唇摇振。多为阳衰寒盛或邪正剧争所致。可见于伤寒欲作战汗或疟疾发作。

⑥口动：口频繁开合，不能自禁，是胃气虚弱之象；若口角掣动不止，则为热极生风或脾虚生风之象。

（5）望齿与龈　望齿与龈可评估肾、胃的情况。望齿龈应注意色泽、润燥、形态的变化。

如牙齿洁白润泽，是肾气充足，津液未伤。牙齿干燥，是胃热伤津；干燥如枯骨，多为肾精肾水枯竭，见于温热病晚期。牙齿松动稀疏，齿根外露，多属肾虚或虚火上炎。咬牙啮齿，是热极动风。睡中啮齿，见于胃热或虫积、正常人。

牙龈淡红润泽，则胃气充足，气血调和。龈色淡白为血虚。牙龈红肿，甚或出血，为胃火炽盛；牙龈不红痛而微肿者，为气虚或肾阴虚。牙龈腐烂，牙齿脱落，是牙疳。

（6）望咽喉　望咽喉应注意观察咽喉的色泽和形态变化，以评估肺、胃、肾的情况。

咽部深红肿痛，是肺胃有热；若兼喉核肿大，甚有黄白脓点或溃烂，为肺胃热盛。咽部溃烂处表面覆盖的黄白或灰白色伪膜坚韧，不易拭去，重剥出血，很快复生，则为白喉。咽部嫩红不痛，是肾阴虚。咽部淡红漫肿，则是痰湿凝聚。

（五）望皮肤

评估皮肤色泽、形态变化和皮肤的病变，可以了解邪气的性质、脏腑的虚实和气血津液的盛衰，以及病情的轻重和疾病的预后。

皮肤红赤，色如涂丹，伴有恶寒发热者，病名"丹毒"。皮肤枯槁无华，皱缩无弹性，为津血久亏。皮肤干枯粗糙，如鱼之鳞，称肌肤甲错，见于瘀血。皮肤肿胀，按之不起，为水肿；按压无痕为气胀。

此外还要观察皮肤上的疱疹、疮疡，以评估病情的轻重、预后。

水痘：皮肤出现粉红色斑丘疹，很快变成椭圆形小水疱，顶部饱满，周围有红晕，浆薄如水，晶莹明亮，后稍混浊，分批出现，大小不等，水疱易破，不结厚痂，不留痘痕。

白痦：疱疹色白，晶莹如粟，高出皮肤，周围无红晕，擦破流水，多见于胸颈部，四肢偶见，面部不见，消失时有脱屑，见于湿温病。

湿疹：初起多为红斑，迅速形成丘疹或水疱，继之水疱破裂、渗液，出现红色湿润的糜烂。

斑疹：斑和疹是指出现于肌肤表面的红（或紫）色片状或点状的皮疹，是全身性疾病表现于皮肤的症状。

疮疡：常见痈、疽、疔、疖，都属于发于皮肉筋骨之间的疮疡。

痈：病变部位范围较大，红、肿、热、痛，根盘紧束，易破溃，脓液稠厚，伴有高热，属阳证。

疽：漫肿无头，皮色不变，破溃后脓液清稀，难以收口，属阴证。

疔：初起如粟，根深如钉，根脚坚硬，或痒或麻或木，顶白灼热而痛，多发于颜面和手足。

疖：起于皮肤浅表，形小而圆，红肿热痛不甚，脓出即愈。

（六）望舌

望舌，又称舌诊，是通过对舌质和舌苔变化的观察，了解健康或疾病状态的一种独具特色的评估方法。舌质，又称舌体，是舌的肌肉脉络组织。舌苔是由胃气蒸化谷气而形成的附着于舌面的苔状物。

1. 脏腑在舌面上的分布

以五脏来划分：舌尖属心肺，舌边属肝胆，舌中属脾胃，舌根属肾。如图 4-2 所示。

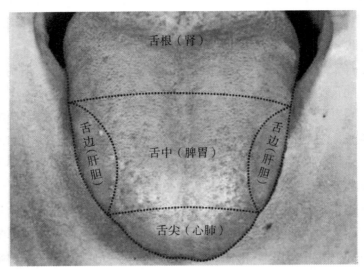

图 4-2　舌面脏腑分属图

以胃经来划分：舌尖属上脘，舌中属中脘，舌根属下脘，此法适用于胃病的评估。

2. 望舌的方法及注意事项

（1）姿势　一般要求患者取坐位或仰卧位，要尽量张开口，将舌自然舒展伸出口外，充分暴露舌体，舌尖略向下，舌面展平。

（2）光线　望舌时采用充足的自然光线为佳。如晚间望舌，必要时白天需复查。

（3）染苔　某些食物或药物，可使舌苔染上颜色，称为染苔。应注意询问其饮食及服药情况，以防染苔造成假象。

（4）顺序　先看舌质，再看舌苔。依次按舌尖、舌中、舌两边、舌根顺序察看。

3. 常见舌象及临床意义

正常舌象的特征是：舌色淡红润泽，舌体柔软，活动自如，舌面铺有薄薄的、颗粒均匀、干湿适中、刮之不脱的白苔，简称"淡红舌、薄白苔"。

（1）望舌质

1）舌神：舌神主要表现在舌质的荣枯和灵动方面。舌色红润，运动灵敏自如，谓之有神，提示气血津液充足，精神健旺，虽病也是善候。舌色晦暗，干枯死板，运动失灵，谓之无神，提示气血津液虚极，精神衰败，属恶候。

2）舌色：即舌体的颜色。主病的舌色有：

淡白舌：较正常舌色浅淡称为淡舌。主气血两虚、虚寒证。舌枯白无血色称为枯白舌，主脱血夺气。

红舌：较正常舌色红，甚至呈鲜红色。主热证。舌鲜红或兼黄厚苔属实热证；鲜红少苔属虚热证。舌尖红赤为心火亢盛。舌两边红为肝胆火旺。舌中红为脾胃热盛。

绛舌：较红舌更深或略带暗红色。主温病热入营血。舌绛少苔多属阴虚火旺。舌绛少苔而津润为血瘀。

青紫舌：舌色或青或紫，或舌上见青紫斑点，称瘀斑、瘀点，皆属青紫舌。主瘀血证、寒盛或热极、酒毒。

3）舌形：舌形是指舌质的形状，其诊断意义当与舌色结合。

老舌、嫩舌：舌质纹理粗糙，舌形坚敛苍老，舌色较暗者为老舌，无论苔色如何，都属实证。舌质纹理细腻，舌形浮胖娇嫩，舌色浅淡者为嫩舌，主虚证。辨舌的老嫩是判断疾病虚实的标志之一。

胖大舌：指舌体较正常舌为大，伸舌满口，称为胖大舌。舌色淡白胖嫩，主水湿内停。舌色深红，肿胀满口，转动不灵为肿胀舌，主心脾热盛、湿热酒毒。舌肿大青紫属中毒。

瘦薄舌：舌体瘦小而薄，称为瘦薄舌。瘦薄色淡，主气血两虚。瘦薄色红绛且干，主阴虚火旺。

裂纹舌：舌面上有多少不等，深浅不一，各种形态明显的裂沟，裂沟处无舌苔覆盖，称为裂纹舌。舌色红绛有裂纹，主热盛津伤、阴虚火旺。舌色淡白胖嫩有裂纹，主脾虚气弱。

齿痕舌：舌体的边缘有牙齿的痕迹，即为齿痕舌。主脾虚湿盛。

芒刺舌：舌乳头增生、肥大，高起如刺，摸之棘手，称为芒刺舌。主热证。

4）舌态：舌态是指舌体的动态。

强硬舌：舌体失其柔和而强硬，屈伸不利，称为强硬舌。主热入心包、高热伤津、痰浊内阻、中风或中风先兆。

痿软舌：舌体软弱，伸缩无力，转动不便者，称为痿软舌。主气血两虚、热灼津伤。

短缩舌：舌体短缩，不能伸长，无力伸出口外者，称为短缩舌。无论因虚因实，均属危重证候。

颤动舌：舌体不自主颤动者，称为颤动舌。肝风内动之征。

歪斜舌：伸舌时舌体偏斜于健侧，称为歪斜舌。见于中风或中风先兆。

吐弄舌：舌不时吐露出口外，不即回缩，或立即收回口内，或舌舐口唇四周，掉动不安者，称为吐弄舌。属心脾有热。吐舌可见于疫毒攻心，病情危重时，为心气已绝。弄舌多为动风先兆，或小儿智力发育不全。

（2）望舌苔

1）苔色

白苔：舌苔呈白色谓之白苔。苔色白，透过舌苔可见到舌体者为薄白苔；苔色白，舌尖边稍薄，中根部较厚，透过舌苔不能见到舌体者为白厚苔。主表证、寒证、湿证。舌上满布白苔，有如白粉堆积，扪之不燥，为"积粉苔"，常见瘟疫。

黄苔：舌苔呈黄色谓之黄苔。主热证、里证。

灰黑苔：苔色呈浅黑色，即为灰苔；苔色呈深灰色，即为黑苔。主里热证、里寒证。

2）苔质

厚、薄：舌苔的厚薄以是否"见底"为标准，舌苔薄薄铺于舌面，透过舌苔能隐约看到舌质，为见底苔，即薄苔。见于正常舌苔，或主外感表证、内伤轻证。透过舌苔看不到舌质，为不见底苔，即厚苔，主邪盛入里、痰饮、食积。舌苔的厚薄主要是判断邪正盛衰和病位的深浅，尤其是胃气的盛衰。

润、燥：舌面润泽，干湿适中，是正常舌象。若水分过多，扪之湿而滑利，甚者伸舌涎流欲滴，此为滑苔，主寒、痰饮。舌苔干枯，扪之无津，此为燥苔，主津液耗损、痰饮水湿不化。苔质颗粒粗糙如沙石，扪之碍手，津液全无称为糙苔，主热盛伤津之重证，舌苔之润燥主要反映体内津液盈亏及输布情况。

腐、腻：苔质颗粒疏松，粗大而厚，形如豆腐渣堆积舌面，揩之可去，称为腐苔。苔质颗粒细腻致密，紧贴于舌面，刮之难去，称为腻苔。二者均主食积、湿浊、痰饮。

真假苔：舌苔紧贴舌面，刮之难去，或刮之舌面仍有苔迹，舌苔像从舌体长出来的，称为有根苔，此属真苔。若苔不着实，似浮涂舌上，刮之即去，不像是从舌上长出来的，称为无根苔，即为假苔。观察舌苔真假，可以判断疾病的轻重与预后。

（七）望排出物

排出物望诊的总规律：凡色白而质稀者，多属虚证、寒证；凡色黄而质稠者，多属实证、热证。

1.望涕　涕为肺之液，由鼻黏膜分泌的黏液。鼻塞流清涕，是外感风寒；鼻流浊涕，是外感风热。鼻久流脓臭涕，量多不止，是"鼻渊"。

2.望涎　涎为脾之液，由口腔分泌，具有濡润口腔、协助进食和促进消化的作用。口涎清稀量多，属脾胃虚寒。时吐黏稠口涎，属脾胃湿热。小儿口角经常流涎，颊颐湿烂，为脾不摄津、胃热、虫积、消化不良。睡中流涎，口中黏腻者，多为脾胃湿热、宿食内停。

3.望痰　痰清稀而多泡沫为风痰。痰稀色白量多为寒痰。痰稠色黄为热痰。痰少而黏，难于咳出为燥痰。痰白滑量多，易咯出为湿痰。痰中带血，见于肺阴虚、燥邪犯肺、肝火犯肺、肺癌。咳吐大量脓血腥臭痰为肺痈。咳吐粉红色泡沫样痰，多为阳虚水泛，水饮凌心射肺。

4.望呕吐物　呕吐清涎无酸臭，多属寒邪犯胃、阳虚。呕吐酸腐食物，见于食滞胃脘。呕吐黄绿苦水，伴胁下胀满，多属肝胆郁热或湿热。呕吐大量清水痰涎，伴胃脘振水音，口干不欲饮，属痰饮病。呕吐鲜血或紫暗有块，挟食物残渣，属肝火犯胃。呕吐物见血色鲜红夹有血块，表示出血量较多；若呕吐物呈咖啡渣样棕褐色，则表示出血量较少。

5.望大便　大便稀溏，完谷不化（下利清谷），为脾肾阳虚。大便黄褐如糜恶臭，为湿热泄泻。大便夹黏液、脓血，伴腹痛，里急后重，为湿热痢疾。大便灰白，溏结不调，见于黄疸。大便燥结如羊屎，排出困难，多为肠燥津亏。粪便带血或便出纯血，色鲜红，见于痔疮、肛裂出血。

6.望小便　小便清长量多，多属虚寒证、肾阳虚、肾气不固。小便短黄量少，多属实热证。尿中带血，多为湿热下注、脾肾不固。小便混浊，若混有沙石，为石淋。若尿色白，浊如米泔，或滑腻如膏脂，为膏淋。

（八）望小儿指纹

1.指纹三关划分　以小儿食指的指节将指纹分为风、气、命三关，从掌指关节横纹向指尖排序为一、二、三节，第一指节称风关；第二指节为气关；第三指节为命关。如图4-3所示。

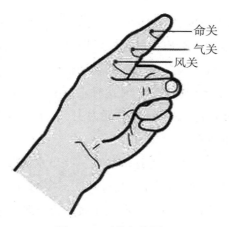

图4-3　三关部位图

2.望指纹内容　主要观察其纹位、纹色及纹形三方面的情况。正常的指纹，其色浅红，红黄相兼，隐现于风关之内，粗细适中，单支不分叉、斜形。临床总结为三关测轻重，纹色辨寒热，纹形测虚实，浮沉分表里。

二、闻诊

闻诊是护理人员通过听声音和嗅气味了解健康或疾病状态的一种评估方法。

（一）听声音

语声高亢洪亮而多言，属实证、热证；语声轻微低哑而少言，属虚证、寒证。

1.语言　语言的辨别，主要是评估患者语言的表达与应答能力有无异常和吐字是否清晰。沉默寡言，语声低微，时断时续，多属虚证、寒证；烦躁多言，或胡言乱语，声音高亢，多属实证、热证。与心主神明功能失常有关的病态语言有：

（1）谵语　是指神志不清，语无伦次，声高有力的症状。多属热扰心神之实证。

（2）郑声　是指神志不清，语言重复，时断时续，声音低弱的症状。多属心气大伤，精神散乱的虚证。

（3）狂言　是指精神错乱，语无伦次，狂躁妄言的症状。多属痰火扰心的狂证，为阳证、实证。

（4）独语　自言自语，喃喃不休，见人则止，首尾不续的症状。多属痰气郁闭，可见于癫病、郁证。

（5）言謇　神志清醒，但吐字困难，或吐字不清。兼见舌强，为中风或中风之后遗症。

2.呼吸　新病呼吸有力，声高气粗，多为实证、热证；久病呼吸无力，声音低微，多为虚证。

少气与短气：呼吸表浅微弱，气少不足以息，称为气微或少气。呼吸较常人急而短促，息快而不相接续，似喘而不抬肩，虽急并无痰鸣声，称为短气。二者均主虚证。

哮与喘：呼吸困难，短促急迫，甚则鼻翼扇动，张口抬肩，不能平卧，称为喘；呼吸急促似喘，且喉间及肺部可听到哮鸣音，时发时止，缠绵难愈，称为哮；临床上哮、喘常并称，实际上两者是有区别的。喘以气息急促为主，哮以喉中痰鸣而言。哮在发作期间，每与喘促相兼，而喘则未必兼哮。

3.咳嗽　咳嗽是肺失宣肃，肺气上逆的表现。咳声重浊有力，兼鼻塞流清涕，痰清稀色白量少，为风寒袭肺。咳声低微无力，气短少气，痰稀量少，为肺肾气虚。咳声重浊，痰多色白易咯，为痰湿蕴肺。咳声清脆，干咳无痰，或咳出少量黏痰，多属燥热犯肺。

4.呕吐　呕吐是指胃失和降，胃气上逆，迫使胃中之物从口中吐出的一种病症。有声有物谓之呕；有物无声谓之吐；有声无物为干呕。据呕吐声音强弱及兼症可辨病因病性。

5.呃逆　呃逆是指气不由自主地从咽部冲出，发出的一种短促冲击声。是由胃失和降、胃气上逆动膈所致。

6.嗳气　嗳气是指胃中气体向上出于咽喉，发出一种长而缓的声音。是由胃失和降、胃气上逆所致。多为食滞胃脘，或肝胃不和，或脾胃虚寒。

7.太息　太息是情志病变之声。在情绪抑郁时，因胸闷不舒，时时发出长吁短叹的声音，为肝气郁结。

（二）嗅气味

1. 病体气味

（1）口气　正常人说话时，口中无异常气味。如口气臭秽，多属胃热；口气酸馊，是胃有宿食；口气腐臭，多是牙疳或有内痈；口中有酒臭，常因嗜酒或湿热内蕴；口中散发烂苹果气味，为消渴重症。

（2）汗气　身有汗气，可知曾出汗。汗气腥膻，见于风湿、湿温、热病，或汗后衣物不洁。汗出腥臭，多见于瘟疫或暑热火毒炽盛。

2. 病室气味

室内有霉腐臭味，多见于瘟疫初期；有腐臭或尸臭气味，是脏腑败坏之兆，病情重笃；有血腥气，多为失血证；有尿臊气（氨气味），见于水肿病晚期（尿毒症）；有烂苹果气味（酮体气味），多为消渴重症；有蒜臭气味，见于有机磷中毒。

三、问诊

问诊是指护理人员通过询问患者或陪伴者，了解疾病的发生、发展、治疗经过、现在症状和其他与疾病有关的情况，以评估病情的方法。

（一）问诊的方法及注意事项

问诊一般由主诉开始，按主诉和现病史中症状或体征出现的先后次序进行，要抓住重点并进行必要的诱导，但应避免暗示及重复提问，要用俗语交谈，避免用医学术语直接发问，注意及时核实患者陈述中不确切或有疑问的情况。对于危重患者，应抓住重点扼要询问，迅速进行必要的评估，及时抢救。

（二）问诊的主要内容

包括一般内容和现在症状。

一般内容包括姓名、性别、年龄、婚否、职业、民族、籍贯或出生地、工作单位、现住址、联系方式。起病情况（缓急），主要症状的特点，病情的发展与演变过程，诊断、治疗经过，既往的健康状况和过去曾患过的疾病，习惯与嗜好，女性患者问月经、生育情况，小儿要问出生前后情况，家族中有无遗传病等。

现在症状是询问患者就诊时所感受到的痛苦和不适，以及与病情相关的全身情况。历代医家将问诊内容编成了《十问歌》，即"一问寒热二问汗，三问头身四问便，五问饮食六胸腹，七聋八渴俱当辨，九问旧病十问因，再兼服药参机变，妇女尤必问经期，迟速闭崩皆可见，再添片语告儿科，天花麻疹全占验"。

1. 问寒热

问寒热，指询问患者有无怕冷或发热的感觉。寒，即怕冷，是患者的主观感觉，临床上又有恶寒、恶风、畏寒、寒战之分。热，即发热，是指患者体温升高，或体温正常，患者自觉全身或某一局部有发热的感觉。

（1）恶寒发热　是指怕冷的同时伴有体温升高，即发热与恶寒同时出现，是表证的特征，多见于外感表证的初期。根据恶寒发热的轻重，又可分为三种类型：恶寒重发热轻，为表寒证；发热重恶寒轻，为表热证；发热轻而恶风自汗，为表虚证（太阳中风证）。

（2）寒热往来　恶寒与发热交替而作，是半表半里证的特征。见于少阳证、疟疾。发无定时，属少阳病。发有定时，属疟疾。

（3）但寒不热　只觉怕冷，而不发热，多为里寒证。久病畏寒，患者经常畏寒肢冷，得温则缓，属于虚寒证。新病恶寒，患者突感恶寒肢冷，属实寒证。

（4）但热不寒　只发热不恶寒，或反恶热者，为里热证。多见壮热、潮热、低热等。

2.问汗　汗是由阳气蒸化津液，从玄府（汗孔）达于体表而成。正常的出汗有调和营卫、滋润皮肤等作用。问汗主要问有汗或无汗、出汗的时间、部位、汗量的多少及其主要兼症等。

（1）表证辨汗

表证有汗：兼见发热恶风，脉浮缓者，为表虚证（太阳中风证）。若兼见发热重，恶寒轻，头痛咽痛，脉浮数者，为表热证（表实热证）。

表证无汗：兼见恶寒重，发热轻，头项强痛，脉浮紧者，为表寒证（表实寒证）。

（2）里证辨汗

里证有汗：风热内传或寒邪入里化热，或里热炽盛，则汗出量多，见于里热证；如阳气亏虚，肌表不固，或阴虚内热而有汗，见于里虚证。

里证无汗：新病无汗，多为里实寒证。外感温热病，高热不退，大汗后继则无汗，多为热盛阴伤。久病无汗，多属里虚寒证或阴血亏虚。

（3）特殊汗出

自汗：清醒时经常汗出不止，活动后出汗更多，见于气虚、阳虚。

盗汗：睡时汗出，醒后汗自止，见于阴虚内热、气阴两虚。

绝汗：又称脱汗。大汗淋漓，汗稀而凉，为亡阳。大汗不止，热汗而黏，为亡阴。久病危重时，大汗淋漓，或额上汗出如珠，均为阳气将脱之候。

战汗：先全身战栗，而后汗出，称为战汗。战汗是邪正相争，疾病发展的转折点。如汗出热退，脉静身凉，是好转现象。若汗出而烦躁不安，脉来急促，为危候。

（4）局部汗出

头汗：又称但头汗出，是指仅见于头部或头颈部出汗较多，多为上焦热盛或中焦湿热。病危患者额部汗出如油，是临终前的表现。

半身汗：健侧汗出，患侧无汗，见于中风、痿证、截瘫。

手足心汗：若汗出过多，兼口干咽燥，五心烦热，脉细数者，为阴虚内热；兼头身困重，身热不扬，苔黄腻，为中焦湿热郁蒸；兼壮热，腹满便秘尿黄，为阳明腑实证。

3.问疼痛　应注意询问疼痛的部位、性质、程度、时间及兼症。

（1）疼痛的性质

胀痛：痛且有胀感，是气滞。但头目胀痛，则为肝火上炎或肝阳上亢。

刺痛：疼痛如针刺，是瘀血。

绞痛：痛势剧烈如绞割。

窜痛：疼痛部位游走不定或走窜攻撑作痛。

掣痛：又称引痛或彻痛，痛处有抽掣感或同时牵引他处而痛。

灼痛：痛处有烧灼感而喜冷，是热证。

冷痛：痛处有冷感而喜暖，是寒证。

重痛：疼痛伴有沉重感，是湿邪困阻气机。

空痛：痛而有空虚之感，是虚证。

隐痛：痛而隐隐，绵绵不休，是虚证。

闷痛：指疼痛带有满闷、憋闷的感觉。

酸痛：指疼痛伴有酸楚不适感。

固定痛：指疼痛部位固定不移。

（2）问疼痛的部位

头痛：主要辨别头痛的部位和外感、内伤的不同。前额部连眉棱骨痛，属阳明经。侧头部、两侧太阳穴附近痛甚者，属少阳经。后头连项痛，属太阳经。颠顶痛，属厥阴肝经。头痛连齿者属少阴经。如头痛晕沉，腹泻自汗者，属太阴脾经。凡发病急，病程短，头痛较剧，痛无休止，多为外感头痛，属实证。凡发病慢，病程长，头痛反复发作，时轻时重，多为内伤头痛，属虚证或虚实夹杂证。

周身痛：是指头身、四肢、腰背等处皆有疼痛感觉。如新病周身疼痛，痛势较剧，持续不解，拒按者，多属实证；若久病卧床周身疼痛，痛势较轻，时痛时止，喜按者，多属虚证。

四肢痛：四肢关节疼痛，多见于痹证。足跟痛或胫膝酸痛者，多为肾虚。

背痛：背痛连项者，多为风寒客于太阳经。背冷痛伴畏寒肢冷，属阳虚；脊痛不可俯仰者，见于寒湿阻滞或督脉损伤。

腰痛：腰部酸软而痛，小便清长，属肾虚。腰部冷痛沉重，阴雨天加重，为寒湿。腰部刺痛，为瘀血。腰部突然剧痛，向少腹部放射，尿血者，见于泌尿结石。

胸痛：左胸心前区憋闷作痛，时痛时止，见于心脉痹阻。胸背彻痛剧烈，面色青灰，手足青至节者，为真心痛。胸痛，颧红盗汗，午后潮热，咳痰带血者，见于肺痨病。胸痛，咳喘气粗，壮热面赤者，见于肺实热证。胸痛，壮热，咳吐大量脓血腥臭痰者，为肺痈。

胁痛：胁胀痛，太息易怒者，多为肝气郁结。胁肋灼痛，面红目赤者，多为肝火炽盛。胁肋胀痛，身目发黄，为黄疸。胁部刺痛，固定不移，为肝血瘀阻。胁痛，患侧肋间饱满，咳唾引痛，是悬饮病。

胃痛：凡寒、热、食积、气滞、瘀血等病因所致者属实证；由胃阴虚，胃失所养引起者属虚证。实证多在进食后疼痛加剧，虚证多在进食后疼痛缓解。

腹痛：凡腹痛得热痛减者，多属寒证。凡腹痛，痛而喜冷者，多属热证。大腹隐痛，喜温喜按，便溏者，为脾胃虚寒。少腹冷痛，牵引阴部，为寒滞肝脉。凡腹痛暴急剧烈，胀痛，拒按，进食后疼痛加重，多属实证。凡腹痛徐缓，隐痛，喜按，进食后减轻者，多属虚证。绕脐痛，起包块，按之可移者，为虫积腹痛。

4. 问头晕　头晕是指患者自觉头昏眼花，轻者闭目即止，重者感觉自身或景物旋转，如坐舟车，站立不稳。多为肝阳上亢、痰湿中阻、气血两亏、肾精不足、中气不足等。

5. 问睡眠

（1）失眠　又称不寐或不得眠，是以经常不易入睡，或睡而易醒，不能再睡，或睡而不酣，时易惊醒，甚至彻夜不眠为特征的证候，并常伴有多梦。不易入睡，甚至彻夜不眠，属心肾不交。睡后易醒，不易再睡，属心脾两虚。失眠而时时惊醒，属胆郁痰扰。失眠而夜卧不安，属食滞内停。

（2）嗜睡　又称多寐，是指患者神疲困倦，睡意很浓，经常不自主地入睡为特征的证候。饭后困倦多睡，多为中气不足。困倦易睡，属痰湿困脾。昏睡谵语，身热夜甚，属温病热入营血，邪陷心包。嗜睡也可见于中风。

6. 问饮食与口味

（1）口渴与饮水

口不渴：为津液未伤，多见于寒证、湿证，或见于体内无明显热证者。

口渴欲饮：口渴欲饮水，是津液损伤的表现。口大渴喜冷饮，兼见面赤壮热，烦躁多汗，脉洪大者，为实热证。大渴引饮，小便量多，兼见食多消瘦者，是消渴病。

渴不多饮：口燥咽干而不多饮，兼见潮热盗汗，颧红等症，属阴虚证。口渴饮水不多，属湿热证。口渴喜热饮，但饮水量不多，或水入即吐，属痰饮内停。口干，但欲漱水而不欲咽，属瘀血内停。

（2）食欲与食量

食欲减退：又称纳呆或纳少。久病食欲减退，神疲倦怠，面色萎黄，为脾胃气虚；食少纳呆，兼见头身困重，脘闷腹胀，舌苔厚腻，多为湿邪困脾。

厌食：厌食兼见嗳气酸腐，舌苔厚腐者，为食滞内停。厌食油腻，兼身目发黄，为肝胆脾胃湿热。妊娠早期也可见厌食。

消谷善饥：又称多食易饥，指食欲过于旺盛，进食量多，食后不久即感饥饿，多属胃火亢盛；兼见多饮多尿消瘦者，属消渴病。

饥不欲食：指虽有饥饿感，但不欲食，或进食不多。见于胃阴虚证。

偏嗜食物：偏嗜肥甘，易生痰湿。偏嗜生冷，易伤脾胃。若嗜食生米、泥土、纸张等异物，兼见消瘦、腹胀腹痛者，常见于小儿虫病。

（3）口味

口淡为脾胃气虚，或寒证。口苦属热证。口甜或有黏腻感，多属脾胃湿热。黏腻而苦，多属肝胆湿热。口酸多为肝胃郁热或消化不良。若口中酸馊，多属食滞内停。口咸多为肾虚及寒水上泛。口涩为燥热伤津。口辣多为阴虚内热。

7. 问二便

（1）问大便

1）便次异常

便秘：大便秘结不通，排便时间延长，或便次减少者，称为便秘，又称大便难。可分为热秘、冷秘、虚秘、习惯性便秘等。

泄泻：便次增多，便质稀薄，甚至便稀如水样者，称为泄泻。可分为热泻、寒泻、五更泻、伤食泻等。

2）便质异常

完谷不化：大便中经常含有较多未消化的食物。多见于脾胃虚寒，或肾虚命门火衰所致的泄泻。

溏结不调：即大便时干时稀。若大便先干后稀，多属脾胃虚弱。时干时稀，多为肝脾不调。

脓血便：多见于痢疾、肠癌、结肠炎、炎性息肉。

便血：多见于胃脘等部位出血或内痔、肛裂、息肉痔及锁肛痔（直肠癌）等肛门部的病变。

3）排便感异常

肛门灼热：见于湿热泄泻或湿热痢疾。

里急后重：见于湿热痢疾。

排便不爽：见于湿热蕴结，或肝郁脾虚，或食滞胃肠。

滑泻失禁：又称滑泻，多为肾阳虚衰。

肛门气坠：肛门有下坠之感，甚则脱肛，多属脾虚中气下陷，常见于久泻或久痢不愈者。

（2）小便

1）尿量异常

尿量增多：小便清长量多，畏寒喜暖，属虚寒证。口渴、多尿、多饮而形体消瘦者，多为消渴。

尿量减少：小便量少，色黄者为热盛，或汗吐下伤津。尿少常见于肾和膀胱疾病。

2）尿次异常

小便频数：即排尿次数增多，时欲小便。新病常见于淋病。若久病常见于老年人、久病肾虚等。

癃闭：小便不畅，点滴而出为癃；小便不通，点滴不出为闭，一般统称为癃闭。虚证多因肾阳不足或脾气虚弱所致；实证多因湿热蕴结，或肺热气壅，或因瘀血结石阻塞所致。

3）排尿感异常

小便涩痛多见于淋证；余沥不尽多见于老年人或久病体弱；小便失禁多属肾气不固或下焦虚寒，若神昏而小便自遗者，属危重证候；遗尿多为肾气不足。

8.问经带胎产

（1）月经　月经是指健康而发育成熟的女子，胞宫周期性出血的生理现象，又称月信或月水。

1）经期、量、色异常

月经周期提前 7 天以上，并连续 2 个月经周期以上，称为月经先期。经色深红，质稠量多者，属血热。经色淡红，质稀量少者为脾不统血。

月经周期延后 7 天以上，并连续 2 个月经周期以上，称为月经后期。经色淡红，质稀量少者，属血虚。经色紫暗有血块，量少，为寒凝血瘀。

月经提前或延后 7 天以上，并连续 2 个月经周期以上，称为月经先后不定期，多属肝郁肾虚或心脾气虚。

有极少数妇女，终生不见月经，但能正常生育者，称为暗经。有行经期经血上逆，伴吐血、衄血或眼耳出血者，称为"倒经"。

2）经行异常

崩漏：指非正常行经期间阴道出血的症状。若来势迅猛，出血量多者，谓之崩；势缓而量少，淋漓不断者，谓之漏，合称崩漏。凡崩漏血色深红有块，腹痛者多属热证；无块无痛者为冲任虚损，或脾不统血。

闭经：指女子年逾 16 周岁，月经尚未来潮，或已行经后又中断，停经 3 个月以上者，称为闭经。多因脾肾亏损，冲任气血不足，血海空虚，或痨虫侵及胞宫，或因气滞，或寒凝血瘀，或痰湿阻滞，胞脉不通而致，但在妊娠期、哺乳期或绝经期的月经停闭，属生理现象。

痛经：又称经行腹痛，若经前或经期小腹胀痛或刺痛，多属气滞或血瘀；小腹冷痛，得温痛减者，多属寒凝或阳虚；经期或经后小腹隐痛，多属气血两虚。

（2）带下　正常情况下，妇女阴道内应有少量乳白色、无臭的分泌物，有濡润阴道的作用。问带下，应注意询问其带下量的多少、色、质和气味等变化。

白带：带下色白、量多、质稀、少臭者，多属脾肾阳虚，寒湿下注。

黄带：带下色黄、质黏、气味臭秽者，多属湿热下注。

赤白带：白带中混有血液，赤白杂见者，多属肝经郁热，或湿热下注。

（3）胎、产　已婚妇女，平素月经正常，突然停经而无病理表现，脉象滑数，应考虑妊娠。妊娠妇女出现严重的厌食、恶心、呕吐，甚则反复呕吐不能进食者，称为妊娠恶阻。妊娠后，小腹部下坠疼痛，腰部酸痛，或兼见红者，称为"胎动不安"，多为堕胎先兆。产后血性恶露淋漓不断，持续 20 天以上者，称为产后恶露不绝。

9. 问小儿　小儿科古称哑科。问诊一般多问其家属。问小儿病，除一般问诊的有关内容外，还要注意询问出生前后情况，预防接种史、传染病史和传染病接触史。

小儿曾有抽搐，又见壮热面赤，牙关紧闭，角弓反张，多为热极生风的急惊风。午后潮热，日渐消瘦，烦渴自汗，尿浊泻酸，目干涩，畏光或成雀目，多为疳证。小儿睡中惊呼，多为心虚胆怯。如喜挖鼻孔或喜食泥土、生米，或腹中时痛时止，多为腹中有虫积。阵发性痛哭，必有痛处。

四、切诊

切诊分脉诊和按诊两部分。

（一）脉诊

脉诊是医护人员用手指对患者身体某些特定部位的动脉进行切按，体验脉动应指的形象，以了解健康或病情、辨别病证的一种评估方法。脉象即心动应脉、脉动应指的形象。

1. 诊脉部位及脏腑对应区　切脉部位使用最多的是寸口，又称"气口""脉口"，其位置在腕后桡骨茎突内侧桡动脉搏动处。

每侧寸口分寸关尺三部，即以桡骨茎突内侧的部位为关，关前腕端为寸，关后肘端为尺。对应的脏腑是：右寸候肺，右关候脾胃，右尺候命门，左寸候心，左关候肝胆，左尺候肾。

2. 诊脉的方法　首先将中指按在掌后桡骨茎突内侧关脉部位，接着用食指按关前的寸脉部位，无名指按关后的尺脉部位，三指应呈弓形，指头平齐，与受诊者体表呈 45°左右为宜，以指腹按触脉体。布指的疏密要使医生手指与患者臂长相适应，臂长则略疏，臂短则略密。

3. 平脉　平脉指正常人的生理脉象，称为常脉。一息四五至，相当于 70 ～ 80 次 / 分钟，不浮不沉，不大不小，从容和缓，柔和有力，粗细适中，节律一致，寸关尺三部均可触及，沉取不绝。

4.常见脉象及临床意义

（1）浮脉

脉象：轻取即得，重按稍减而不空，举之泛泛而有余。

主病：主表证。有力为表实，无力为表虚。

（2）沉脉

脉象：轻取不应，重按始得。

主病：主里证，有力为里实，无力为里虚。

（3）数脉

脉象：脉来急促，一息脉来五至以上（相当于90次/分钟以上）。

主病：主热证，有力为实热，无力为虚热。

（4）弦脉

脉象：端直而长，如按琴弦。

主病：主肝胆病、诸痛、痰饮、疟疾。

（5）滑脉

脉象：往来流利，如珠走盘，应指圆滑。

主病：主痰饮、食滞、实热、妊娠。

5.相兼脉与主病

相兼脉是两种或两种以上的脉同时出现的脉象，又称复合脉。相兼脉的主病，是各个脉所主病的总和。

（二）按诊

按诊是用手直接触摸或按压患者的肌肤、手足、胸腹及其他病变部位，以了解局部冷热、软硬、压痛、痞块或其他异常变化，从而推断疾病的部位、性质和病情轻重的一种评估方法。

1.按肌肤

（1）寒热　凡身热初按热甚，久按热反转轻者，热在肌表属表热证；若久按其热甚，热自内向外蒸发者，为热在里的里热证。

（2）润燥　如发热而皮肤湿润者为外感风热；汗出而皮肤灼热者为邪热入里；皮肤湿润而肤凉者，见于阳虚自汗，或汗出热退之后；外感热病，恶寒发热而皮肤干燥者为表实证；五心烦热，皮肤粗糙干燥，多见于阴虚劳损。皮肤湿润为津液未伤；干燥为津液已伤。皮肤甲错为瘀血。

（3）滑涩　肌肤滑润为气血充盛；肌肤枯涩为气血不足。新病者皮肤多滑润而有光泽，虽病而气血未伤；久病肌肤常枯涩，为气血两伤。

（4）肿胀　按压肿胀部位，按之凹陷不能即起者为水肿。按之凹陷，举手即起无痕者为气肿。

（5）疼痛　肌肤濡软而喜按者为虚证，患处肿痛拒按者为实证。轻按即痛者病在表浅，重按方痛者病在深部。

（6）疮疡　如疮疡按之肿硬不热属寒证；肿处灼手、压痛者属热证。根盘平塌漫肿多属阴（虚）证；根盘紧束者多属阳（实）证。按之固定、坚硬而热不甚者是未成脓；按之边硬顶软而热甚者是已成脓。

2. 按胸胁腹

（1）按虚里　虚里位于左乳下心尖搏动处，为诸脉所宗。正常情况下，虚里按之应手，其波动范围直径为 2～2.5cm，动而不紧，缓而不急。异常者多为宗气内虚、宗气外泄、心气衰绝、心肺气绝等症。

（2）按胁肋　胸胁按之胀痛者，是痰热气结或水饮内停。多见于肝虚、瘀血、肝癌、肝痈、疟母等。

（3）按腹部　腹痛喜按为虚，拒按为实。多见于鼓胀、瘀血、癥瘕、燥屎内结、气滞、虫积、肠痈等。

3. 按手足　手足俱冷，为阳虚阴寒证；手足俱热，多为阳热亢盛证。手心热为阴虚内伤；手背热为外感风寒表证。两足心热为阴虚证。

4. 按腧穴　若腧穴出现结节或条索样物，或有压痛和敏感反应，则提示所属脏腑发生病变。

项目二　辨　证

一、八纲辨证

八纲，即表、里、寒、热、虚、实、阴、阳八个辨证纲领。其中阴阳是八纲辨证的总纲。

（一）表里辨证

1. 表证　是指外感邪气从皮毛、口鼻侵入机体后，邪留肌表，正气（卫气）抗邪所表现的证候。具有起病急、病程短、病位浅、病情轻的特点。

临床表现：以恶寒（或恶风）发热、头身疼痛、苔薄白、脉浮为主。兼见喷嚏、鼻塞流涕、咽喉痒痛、咳嗽等症状。

2. 里证　里证是病变部位深在脏腑、气血、骨髓所反映的证候。

里证与表证相对而言，凡非表证（含半表半里证）的一切证候皆属里证，即所谓"非表即里"。具有无新起恶寒发热并见，以脏腑症状为主，病程较长，病位较深，病情较重的基本特点。

临床表现：由于里证病因复杂，病位广泛，症状繁多，涉及寒热虚实和脏腑，因此临床表现复杂多样。具体内容见寒热虚实和脏腑辨证。

（二）寒热辨证

寒热是辨别疾病性质的两个纲领。是临床治疗施护时"寒者热之，热者寒之"的依据。

1.寒证　寒证是感受寒邪或阳虚阴盛时，机体功能活动减退所表现的证候。

临床表现：各类寒证证候表现不尽一致，但常见的有：恶寒或畏寒，冷痛喜暖，面色㿠白，肢冷蜷卧，口淡不渴，痰、涎、涕清稀，小便清长，大便稀溏，舌淡苔白而润滑，脉迟或紧。

2.热证　热证是感受热邪或阳盛阴虚时，机体功能活动亢进所表现的证候。

临床表现：各类热证证候表现不尽一致，但常见的有：发热，不恶寒，恶热喜凉，烦躁不安，口渴喜冷饮，面红目赤，痰、涕黄稠，吐血，衄血，大便燥结，小便短黄，舌红苔黄而干燥，脉数。

（三）虚实辨证

虚实是辨别正气强弱和邪气盛衰的两个纲领。是临床治疗护理时扶正与祛邪，即"虚则补之，实则泻之"的主要依据。

1.虚证　是指人体正气虚弱，脏腑功能衰退所表现的证候。

临床表现：

（1）气虚证　神疲乏力，少气懒言，语声低微，头晕目眩，自汗畏风，活动后诸症加重，舌淡，脉虚无力。

（2）血虚证　面色无华或萎黄，面、唇、睑、甲色淡白，头晕眼花，心悸失眠，手足麻木，妇女月经量少色淡，甚则闭经，舌淡，脉细无力。

（3）阴虚证（或虚热证）　形体消瘦，午后潮热（低热），颧红盗汗，五心烦热，口燥咽干，舌红少苔，脉细数。

（4）阳虚证（或虚寒证）　畏寒肢冷，面色㿠白，神疲乏力，口淡不渴，或渴喜热饮，少气懒言，自汗，小便清长，大便稀溏，舌淡苔白滑，脉沉迟无力。

2.实证　是邪气过盛，正气未衰，抗病有力，邪正斗争激烈，脏腑功能活动亢盛所表现的证候。

临床表现：由于病邪的性质及其侵犯的脏腑不同而呈现不同证候。一般表现为发热，胸胁脘腹胀满，疼痛拒按，烦躁谵语，声高气粗，痰涎壅盛，大便秘结，或下痢，里急后重，小便不利或淋沥涩痛，舌质苍老，脉实有力。

（四）阴阳辨证

阴阳是辨别疾病证候类型的两个纲领。凡见抑制、沉静、衰退、晦暗等表现的里证、寒证、虚证属阴证；凡见兴奋、躁动、亢进、明亮等表现的表证、热证、实证属阳证。

1.**阴证** 是指体内阳气虚衰，阴寒内盛的证候。

临床表现：精神萎靡，面色苍白，畏寒肢冷，气短声低，倦怠乏力，口淡不渴，大便稀溏，小便清长，舌淡胖嫩，苔白，脉沉迟或弱或细涩。

2.**阳证** 是指体内阳气亢盛，里热炽盛的证候。

临床表现：身热面赤，精神烦躁，渴喜冷饮，呼吸气粗，小便短黄涩痛，大便秘结，舌红绛，苔黄燥，脉洪大或滑实。

二、脏腑辨证

脏腑辨证，是根据脏腑的生理功能、病理表现，对疾病证候进行归纳，借以推究病因病机，判断病变的部位、性质、邪正盛衰情况的一种辨证方法。

（一）心与小肠病辨证

1.**心气虚证** 是指心气不足，鼓动无力所表现的虚弱证候。多因素体虚弱，或久病失养，或禀赋不足，或年高脏器亏虚等导致。

临床表现：心悸，气短，精神疲惫，活动后加重，或见精神恍惚，自汗，或面色淡白，舌淡，脉虚。

2.**心血虚证、心阴虚证** 心血虚是血液亏虚，心与心神失于濡养所表现的证候。可因劳心耗血，或失血过多，或久病伤及营血，或因肾精亏损或脾失健运，生化不足所致。心阴虚是心阴亏虚，虚热内扰所表现的证候。多因劳神太过或温热火邪耗伤心阴，或肝肾阴虚，累及于心所致。

临床表现：心悸、失眠、健忘、多梦为其共有症状。兼见头晕，面白或萎黄，精神恍惚，唇舌色淡，脉细弱为心血虚证。兼见口咽干燥，形体消瘦，颧红盗汗，五心烦热，舌红少苔，脉细数为心阴虚证。

3.**心脉痹阻证** 是指由于正气先虚，心阳不振，而致血瘀、痰浊、阴寒、气滞等邪气痹阻心脉所表现的证候。其性质属本虚标实。

临床表现：心悸怔忡，心胸憋闷疼痛，痛引肩背内臂，时发时止。兼见痛如针刺，舌质紫暗，或见青紫斑点，脉细涩或结代，为瘀阻心脉；心胸闷痛，体胖痰多，身重困倦，舌苔白腻，脉沉滑或沉涩，为痰阻心脉；若剧痛暴作，遇寒痛剧，得温痛减，形寒肢冷，舌淡苔白，脉沉迟或沉紧，为寒凝心脉；疼痛而胀，发作常与情绪因素有关，胁胀，善太息，舌淡红，脉弦，为气滞心脉。

4.**痰火扰神证** 是指痰火扰乱心神所表现的证候。多因精神刺激，思虑郁怒，气郁化火，炼液为痰，痰火内盛；或外感热邪，热灼液熬为痰，痰热内扰所致。

临床表现：发热气粗，面红目赤，痰黄稠，喉间痰鸣，躁狂谵语，舌红苔黄腻，脉滑数；或失眠心烦，甚则神昏谵语，痰多胸闷，头晕目眩，或语言错乱，哭笑无常，不避亲疏，狂躁妄动，打人毁物，力逾常人。

5.**小肠实热证** 是小肠里热炽盛所表现的证候。多由心热下移小肠所致。

临床表现：心烦口渴，口舌生疮，小便短涩，尿道灼痛，甚或尿血，舌尖红，苔黄，脉数。

（二）肺与大肠病辨证

1.**肺气虚证** 是指肺气不足而致其功能活动减弱所表现的证候。多由久病咳喘，或气的生化不足所致。

临床表现：咳喘无力，少气不足以息，动则益甚，痰质清稀，声音低微，倦怠无力，面色淡白，或自汗恶风，易于感冒，舌淡苔白，脉弱。

2.**风寒束肺证** 是指感受风寒，肺气被束，肺卫失宣所表现的证候。

临床表现：咳嗽，咳少量稀白痰，鼻塞流清涕，胸闷气喘，微微恶寒，轻度发热，无汗，苔薄白，脉浮紧。

3.**风热犯肺证** 是指风热之邪侵犯肺卫，肺卫失宣所表现的证候。

临床表现：咳嗽，痰稠色黄，气喘，鼻塞流黄浊涕，发热微恶风寒，咽喉肿痛，口微渴，舌尖红，苔薄黄，脉浮数。

4.**痰热壅肺证** 是指痰热互结内壅于肺，肺失清肃所表现的证候。多由邪热犯肺，肺热炽盛，灼伤肺津，炼液成痰，或宿痰内盛，郁而化热，痰热互结，壅阻于肺所致。

临床表现：咳嗽，气喘息粗，咳痰黄稠量多，呼吸急促，甚至鼻翼扇动，喉中痰鸣，或咳腥臭脓血痰，胸痛，高热口渴，烦躁不安，小便短黄，大便秘结，舌红苔黄腻，脉滑数。

5.**寒痰阻肺证** 是指寒饮或痰浊停聚于肺，肺失宣降所表现的证候。多因素有痰疾，复感寒邪，或外感寒湿，转化为痰，或脾阳不足，聚湿成痰，上干于肺所致。

临床表现：咳嗽，气喘，痰多色白，质黏易咳，胸闷，或喉间有哮鸣音，恶寒肢冷，舌淡，苔白腻或白滑，脉弦或滑。

6.**大肠湿热证** 是指湿热蕴结于大肠所表现的证候。多因暴饮暴食，或过食生冷，饮食不洁，或暑湿热毒之邪侵犯肠胃所致。

临床表现：身热口渴，腹痛腹胀，下痢赤白脓血便，里急后重，或暴泻如水，色黄而臭。伴肛门灼热，小便短黄，舌红苔黄腻，脉滑数或濡数。

（三）脾与胃病辨证

1.**脾气虚证** 是指脾气不足，运化失健所表现的证候。多因饮食不节，或饮食失调，或劳累过度，或忧思日久，吐泻太过，损伤脾土，或禀赋不足，或年老体衰，或其他慢性疾患耗伤脾气所致。

临床表现：食少纳呆，口淡无味，脘腹胀满，食后胀甚，便溏，肢体倦怠，神疲乏力，少气懒言，面色淡黄或萎黄，形体消瘦，或浮肿，舌淡有齿痕，苔白，脉缓弱。

2. **脾阳虚证** 是指脾阳虚衰，阴寒内盛所表现的证候。多由脾气虚发展而来，或因过食生冷、过服寒凉药物，或命门火衰所致。

临床表现：食少腹胀，腹痛绵绵，喜温喜按，畏寒肢冷，面色少华或虚浮，口淡不渴，大便稀溏，甚至完谷不化，或肢体浮肿，小便短少，或白带清稀量多，舌质淡胖或有齿痕，舌苔白滑，脉沉迟无力。

3. **寒湿困脾证** 又称寒湿中阻证，是指寒湿内盛，困阻中阳，脾失温运所表现的证候。多由饮食不节，过食生冷，淋雨涉水，居处潮湿，气候阴雨，或嗜食肥甘，内湿素盛等引起。

临床表现：脘腹痞闷胀痛，不欲饮食，泛恶欲吐，口淡不渴，头身困重，面色晦黄，大便稀溏，或身目发黄，或肢体浮肿，小便短少，或妇女带下量多，舌淡胖，苔白滑或白腻，脉濡缓或沉细。

4. **湿热蕴脾证** 是指湿热蕴结中焦，脾失健运所表现的证候。常因感受湿热之邪，或过食肥甘酒酪，酿湿生热，内蕴脾胃所致。

临床表现：脘腹胀闷，纳呆呕恶，口黏而甜，渴不多饮，便溏不爽，小便短黄，肢体困重，或身目发黄，色泽鲜明；或皮肤发痒；或身热不扬，汗出不解；或妇女带下色黄而臭秽。舌红苔黄腻，脉濡数或滑数。

5. **胃热炽盛证** 是指火热壅滞于胃所表现的证候。多因平素嗜食辛辣肥腻温燥之品，化热生火，或情志不遂，气郁化火犯胃，或热邪内侵，胃火亢盛等所致。

临床表现：胃脘灼痛，吞酸嘈杂，渴喜冷饮，消谷善饥，或牙龈肿痛、溃烂，齿衄，口臭，或口舌生疮，便秘尿黄，舌红苔黄，脉滑数。

（四）肝与胆病辨证

1. **肝气郁结证** 是指肝失疏泄，气机郁滞所表现的证候。多因情志不遂，或突然精神刺激，或其他病邪侵扰所致。

临床表现：情志抑郁，胸胁或少腹胀闷、窜痛，善太息，或梅核气（咽部有异物感，咯之不出，咽之不下），或颈部瘿瘤、瘰疬，或胁下癥块，妇女可见经前乳房胀痛，痛经，月经不调，或闭经，苔薄白，脉弦。

2. **肝火炽盛证** 是指肝经气火上逆所表现的实热证候。多因情志不遂，肝郁化火，或外感火热之邪，或因烟酒辛辣之物，酿热化火，犯及肝经所致。

临床表现：头晕胀痛，面红目赤，急躁易怒，失眠多梦（噩梦纷纭），胁肋灼痛，口苦咽干，耳鸣如潮，或突发耳聋，或耳内肿痛流脓，便秘尿黄，舌红苔黄，脉弦数。

3.肝阳上亢证　是水不涵木，肝阳偏亢所表现的上实下虚证候。多因情志过急，郁而化火，火热耗伤肝肾之阴，或平素肾阴虚，或房劳太过，导致肝肾阴亏于下，不能制阳，阳气升动太过所致。

临床表现：头目胀痛，眩晕耳鸣，面红目赤，烦躁易怒，失眠多梦，头重脚轻，腰膝酸软，舌红少津，脉弦有力或细数。

4.肝胆湿热证　是湿热蕴结肝胆，疏泄失常或湿热下注肝经所表现的证候。多由感受湿热之邪，或偏嗜肥甘厚腻，酿湿生热，或脾失健运，湿浊内生，郁而化热，湿热蕴结，熏蒸肝胆所致。

临床表现：胁肋灼热胀痛，口苦，腹胀纳呆，厌食油腻，泛呕欲吐，大便不调，小便短黄。或胁下痞块；或寒热往来，身目发黄；或阴部湿疹，瘙痒；睾丸肿胀热痛，或带下色黄臭秽。舌红苔黄腻，脉弦滑数。

（五）肾与膀胱病辨证

1.肾阳虚证　又称命门火衰证，是指肾阳虚衰，机体失其温煦，气化无权所表现的证候。多由素体阳虚，或年高体衰，或久病伤肾，房劳过度等因素引起。

临床表现：腰膝酸软冷痛，畏寒肢冷，下肢为甚，面色㿠白或黧黑，精神萎靡，头目眩晕，性欲减退，男子阳痿，早泄，滑精，精冷不育，妇女宫寒不孕；或大便久泻不止，完谷不化，五更泄泻；或浮肿，腰以下为甚，小便频数清长，夜尿频多。舌淡胖嫩，脉沉细无力，尺脉尤甚。

2.肾阴虚证　是肾阴亏虚，失于滋养，虚热内扰所表现的证候。多由久病伤肾，或禀赋不足，年老体衰，房事过度，热病后期消灼肾阴，或过服温燥劫阴之品所致。

临床表现：腰膝酸软，眩晕耳鸣，齿松发脱，失眠健忘，形体消瘦，颧红盗汗，骨蒸潮热，咽干口燥，五心烦热，男子阳强易举、遗精，女子经少或闭经、崩漏，溲黄便干，舌红少津、少苔、无苔，脉细数。

3.膀胱湿热证　是湿热蕴结膀胱所表现的证候。多由感受湿热，或饮食不节，湿热内生，下注膀胱所致。

临床表现：尿急尿频，尿涩热痛，尿短黄赤，或尿血，或尿有砂石，可伴发热，口渴，腰腹疼痛，舌红苔黄腻，脉数。

（六）脏腑兼病辨证

1.心肾不交证　指心肾水火既济失调所表现的证候。

临床表现：心烦失眠，惊悸健忘，头晕，耳鸣，腰膝酸软，梦遗，口咽干燥，五心烦热，潮热盗汗，便结尿黄，舌红少苔，脉细数。

2.肺肾阴虚证　指肺肾阴液亏虚，虚热内扰所表现的虚热证候。

临床表现：咳嗽痰少，或干咳无痰，或痰中带血，或声音嘶哑，口干咽燥，形体消瘦，腰膝酸软，骨蒸潮热，颧红盗汗，男子遗精，女子月经不调，舌红苔少，脉细数。

3. **肝胃不和证**　是肝失疏泄，胃失和降，脏腑功能失调所致的病证。

临床表现：胃脘胁肋胀满疼痛，或为窜痛，嗳气吞酸，呃逆呕吐，情绪抑郁，或烦躁易怒，善太息，舌红苔薄黄，脉弦。

4. **肝郁脾虚证**　指肝失疏泄，脾失健运所表现的证候，又称肝脾不调证。

临床表现：胸胁胀满窜痛，善太息，情志抑郁，或急躁易怒，食欲不振，腹胀，肠鸣矢气，便溏不爽，或腹痛欲便、泻后痛减，或大便溏结不调，舌苔白，脉弦或缓。

复习思考

1. 简述五色主病的临床意义。
2. 简述恶寒发热、但热不寒、但寒不热、寒热往来的临床表现及其意义。
3. 简述寒热真假、虚实真假的鉴别意义。

扫一扫，知答案

扫一扫，看课件

模 块 五
中医防治与护理原则

【学习目标】

1. 了解未病先防和既病防变的含义。

2. 了解治疗与护理的基本原则。

3. 熟悉中医治法的内容。

项目一 预 防

预防保健是中医护理的重要组成部分，以预防为主，防治结合。防止疾病的发生、发展、传变或复发。防重于治的思想观念，对于指导中医的护理实践具有重要的现实意义。中医预防护理的内容包括未病先防和既病防变两方面。

一、未病先防

未病先防是指在疾病未发生之前，采取各种预防措施以防止疾病的发生。疾病的发生关系到正邪两方面因素，邪气侵入是导致疾病发生的外在条件，而正气不足是疾病发生的内在因素，因此未病先防，应在防止病邪侵害的同时，注重提高人体正气，使人体气血阴阳调和，增强抗病能力。

（一）扶正祛邪

正气的充足与否，是由体质所决定。一般来说，体质强壮者，正气充盛；体质虚弱者，正气不足。故调养正气是提高抗病能力的关键。增强体质要从以下几个方面做起。

1. 锻炼身体　生命在于运动，健康源于锻炼，因此，加强体育锻炼，是减少或防止人体疾病发生的一项重要措施。进行身体锻炼时应遵循一定的基本原则，即运动适度，因人而异，循序渐进，持之以恒，动静结合，形神统一，则身体健康。

2. 调摄情志 人的情志活动是以精、气、血、津液为物质基础，与脏腑的功能活动、气血运行等密切相关。如积极乐观的情绪、开朗豁达的性格，可使人体的气机调畅、气血调和，则脏腑功能协调，抗病能力增强，或有利于预防疾病，或有利于疾病的康复，同时，也是保持健康长寿的重要因素之一。

3. 起居有常 是指要根据四时气候变化来合理安排作息时间，养成有规律的起居习惯。如定时起卧、工作、学习、锻炼，提高对自然界环境变化的适应能力。同时注意劳逸结合，量力而行，合理作息，则能保养神气，使人精力充沛，生命力旺盛；反之，起居无常，过度劳逸，日久则神气衰败，机体抵抗能力下降，易于患病。

4. 调理饮食 中医护理强调饮食有节，是指饮食要适宜、规律，即定时定量，寒热调和，食物种类与调配合理，不可偏嗜。饮食有节，气血充足则可调养脾胃，脾胃为后天之本，气血化生之源，脏腑功能强盛，则神旺体健。若经常饮食过饱，可导致消化不良，不仅影响脾胃化生气血的功能，还可导致过度肥胖等病症。另外，要注意饮食卫生，防止病从口入等。

5. 药物预防 通过人工免疫的方法能够增强体质，预防某些疾病的发生。近年来运用中草药预防疾病已引起人们的重视，如用板蓝根、贯众或大青叶等预防流行性感冒，用马齿苋预防细菌性痢疾，用茵陈、栀子预防肝炎等，都有较好的预防效果。护肾保精可通过节欲保精、食疗保肾、药物调补、按摩固肾以及运动保健等方法，达到养护肾精，增强抗病能力的目的。

（二）顺时避邪

邪气是导致发病的重要条件，有时甚至起着主导作用。所以，未病先防除了要养护人体的正气以外，还应提高机体的抗病能力，注意避免病邪的侵害。《素问·上古天真论》中指出："虚邪贼风，避之有时。"这是预防疾病和养生所必须遵循的重要原则。顺应四季气候的变化，采取相应措施，以防止病邪的侵害。如春夏之时调养阳气，秋冬之时保养阴精，使肌腠紧致，卫气固密，邪气无隙可乘。在气候反常或遇到传染病流行时，要避免接触，做好隔离，防止水源、环境和食物等被污染。在日常生活中应注意防止外伤、虫兽咬伤等。

二、既病防变

既病防变，是指在疾病发生以后要争取早期诊断和早期治疗，防止疾病的进一步发展与传变，达到早日痊愈的目的。护理工作的重点是观察病情变化，给予及时的护理。

（一）早期诊治

疾病初期，病情较轻，病位表浅，正气未衰，倘若积极治疗，疾病容易治愈。如果不及时诊治，病邪就有可能由表到里，由轻到重，治疗也就愈加困难。护理人员应通过对病情的观察和综合分析，判断病因、病证、病性，为医生的早期诊断及治疗提供可靠的依据，防止疾病的进一步发展和传变。

（二）防止传变

防止传变是指根据疾病的传变与发展规律，实施预见性治疗与护理，先安未受邪之地，以防止疾病的进一步发展和传变。《金匮要略·脏腑经络先后病脉证》中指出："夫治未病者，见肝之病，知肝传脾，当先实脾。"在临床护理工作中，要密切观察患者病情变化，掌握疾病发生、发展和传变规律，及时诊治与护理，以免病邪步步深入，侵犯内脏，使病情愈加严重，给治疗和护理增加困难。

项目二　治疗与护理原则

护理的基本原则是以指导护理疾病为总则，以确立护理方法为依据。临床上，根据不同的护理原则而提出相应的护理措施，护理原则与治疗原则是一致的。常遵循的护理原则主要有治病求本、扶正祛邪、三因制宜、调整阴阳等几个方面。

一、治病求本

是指在治疗疾病时，必须寻求出疾病发生的根本原因，针对其本质进行治疗。这是中医护理学辨证施护的一个根本原则。

在疾病发生、发展的过程中，病情变化多端，会出现病情表现与疾病本质一致的情况，也会出现表现与本质不一致的情况，基于"护病必求于本"的原则，故有正护法与反护法的不同。

（一）正护法

所谓正护法，是指疾病的临床表现和其本质相一致情况下所施行的护理方法，故又称"逆护法"。逆，是指逆其证候性质和表象而治疗护理。正护法是临床最常用的一种方法。常用的正护法有以下四种：

1.**热者寒之**　是指热性病证表现出热象，用寒凉性质的方药来治疗护理热性病证。如热证患者给予物理降温、清淡饮食、中药汤剂凉服等护理方法。

2.**寒者热之**　是指寒性病证表现出寒象，用温热性质的方药来治疗护理寒性病证。如寒证用药时温服，饮食以性温之品为主，忌生冷之品等。

3.**虚则补之**　是指虚损病证表现出虚候，用补益的方法来治疗护理。如阳气虚采用扶阳益气的方药，阴血不足则采用滋阴养血的方药等。

4.**实则泻之**　是指邪实病证表现实证的征象，采用攻邪泻实的方药来治疗调护。如瘀血证采用活血化瘀、清热解毒的方药调护等。

（二）反护法

反护法，是指疾病的临床表现和其本质不相符的情况下而施行的一种护理方法，又称"从护法"，即顺从疾病外在表现的假象性质而治的一种治疗护理方法，适用于疾病的征象与其本质不完全一致的病证。包含以下四种。

1. **热因热用**　是指用温热性质的药物及方法治疗和护理具有假热征象的病证，又称为以热治热。适用于真寒假热证，即阴寒内盛，格阳于外，故形成阴寒本质，阳热假象的征象。此时患者虽有下利清谷、脉微欲绝、四肢厥逆等真寒的表现，却反见身热、面赤等假热之象。治疗时采用温热药，或温热护理法，如饮食宜温热，注意保暖等。

2. **寒因寒用**　是指用寒性药物、寒凉法治疗和护理具有假寒征象的病证，又称为以寒治寒。适用于真热假寒证。如热厥证，常出现壮热，烦渴饮冷，小便短赤，大便干结等里热征象，但同时又出现四肢厥冷，脉沉等症状。其本质是阳热内盛，深伏于里，格阴于外，故见寒之假象。治疗和护理时应采用寒凉的药物或方法治其真热，护理时以清热降温为主。真热祛除，假寒之象也会随之消失。

3. **塞因塞用**　即以补开塞，是指用补益的药物治疗和护理具有闭塞症状的虚性病证。适用于因虚所致闭塞不通的真虚假实证。其塞而不通实质上是假象，又称"假塞"证，或"假实"证。如中气不足、脾阳不运，可致腹胀便秘，此时应用补中益气、温运脾阳的治疗和护理方法，而不能用通利的方法，否则会更加耗伤脾气。

4. **通因通用**　即以通治通，是指用通利作用的药物治疗和护理具有实性通泻下痢症状的病证。适用于因实邪内阻出现通泻症状的真实假虚证。如因瘀血停滞导致的崩漏等实性病证，治疗和护理上可采用温经通络、消食导滞、活血化瘀等方法祛除病邪。病邪一去，通泻的症状自然会好转。

二、扶正祛邪

扶正与祛邪，两者相互为用，相辅相成。正邪力量的消长盛衰决定着疾病的变化转归。邪胜于正则病进，正胜于邪则病退。因此，治疗疾病，要扶助正气，祛除邪气，改变邪正双方的力量对比，使疾病痊愈。所以，扶正祛邪是指导临床护理的一个重要原则。

（一）扶正

扶正即扶助正气，是用药物或治疗、护理手段，以增强体质，提高机体抵抗力，从而达到恢复健康的目的。扶正适用于以正气虚弱为主，邪气轻微或邪气已除而正气尚虚的虚证，即"虚则补之"。采用补益法，如益气、养血、滋阴、助阳等相应的护理措施。

（二）祛邪

祛邪即祛除病邪，用攻邪、驱邪的药物或治疗及护理手段，以祛除病邪达到邪去病愈的目的。祛邪适用于实证，即"实则泻之"。根据部位的不同分别采用发汗、攻下、清热、活血化瘀等。如外感表证者，宜用发汗解表；宿食停滞或食物中毒，宜用消食导滞或涌吐法。

（三）扶正与祛邪兼施

适用于正虚邪实，但二者均不甚重的病证。在具体应用时，应分清是以正虚为主，还是以邪实为主。正虚为主的，应以扶正为主，兼顾祛邪；而邪实为主的，则以祛邪为主，兼以扶正。扶正与祛邪并用时，必须以"扶正不留邪，祛邪不伤正"为原则。如表证患者在用汗法祛邪时，应以周身微微汗出为度，切忌大汗淋漓而伤正。因扶正不当，易使邪气留恋；祛邪不当，易耗伤正气。临床必须辨清证候，根据具体情况灵活运用。

三、三因制宜

三因制宜是指因时、因地、因人制宜。由于天时、气候因素，地域、环境因素，患病个体的性别、年龄、体质、生活习惯等因素，对疾病的发生、发展、转归都有着不同程度的影响，因此，在临床调护中，除掌握一般的治疗与调护原则外，还要学会全面看问题，能够具体情况具体分析，制订出适宜的调护方案。

（一）因时制宜

四时气候的变化，对人体生理功能和病理变化都有一定的影响，而反常的气候更是诱发疾病的重要条件。根据不同季节气候特点而采用相适宜的护理原则和方法，称为因时制宜。如春夏季节，人体腠理开泄，阳气升发，这时饮食及用药护理上应注意保护阳气，以防开泄太过，损伤津气；冬季则腠理致密，阳气内敛，在护理上要重视保暖防寒，应多食滋阴润肺之品，顺其收敛之气直补元阴元阳。

（二）因地制宜

不同的地域特点，可直接影响到人体的生理与病理变化。因此，由不同地区的自然环境与生活习惯来确定护理、保健、用药的原则，称为因地制宜。如西北地区气候寒冷干燥，寒邪为患，在护理上注意保暖，药热服以助汗出，避免受凉复感；东南一带，气候潮湿温暖，多以温热、湿热为患，在护理上宜用清凉化湿之法，保持凉爽，可给予解暑利湿之品。

（三）因人制宜

根据患者的年龄、性别、生活习惯、体质强弱、文化修养以及精神状态等不同特点，确定适宜的治疗、护理原则，称为因人制宜。如老年人体质以虚者居多，脏腑功能减退，气血衰少，以补为宜，用药量也应慎重，以免伤正；而妇女有经、带、胎、产等特殊情况，治疗用药应当慎用相关禁忌药品；胖人多湿，易生痰，调护应考虑健脾祛湿的饮食；瘦人多血虚，调护应慎用温燥性质的食材。

四、调整阴阳

疾病的发生，其本质是机体阴阳的相对平衡遭到破坏，出现阴阳偏盛偏衰的结果。当这种平衡被打破，人体就会出现相应的病理变化，被认为是疾病发生、发展变化的内在根据。因此，调整以恢复阴阳的相对平衡，促使阴平阳秘为原则，是治疗疾病的根本法则之一。

（一）损其有余

损其有余，是指对于阴或阳的一方偏盛有余的病证，采用"实则泻之"的方法治疗护理。如阳偏盛表现出的阳盛而阴相对未虚的实热证，采用"热者寒之"的方法治疗护理，以清泻阳热。由于阴阳是互根互用、相互消长的关系，在阴阳偏盛的病变中，如其中一方有偏衰时，则应兼顾其不足，配以扶阳或滋阴之法。

（二）补其不足

补其不足，即对于阴或阳的一方偏衰不足的病证，采用"虚则补之"的方法治疗护理。如阴虚不能制阳，表现为阴虚阳亢的虚热证时，则应滋阴制阳；阳虚不能制阴，表现为阳虚阴盛的虚寒证时，则应补阳制阴；若阴阳两虚，则应阴阳双补。由于阴阳是互根互用的，故阴阳偏衰亦可互损。因此，在治疗阴阳偏衰的病证时，还应注意"阳中求阴""阴中求阳"，即补阴时适当配用补阳药，补阳时适当佐以滋阴药。

项目三 治 法

治法即治疗疾病的方法，治法与治则不同，治则指导治法，治法是治则的具体体现。

一、汗法

汗法又称解表法，是运用解表发汗的方药开泄腠理，驱邪外出，解除表证的一种治法。主要适用于一切外感表证，某些水肿和疮疡病初起，以及麻疹透发不畅而兼表证者。汗法又分为辛凉解表法和辛温解表法。汗法的应用以汗出邪去为度，不可发汗太过，以防伤津耗气。对于表邪已尽，或自汗、盗汗、失血、吐泻、热病后期津亏者，均不宜用汗法。

二、吐法

吐法又称催吐法，是运用涌吐方药以引邪或毒物从口吐出的一种治法。主要适用于误食毒物尚在胃中，宿食停留胃脘不化或痰涎壅盛，阻塞气道者。吐法是一种急救措施，用之得当，收效迅速，但易伤正气。凡体质弱、年老体衰或孕妇、产妇及出血患者，均不宜

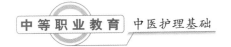

用吐法。

三、和法

和法又称和解法，是运用和解疏泄作用的方药，以祛除病邪，调理脏腑气血等，使表里、上下、脏腑、气血和调的一种治法。本法应用范围颇广，如半表半里之少阳证，肝脾不和证等。分为和解少阳、调和肝脾、调和肠胃等法。凡邪在肌表而未入少阳，或邪已入里而阳明热盛者，均不宜使用和法。

四、下法

下法又称泻下法，是运用泻下作用的方药，通过泻下通便，以攻逐实邪，排除积滞，荡涤实热，攻逐水饮和寒积，祛瘀的一种治法。主要适用于胃肠积滞，实热内结，胸腹积水，瘀血内停，大便不通者。下法又分为攻下、润下、逐水等法。下法易伤正气，应以邪去为度，不可过量。对于老年体虚、产后血亏、月经期、妊娠期及脾胃虚弱者均应慎用或禁用下法。

五、温法

温法又称温里法、祛寒法，是运用温热性质的方药，达到补益阳气，驱除寒邪以治疗里寒证的一种治法。主要用于中焦虚寒、阳衰阴胜、亡阳欲脱、寒凝经脉等证。分为温中散寒、回阳救逆、温化痰饮、温经散寒等治法。阴亏、血热等证，不宜用温法。孕妇亦慎用。

六、清法

清法又称清热法，是运用寒凉性质的方药，通过清热、泻火、凉血、解毒等作用，以清除热邪的一种治法。适用于各种里热证。分为清热泻火、清热解毒、清热凉血、清热养阴、清脏腑热等治法。注意此法不宜久用。

七、补法

补法又称补益法，是运用具有补益作用的方药，扶助正气消除虚弱证候的一种治法。分为补气、补血、补阴、补阳、气血双补、阴阳双补等。肝阳上亢、阴虚内热者应慎用。脾胃虚弱者，应佐以健脾益胃药同用。

八、消法

消法又称消散法，是运用消导、消散、软坚、化积等作用的方药，消除体内积滞，以祛除病邪的一种治法。分为消食导滞、软坚散结、行气化瘀等法。体质较虚者，使用消法时，应攻补兼施，以防损伤正气。

复习思考

1. 增强体质的原则有哪些？
2. 临床上常遵循的护理原则主要有哪些？

扫一扫，知答案

扫一扫，看课件

中医一般护理

项目一　病情观察

【学习目标】

1. 掌握病情观察的内容和方法。

2. 熟悉病情观察的要求。

3. 了解病情观察的目的。

病情观察是指对患者的病史和现状进行全面系统了解，对病情做出综合判断的过程。

一、病情观察的目的

（一）为疾病的诊断和护理提供依据

疾病对机体的损害达到一定程度后，机体便会产生一定的反应而表现于外。护理人员可以通过这些反应的表现及其发展过程的观察，综合分析其病因、病性、病位，判断为何病何证，为其护理提供依据。

（二）判断疾病的发展趋向和转归

病情的轻重与患者的表现有一定关系，借助于病情观察，可预测疾病的发展趋向和转归。

1. 原有症状减轻说明病情好转，反之为加重。

2. 在原有症状基础上又出现新的症状，说明病情恶化。如神昏患者出现高热、抽搐、呕血、便血等。

3. 病情变化幅度大，常为病情恶化之兆。如体温骤变、呼吸时快时慢等。

4.舌象及脉象变化显著，常表示病情轻重变化。如正常淡红转为红色，表示有热，病邪由表入里；若由红色转为红绛，说明邪入营血，病情危重。脉象由浮数转洪数，表示病邪由卫分入气分；反之，为病情好转。

5.一般情况，患者的精神状态、食欲，常是病情变化的重要标志。

精力充沛，是正气未衰，有抗邪能力的表现；精神萎靡，正气已衰，则病情重。食欲是表示"胃气"的强弱、有无"胃气"的重要指征。食欲佳，说明"胃气"和顺，病情不重；食欲不佳，表示"胃气"已伤，病虽轻，痊愈也较慢。重病后渐知饥能食，多表示"胃气"来复，病将向愈。

（三）了解治疗效果和用药反应

在疾病治疗过程中，病情好转表示治疗护理有效，反之，为无效。

用药后常出现各种反应，有些是正常的，如服解表药后的周身汗出，表示为表解之象；服攻下剂后的腹泻，表示已达釜底抽薪之良效。但如果超过一定限度，便会损害人体的正气，成为不良反应。如大汗淋漓会使患者气随汗脱；泻下不止会伤津耗气等。尤其是药物的毒性反应，应仔细观察。

（四）及时发现危重症或并发症

疾病治疗中可能会出现突变或并发症，要严密观察，随时捕捉其先兆。例如高热患者突然出现体温骤降、面色苍白、大汗淋漓、脉微欲绝的亡阳证候；胃痛患者出现呕血、便血等症。如观察细致，发现及时，抢救护理得当，可使患者转危为安。否则，后果严重。

二、病情观察的要求

（一）整体观察

整体观察，是指在观察病情时既要重视患者整体的病理联系，又要注重将患者所处的社会环境和自然环境与病情结合起来综合地观察。

人体是一个有机的整体，人体某一局部的病理变化，往往与全身的脏腑、气血、阴阳的盛衰有关。由于脏腑、组织和器官在生理、病理上的相互联系和相互影响，因而就决定了在观察疾病时，可以通过面色、形体、舌象、脉象等外在的变化，来了解和判断其内在的病变，以做出正确的诊断。其次还要注意人体的病理变化也受到自然社会环境的影响。

（二）四诊合参

四诊合参是指望、闻、问、切四诊并重，诸法参用，全面收集病情资料。

望、闻、问、切四诊是从不同的角度观察病情和收集资料，各自有其独特的方法和意义，也有一定的局限性，可以互补但不能彼此取代。夸大任何一诊的作用而忽视其他诊法的观点和做法都是片面的、有害的。只有全面应用四诊，才能系统地收集临床资料，确保判断正确。尤其是在疾病危重时刻，其临床表现有时会以虚假的形式表现本质（如假脉、

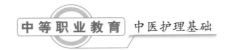

假证等），如不遵循四诊合参的原则，片面相信某一诊的作用，极易导致误诊。

三、病情观察的内容

（一）主要症状

主要症状是指病证在其发展的一定时期，常会出现一个或一组主要的、令患者最痛苦的症状。最能反映疾病病因、病理、病性的症状，是主要矛盾所在，对其他一切症状起决定和影响作用。所以，围绕主要症状是病情观察的重点。

（二）神色形态

人体是一个有机的整体，若脏腑功能活动有变化，必然反映于人体外部的神、色、形、态等各方面。因此观察神色形态的变化，可以了解人体的病理情况。

（三）现在症状

现在症状，指患者当前所感到的痛苦和不适，以及与其相关的全身情况，是疾病现阶段病理变化的客观反映，是诊察疾病的主要依据。主要包括寒热、汗出、疼痛、饮食、二便、睡眠、经带胎产等方面的内容。

（四）情志变化

情志活动，是人的精神意识对外界事物的反应。情志活动过于强烈、持久，引起脏腑气血功能失调而致病。反之，五脏精气阴阳发生变化，气血运行失调，也可出现情志的异常变化。根据患者的情志变化，对照情志致病的特点，可以辨别脏腑的病理变化。

四、病情观察的方法

（一）直接观察法

望诊，利用视觉来观察患者全身或局部表现；闻诊，利用听觉听取身体各部发出的声音而判断正常与否和利用嗅觉来辨别患者的各种气味与其健康状况的关系；切诊，通过手的触摸进行判断病情。

（二）间接观察法

问诊，通过与患者或家属的交流、书面交接班记录、阅读病历及其他相关资料，获取有关病情信息。

在病情观察中，还要注意病、脉、证合参。在一般情况下，病、脉、证是相符的，但也可出现不相符的特殊情况。因此，在临床运用时需通过四诊合参后再决定是"舍证从脉"还是"舍脉从证"。

复习思考

1. 病情观察的目的是什么？
2. 病情观察的要求有哪些？
3. 病情观察的内容有哪些？

项目二 生活起居护理

【学习目标】

1. 掌握顺应四时变化的规律和生活护理的原则。
2. 熟悉起居有常的机理。
3. 了解环境适宜的机理。

生活起居护理是指患者在住院期间，根据其病情给予全面日常生活上的整体护理。

一、顺应四时

顺应四时，是指在护理过程中患者的生活起居要顺从四时变化的规律。

《素问·四气调神大论》云："夫四时阴阳者，万物之根本也。"明代医学家张景岳提出："春应肝而养生，夏应心而养长，长夏应脾而养化，秋应肺而养收，冬应肾而养藏。"即人体五脏的生理活动，必须适应四时阴阳的变化，才能与外界环境保持协调平衡。

《素问·四气调神大论》云："春三月，此谓发陈，天地俱生，万物以荣，夜卧早起，广步于庭，被发缓形，以使志生，生而勿杀，予而勿夺，赏而勿罚，此春气之应，养生之道也。"春天的三个月，冰雪已经消融，自然界阳气开始升发，万物复苏，此时人体之阳气也顺应自然，向上向外疏发。因此春季养生必须掌握春令之气升发舒畅的特点，注意保卫体内的阳气，使之不断充沛，逐渐旺盛起来，凡有耗伤阳气及阻碍阳气的情况皆应避免。

《素问·四气调神大论》云："夏三月，此谓蕃秀，天地气交，万物华实，夜卧早起，无厌于日，使志无怒，使华英成秀，使气得泄，若所爱在外，此夏气之应，养长之道也。"夏天的三个月，天阳下济，地热上蒸，天地之气上下交合，各种植物大都开花结果，是万物繁荣秀丽的季节。夏季是一年里阳气最盛的季节，气候炎热而生机旺盛，人体阳气外发，气血运行亦相应地旺盛起来，并且活跃于机体表面。为适应炎热的气候，皮肤毛孔开泄，而使汗液排出，通过出汗，以调节体温，适应暑热的气候。夏季防暑邪，又要注意保护人体阳气，防止因避暑而过分贪凉，而伤害了体内的阳气，要注意保护体内的阳气。即《素问·四气调神大论》里所指出的"春夏养阳"。

《素问·四气调神大论》云："秋三月，此谓容平，天气以急，地气以明，早卧早起，与鸡俱兴，使志安宁，以缓秋刑，收敛神气，使秋气平，无外其志，使肺气清，此秋气之应，养收之道也。"秋天的三个月，人们一定要保持精神上的安宁，只有这样才能减缓肃杀之气对人体的影响；还要注意不断地收敛神气，以适应秋季容平的特征，并不使神志外驰，以保肺之清肃之气，这就是顺应秋季的季节特点，在精神上养收的方法。

《素问·四气调神大论》云："冬三月，此谓闭藏，水冰地坼，无扰乎阳，早卧晚起，必待日光，使志若伏若匿，若有私意，若已有得，去寒就温，无泄皮肤，使气亟夺，此冬气之应，养藏之道也。"冬天的三个月，是万物生机闭藏的季节。在这一季节里，水面结冰，大地冻裂，所以人不要扰动阳气，要早睡晚起，一定需等到日光出现再起床；使情志埋伏深藏，就像人有隐私，就像心有所获一样；还要远离严寒之地，靠近温暖之所，不要让肤腠开泄出汗而使阳气大量丧失，以顺应冬气，闭藏阳气。在避寒保暖的同时，还要注意避免温热太过而损伤阴气，要注意保护体内的阴气，即《素问·四气调神大论》里指出的"秋冬养阴"。

二、起居有常

起居有常，是指在护理患者过程中注意其日常生活要符合生理机制。

《素问·上古天真论》云："起居有常，不妄作劳。"《素问·宣明五气》云："久视伤血，久卧伤气，久坐伤肉，久立伤骨，久行伤筋。"即日常生活不可过劳，亦不可过逸，劳逸结合才能有利于疾病的痊愈。唐代医学家孙思邈所著《千金要方》云："是以善摄生者，卧起自四时之早晚，兴居有至和之常制。"又云："春欲晏卧早起，夏及秋欲侵夜乃卧早起，冬欲早卧而晏起，皆益人。虽云早起，莫在鸡鸣前；虽欲晏起，莫在日出后。"即护理患者就寝与起床的早晚，应与四时的变化相适应，既不可过早，又不宜太晚。

三、环境适宜

环境适宜，是指在护理患者过程中要让其生活在适宜的环境中。

《素问·咳论》云："人与天地相参。"人禀天地之气而生，天地是生命之源，天地阴阳二气的对立统一运动为生命的产生提供了最适宜的环境。《素问·举痛论》云："善言天者，必有验于人。"居住的地理环境是自然环境中的重要因素，包括地质水土、地域性气候、人文地理、风俗习惯等。地理环境的差异，在一定程度上，影响人们的生理机能和心理活动。同时还要注意人生活在社会环境之中，社会生态变迁与人的身心健康和疾病的发生有着密切关系。

四、生活护理

(一) 谨微防护

谨微防护,是指在护理患者过程中要谨慎微细。明代医学家张景岳曾说:"知命者其谨于微而已矣。"又说:"履霜坚冰至,贵在谨乎微,此诚医学之纲领,生命之枢机也。""微",即容易让人忽略的细微之处,往往是影响病情非常重要的因素。

清代医家吴鞠通所著《温病条辨》云:"圣人不忽于细,必谨于微,医者于此等处,尤当加意也。"病越轻,生命受伤越小;病越重,生命受伤越重,护理不能因病情轻微而忽视防治。相反,在病微之时,是治疗的最佳时机,因此"尤当加意"。

(二) 和于术数

"和于术数",是指在护理患者过程中要对其实施适中平和的方法。

《素问·上古天真论》云:"上古之人,其知道者,法于阴阳,和于术数。"术,指技术、方法、技巧;数,指数字。方法和技术都可以用数字来表示。如生活规律、合理饮食、适量运动、不过度劳累等。清代医学家张隐庵所著《黄帝内经素问集注》云:"术数者,调养精气之法也。""和于术数"最重要的还是一个"和"字,即要求采用任何一种护理方法,都要做到适中,无太过,无不及,恰到好处。

复习思考

1.生活起居护理包括哪些内容?

2.顺应四时的方法有哪些?

3.生活护理的基本要求是什么?

项目三 情志护理

【学习目标】

1.掌握情志护理的原则。

2.熟悉情志护理的方法。

情志护理,是指通过护理人员影响和改善患者的情绪,减轻消除引起患者痛苦的各种不良的情绪和行为,以及由此产生的躯体症状的方法。

一、情志护理的原则

（一）因人论护

因人论护，是指在护理患者过程中要注意因其个体差异而采用相应的护理措施。

《素问·征四失论》云："不适贫富贵贱之居，坐之薄厚，形之寒温，不适饮食之宜，不别人之勇怯，不知比类，足以自乱，不足以自明，此治之三失也。"《灵枢·寿夭刚柔》云："人之生也，有刚有柔，有弱有强，有短有长，有阴有阳。"不同的个体在禀赋寿夭、生理发育、生活方式、情志心理、发病及预后等方面各有不同。《灵枢·五变》云："肉不坚，腠理疏，则善病风……五脏皆柔弱者，善病消瘅……小骨弱肉者，善病寒热……粗理而肉不坚者，善病痹……皮肤薄而不泽，肉不坚而淖泽，如此则肠胃恶，恶则邪气留止积聚，乃伤脾胃之间，寒温不次，邪气稍至。蓄积留止，大聚乃起。"因此，在护理患者过程中，综合考虑其性别、年龄、职业、体质等因素，详辨禀赋之强弱、气血之盛衰、体质之肥瘦寒温，能更加全面精确地掌握疾病和人体的特征，施以个性化的护理。

（二）形神兼顾

形神兼顾，是指在护理患者过程中要注意其神与形体的关系。

形与神是生命活动整体不可分割的两个方面。《素问·上古天真论》云："故能形与神俱，而尽终其天年，度百岁乃去……独立守神，肌肉若一，故能寿敝天地，无有终时。"《灵枢·口问》云："故悲哀愁忧则心动，心动则五脏六腑皆摇。"

养形安神，形健则神旺。明代医学家张景岳所著《类经》云："形者神之体，神者形之用；无神则形不可活，无形则神无以生……故欲养神者，不可不谨养其形。"形与神，二者相辅相成，不可分离，形健神旺是正气充沛、身体健康的标志。

二、情志护理的方法

（一）言语开导法

言语开导法，是指在护理患者过程中用语言对其进行说服、解释、鼓励、劝告，使其摆脱或减轻心理负担，因而使病情得到改善的方法。

《灵枢·师传》云："人之情莫不恶死而乐生，告之以其败，语之以其善，导之以其所便，开之以其所苦，虽有无道之人，恶有不听者乎？"惧怕死亡，而希望生存是人之常情。"告之以其败"，指出疾病的危害，引起患者对疾病的注意，使患者对疾病有一个正确的认识。"语之以其善"，告诉患者要与医护人员好好配合，只要治疗及时，措施方法得当，是可以缓解、治愈、康复的，要增强自我战胜疾病的信心。"导之以其所便"，劝导、启发患者安心调养，并指出具体治疗的方式或方法。"开之以其所苦"，解除患者畏难情绪以及恐惧和消极的心理。

（二）清心静神法

清心静神法，是指在护理患者过程中通过消除其不良情志和心神活动以达到治疗的目的。

《素问·上古天真论》云："虚邪贼风，避之有时，恬惔虚无，真气从之，精神内守，病安从来？"《素问·生气通天论》云："清静则肉腠闭拒，虽有大风苛毒，弗之能害。"即从内外两个方面揭示了清心静神的重要原则。对外顺应自然变化和避免邪气的侵袭；对内，谨守虚无，心神宁静，这样外御内守，真气从之，邪不能害。可见，"恬惔虚无"之要旨是保持静养，思想清静，畅达情志，使精气神内守而不散失，人体形神合一，有利于防病去疾，促进健康。

《素问病机气宜保命集》云："神太用则劳，其藏在心，静以养之。"所谓"静以养之"，主要是指静神不思，养而不用，即便用神，也要防止用神太过而言。《素问·痹论》云："静则神藏，躁则消亡。"静则百虑不思，神不过用。反之，神气的过用、躁动往往容易耗伤气血，会使身体健康受到影响。所以，《素问·上古天真论》云："精神内守，病安从来？"强调了清静养神的护理意义。

《素问·上古天真论》云："是以志闲而少欲，心安而不惧，形劳而不倦，气从以顺，各从其欲，皆得所愿……所以能年皆度百岁而动作不衰者。"私心太重，嗜欲不止，欲望太高太多，达不到目的，就会产生忧郁、幻想、失望、悲伤、苦闷等不良情绪，从而扰乱清静之神，使心神处于无休止的混乱之中，导致气机紊乱而发病。如果能减少私心、欲望，从实际情况出发，节制对私欲和对名利的奢望，则可减轻不必要的思想负担，使人变得心地坦然，心情舒畅，从而促进身心健康。

（三）移情易性法

移情易性法，是指在护理患者过程中使其情绪转移和改易心志以达到治疗的目的。

移情，指排遣情思，使思想焦点转移他处，在护理过程中，主要是指将患者精神注意力，从疾病转移到其他方面。易性，指改易心志，包括排除或改变患者的某些不良情绪、习惯或错误认识，使其能恢复正常心态或习惯，以利于疾病的治疗。

《素问·移精变气论》云："黄帝问曰：余闻古之治病，惟其移精变气，可祝由而已……故毒药不能治其内，针石不能治其外，故可移精祝由而已。"移情的方法有很多，应根据不同患者的心理特点、局部环境和条件等采取不同的措施，唐代医学家孙思邈所著《千金要方》云："弹琴瑟，调心神，和性情，节嗜欲。"琴棋书画具有影响人的情感，转移情志，陶冶性情的作用，故应在烦闷不安、情绪不佳时，听一听音乐，欣赏一下戏剧，使苦闷顿消，精神振奋。患者可根据各自不同的兴趣和爱好，分别从事自己喜欢的活动，如书法、绘画等，用这些方法排解愁绪，寄托情怀，舒畅气机，颐养心神，有益于身体健康。

移情易性的具体办法有很多，可根据不同的疾患，不同的心理状态和不同的环境条件，采取不同的措施，灵活加以运用。具体可以分为三类：一是鼓励患者投身到健康的消遣活动中去，来转移当事者的思虑目标。二是帮助患者放弃或调整原先的生活目标和行为方式，以改变其不良习性。三是建议改变工作或生活环境，使患者脱离原来的不良刺激。

（四）情志相胜法

情志相胜法，是指在护理患者过程中用一种情志抑制另一种情志的方法以达到治疗的目的。又称以情胜情法、五志相胜法、情态相胜法等。

《素问·阴阳应象大论》云："人有五脏，化五气，以生喜怒悲忧恐。"怒归肝属木，喜归心属火，思归脾属土，悲归肺属金，恐归肾属水。情志生于五脏，五脏分属五行，故五志之间相生相克的关系就和五行一样，五志失衡则病，五志平衡则和。五脏之病，可运用五志之间的相生相克进行治疗。《素问·举痛论》云："百病生于气也，怒则气上，喜则气缓，悲则气消，恐则气下……思则气结。"由于五志和五脏相对应，五志的变化将引发五脏的变化，进而导致疾病的产生。《素问·阴阳应象大论》云："怒伤肝，悲胜怒……喜伤心，恐胜喜……思伤脾，怒胜思……忧伤肺，喜胜忧……恐伤肾，思胜恐。"五志相胜疗法能够通过五种情志之间的相生相克规律，达到五志平和，协调气机和脏腑，而治愈疾病的目的。

1.悲胜怒法　悲归肺属金，怒归肝属木。怒伤于肝者，以悲胜之。怒伤肝，因怒而伤及肝之疏泄功能，导致体内气逆上窜，多表现为狂躁冲动等肝阳上亢症状。"悲则气消"正好对应"怒则气上"，金代医学家张子和所著《儒门事亲》云："悲可以治怒，以怆恻苦楚之言感之。"即以诱导患者产生悲伤情绪，用压抑的情绪，抵消激怒的情绪，可有效地控制或缓解因愤怒而导致的病证。

2.恐胜喜法　恐归肾属水，喜归心属火。喜伤于心者，以恐胜之。喜伤心，肺金受邪。心藏神，若因喜太过伤及心，则神不守舍，心神涣散，多表现为神情恍惚、嬉笑不休、健忘等症状。恐则气下则有泻心火之作用。恐为肾志，喜为心志，水能制火，这就是所谓的水火既济之道。《儒门事亲》云："恐可以治喜，以恐惧死亡之言怖之。"即令患者产生恐惧的心理，可有效地控制或缓解因过喜而导致的病证。

3.怒胜思法　怒归肝属木，思归脾属土。思伤于脾者，以怒胜之。思伤脾，肾水受邪。过思则气结，伤及脾的运化功能，导致脾失健运，多表现为不思饮食、胸膈满闷、神情倦怠等症状。怒则气上，肝志为怒，主疏泄，可有助于宣散气结。《儒门事亲》云："怒可以治思，以污辱欺罔之言触之。"激起患者盛怒情绪，疏通郁思气结，可有效地控制或缓解因过怒而导致的病证。

4.喜胜悲法　喜归心属火，悲归肺属金。悲伤于肺者，以喜胜之。悲伤肺，肝木受邪。过悲则气消，导致肺气耗散，多表现为少气懒言、意志消沉、食少气短等症状。《儒门事亲》云："喜可以治悲，以谑浪亵狎之言娱之。"使患者喜笑颜开，气和志达，精神重新振作，可有效地控制或缓解因过悲而导致的病证。

5. 思胜恐法　恐归肾属水，思归脾属土。恐伤于肾者，以思胜之。恐伤肾，恐则气并于肾，心火受邪。过恐则气下，若长时间受到惊吓恐惧的情志刺激，则可能造成脏腑受损，多表现为坐立不安、二便失禁、遗精滑泄、心神不宁等。《儒门事亲》云："思可以治恐，以虑彼志此之言夺之。"引导患者对有关事物进行思考，以制约其恐惧心理，可有效地控制或缓解因过恐而导致的病证。

复习思考

1. 情志护理的原则是什么？

2. 情志护理的方法有哪些？

3. 情志相胜的应用方法有哪些？

项目四　饮食护理

【学习目标】

1. 掌握饮食护理的基本要求。

2. 熟悉饮食宜忌原则和饮食的辅助治疗原则。

3. 了解食物的性味与功能。

饮食护理是指在护理患者过程中根据其病证而选用适宜的饮食。

隋代杨上善所著《黄帝内经太素》云："空腹食之为食物，患者食之为药物。"食物即药物，两者之间并无绝对的分界线，即"药食同源"。食物同药物一样，具有四性五味、归经和升降浮沉。唐代医学家孙思邈所著《千金要方》云："安身之本，必资于食。不知食宜者，不足以存生。"又云："凡欲治疗，先以食疗，食疗不愈，后乃用药尔。"

一、食物的性味与功效

（一）四性

指食物的寒、热、温、凉四种性质，又称四气。

1. 寒性食物和凉性食物是指能够减轻或消除热证的食物，属于寒性或凉性。具有清热、解毒、泻火、凉血、滋阴等作用，用于各种热证。见表6-1和表6-2。

表 6-1 常用食物性味简表——寒性食物

品名	性味	功用	宜忌
豇豆	甘，微寒	健脾和胃，补肾	宜：脾胃虚弱，吐泻下痢，遗精，带下 忌：气滞便秘
梨	甘、酸，寒	清热生津，止咳消痰	宜：肺热咳嗽，醉酒，热病津伤，便秘 忌：脾虚便溏，寒咳，胃寒呕吐，产后
柿子	甘、涩，寒	清热润肺，止渴	宜：咯血，溃疡病出血，尿血，痔疮便血 忌：外感咳嗽，痰湿内盛，勿与蟹、酒同食
柑	甘，微寒	生津止渴，醒酒	宜：热病口渴，咳嗽多痰，便秘，醉酒 忌：脏腑虚寒，久病寒痰
柚	甘、酸，寒	健胃消食，生津	宜：口渴，食滞 忌：风寒感冒，痰喘，脾胃虚寒
橙	甘、酸，微寒	宽胸止呕，解酒，利水	宜：热病呕吐，二便不利，伤酒 忌：脾阳虚者不可多食
香蕉	甘，寒	清肺润肠，解毒	宜：热病伤津，溃疡病，痔疮，习惯性便秘 忌：便溏
桑椹	甘，寒	滋阴补血，生津润肠	宜：阴血虚之眩晕，失眠，须发早白，肠燥便秘 忌：脾虚便溏
甘蔗	甘，微寒	清热和胃，生津润燥	宜：热病口渴，大便燥结，血证，燥咳，呕吐反胃，妊娠恶阻 忌：脾虚便溏
西瓜	甘，寒	清热解暑，生津止渴	宜：中暑，高热烦渴，口舌生疮 忌：中寒兼湿盛
甜瓜	甘，寒	清热解暑，利尿	宜：发热口渴，燥咳，反胃呕吐 忌：腹胀，脾虚便溏
荸荠	甘，寒	清热化痰，消积	宜：咽喉肿痛，胸腹胀热，便秘 忌：便溏，血虚
黄瓜	甘，微寒	清热利水，止渴	宜：热病烦渴，水肿 忌：脾胃虚寒
冬瓜	甘，微寒	清热解毒，利水消痰	宜：水肿胀满，小便不利，暑热 忌：脾肾阳虚，久病滑泻
笋	甘，寒	利膈下气，清热痰	宜：肥胖，食滞腹胀 忌：病后，产后
藕	甘，寒	清热生津，凉血散瘀	宜：热病烦渴，热淋，出血证 忌：寒证忌用
番茄	甘、酸，微寒	生津止渴，健胃消食	宜：热病发热，口干渴，食欲不振 忌：脾胃虚寒
海带	咸，寒	软坚散结，利水	宜：瘿瘤，瘰疬，结核，水肿 忌：脾胃虚寒者不可多吃

表 6-2　常见食物性味简表——凉性食物

品名	性味	功用	宜忌
大麦	甘、咸，凉	和胃，消积，利水	宜：小便淋漓疼痛，消化不良 忌：哺乳妇女忌用
小麦	甘，凉	养心益肾，健脾和胃	宜：失眠健忘，虚热盗汗 忌：小麦过敏体质
小米	甘，凉	和中益肾，除湿热	宜：脾胃虚热，失眠，产后补虚 忌：气滞，体质偏虚寒，小便清长
蚌肉	甘，凉	清热滋阴，明目	宜：阴虚目暗，痔疮，崩漏 忌：脾阳虚，妊娠
兔肉	甘，凉	补中益气，滋阴凉血	宜：乏力，消渴，阴虚失眠 忌：素体虚寒者不可多吃
柠檬	酸，凉	生津止渴，祛暑，安胎	宜：热病口渴，中暑，妊娠恶阻 忌：风寒表证
枇杷	甘、酸，凉	润肺，止渴，下气	宜：热病口渴，干咳 忌：脾虚便溏
芒果	甘、酸，凉	止渴生津，消食，止咳	宜：热病口渴，干咳 忌：虚寒咳嗽，湿疹，疮疡流脓，白带，水肿，脚气
李子	甘、酸，凉	舒肝解郁，生津止渴	宜：消渴引饮，阴虚发热 忌：脾胃虚弱
罗汉果	甘，凉	清肺润肠	宜：燥咳，便秘 忌：风寒痰湿咳嗽
萝卜	甘、辛，凉	消食下气，清热化痰	宜：食积气胀，咳嗽痰多 忌：脾胃虚寒
油菜	辛，凉	散血，消肿	宜：劳伤吐血 忌：疮疖，产后
丝瓜	甘，凉	清热解毒，凉血通络	宜：胸胁疼痛，乳痈，筋脉挛急 忌：脾胃虚寒
菠菜	甘，凉	养血止血，润燥止渴	宜：血虚，便秘，痔瘘，便血 忌：脾虚泄泻
芹菜	甘、苦，凉	清热凉血，平肝息风	宜：肝阳上亢 忌：消化不良
茄子	甘，凉	清热，活血，通络	宜：疮疡肿毒，便秘，风湿痹证 忌：虚寒腹泻
黄花菜	甘，凉	养血平肝，利水消肿	宜：头晕，水肿，缺乳 忌：不宜生食
豆腐	甘，凉	益气生津，清热解毒	宜：脾胃虚弱，消渴 忌：脾胃虚寒，脾肾阳虚
茶叶	苦、甘，凉	清热利尿，消食	宜：小便不利，痢疾，烦渴 忌：脾胃虚寒，便溏

2.热性食物和温性食物是指能够减轻或消除寒证的食物，属于热性或温性。具有温中、散寒、助阳、补火等作用，用于各种寒证。见表6-3和表6-4。

表6-3 常见食物性味简表——热性食物

品名	性味	功用	宜忌
狗肉	甘、咸，热	补中益气，温肾壮阳	宜：脾肾阳虚，腰膝酸软，形寒肢软 忌：热证，阴虚，出血性疾病，妊娠
辣椒	辛，热	温中散寒，健胃消食	宜：寒凝腹痛，吐泻，纳少，风寒湿痹 忌：热证，阴虚火旺，目疾，疮肿
大蒜	辛，热	温中消食，解毒	宜：外感疫毒，风寒，痢疾，食欲不振 忌：阴虚火旺者慎食
胡椒	辛，热	温中下气，消痰，解毒	宜：虚寒胃痛，肺寒痰多，肉积不化 忌：阴虚内热，血证，痔疮，妊娠
花椒	辛，热	温中散寒，止痛，杀虫	宜：虚寒腹痛，蛔虫腹痛 忌：阴虚火旺，妊娠
桂皮	辛、甘，热	温中补阳，散寒止痛	宜：脘腹寒痛 忌：热证，阴虚内热，咽痛，妊娠
白酒	辛、甘、苦，热	通脉，御寒，助药力	宜：气滞，血瘀，风寒湿痹 忌：热证，阴虚内热，血证，妊娠

表6-4 常用食物性味简表——温性食物

品名	性味	功用	宜忌
糯米	甘，温	补中益气，暖脾胃	宜：脾胃气虚，胃寒疼痛，气短多汗 忌：热证，脾不健运
高粱	甘，温	温中健脾，涩肠止泻	宜：脾胃虚弱，便溏腹泻 忌：湿热中满腹胀
饴糖	甘，温	益气缓急，润肺止咳	宜：虚寒腹痛，乏力纳少，肺虚咳喘 忌：湿热内郁，中满吐逆，痰热咳嗽
鸡肉	甘，温	健脾补虚，益气养血	宜：体虚，气血不足，阳虚畏寒 忌：实证热，痼疾忌公鸡肉
鹿肉	甘，温	壮阳益精，补血益气	宜：气血不足，阳气衰弱 忌：各种火热病症
牛肉	甘，温	补中益气，健脾养胃	宜：脾胃虚弱，气血虚亏 忌：牛肉过敏体质，湿疹，疮疡
羊肉	甘，温	益气补虚，温肾助阳	宜：阳虚畏寒，气血不足 忌：外感时邪，阴虚火旺，疮疡疔肿
牛奶	甘，微温	补虚生津，益肺养胃	宜：气血不足，阴虚劳损 忌：牛奶过敏体质，腹胀，矢气，腹痛腹泻，结石

续表

品名	性味	功用	宜忌
鲫鱼	甘，温	健脾益气，利尿消肿	宜：水肿，腹水，缺乳 忌：便秘，皮肤瘙痒，痘疹
鲤鱼	甘，微温	健脾开胃，利水消肿	宜：水肿，腹水，缺乳 忌：便秘，皮肤瘙痒，痘疹
虾	甘，温	补肾壮阳，通乳	宜：阳虚，缺乳，宫寒不孕，寒性脓疡 忌：热证，各种皮肤病
桂圆肉	甘，温	补益心脾，养血安神	宜：气血不足，心脾两虚，失眠，健忘 忌：痰火，湿滞，中满气壅
大枣	甘，温	补中益气，养血安神	宜：中气不足，气血两虚 忌：湿盛脘腹胀满，热盛
荔枝	甘、酸，微温	养血填精，益气补心	宜：久病体弱，呃逆，腹泻 忌：素体热盛，阴虚火旺
山楂	酸、甘，微温	消食化积，散瘀行滞	宜：食滞，泻痢，瘀血内积
胡桃仁	甘，温	补肾温肺，润肠通便	宜：虚寒喘咳，肾虚腰痛，肠燥便秘 忌：痰热咳嗽，阴虚火旺，便溏
板栗	甘，温	健脾养胃，补肾强筋	宜：肾虚腰膝无力，脾虚泄泻 忌：痞满，疳积，食滞
杨梅	甘、酸，温	生津解渴，和胃消食	宜：伤暑口渴，腹胀，吐泻 忌：痰热
桃子	甘、酸，温	生津润肠，活血消积	宜：便秘 忌：痈肿，疮疖
杏子	甘、酸，温	润肺定喘，生津止渴	宜：咳嗽，口渴 忌：痈疖，膈上有热者
大葱	辛，温	散寒解表，通阳	宜：外感风寒，头痛鼻塞
韭菜	辛，温	温中行气，温肾	宜：呕吐呃逆，便秘，阳痿 忌：阴虚内热，胃热，目疾，疮疡
南瓜	甘，温	补中益气，除湿解毒	宜：消渴，肺痈，咳喘，腹水 忌：气滞湿阻，腹胀，纳差
生姜	辛，温	发散风寒，温中止呕	宜：风寒感冒，胃寒腹痛，呕吐，解鱼毒 忌：热证，阴虚发热
芫荽（香菜）	辛，温	发表透疹，芳香开胃	宜：麻疹不透，外感风寒 忌：气虚体弱，虚热，疮疡
小茴香	辛，温	祛寒止痛，理气和胃	宜：下腹冷痛，胃寒胀痛，呕吐等 忌：阴虚火旺、胃有热者
食醋	酸、苦，温	散瘀止血，解毒，消食	宜：胃酸过少，过食鱼腥，瓜果中毒 忌：胃酸过多，外感风寒，筋脉拘急
红糖	甘，温	补血，活血，散寒	宜：虚寒腹痛，产后恶露未尽 忌：湿热，痰湿，阴虚火旺

3. 平性食物是指食物寒热之性不甚显著，作用比较和缓，寒证和热证均可选用。见表6-5。

表6-5　常用食物性味简表——平性食物

品名	性味	功用	宜忌
海参	甘、咸，平	养血润燥，补肾益精	宜：精血亏损，浮肿，阳痿，遗精 忌：痰湿内盛，便溏，腹泻
大豆	甘，平	健脾宽中，润燥消水	宜：诸虚劳损，便秘，消渴 忌：痛风，结石，腹胀
赤小豆	甘，平	利水消肿，解毒排脓	宜：水肿，小便不利，热毒痈疮 忌：阴虚无湿热，小便清长
黑豆	甘，平	益气止汗，利水活血	宜：水肿，多汗，肾虚腰痛 忌：黑豆过敏体质，痛风
扁豆	甘，平	健脾和中，消暑化湿	宜：暑天吐泻水肿 忌：扁豆过敏体质，痛风
玉米	甘，平	和中开胃，除湿利尿	宜：腹泻，水肿，小便不利，黄疸 忌：消渴
红薯	甘，平	补中和血，益气生津	宜：湿热黄疸，习惯性便秘 忌：中满腹胀，胃酸过多
豆浆	甘，平	补虚润燥	宜：纳呆，阴虚燥热，皮肤粗糙 忌：反胃，嗳气，腹泻，腹胀，痛风
猪肉	甘，平	补气养血，益精填髓	宜：体质虚弱，营养不良，肌肤枯燥 忌：痰湿体质，外感病
鸭肉	甘、咸，平	滋阴养胃，利水消肿	宜：阴虚内热 忌：外感风寒，脾虚泄泻
鸡蛋	甘，平	滋阴养血，养血安神	宜：气血不足，失眠烦躁 忌：高热，腹泻，过敏体质
鹅肉	甘，平	益气补虚，和胃止渴	宜：阴虚发热，胸闷 忌：湿热内蕴
马肉	甘、酸，平	强腰脊，健筋骨	宜：腰腿酸痛乏力，痹证 忌：腹泻，皮肤病
鹌鹑	甘，平	健脾益气	宜：气血不足，食欲不振 忌：与猪肉、猪肝、香菇、木耳同食
甲鱼	甘，凉	滋阴凉血，养精填髓	宜：阴虚体弱 忌：脾胃阳虚
燕窝	甘，平	养阴润燥，补中益气	宜：气阴两虚，肺虚咳喘 忌：燕窝过敏体质
蜂蜜	甘，平	补脾润肺，润肠通便	宜：肺虚燥咳，肠燥便秘 忌：胸腹痞满，便溏泄泻

续表

品名	性味	功用	宜忌
白果	甘、苦、涩，平	收敛定喘，止带	宜：喘咳，痰多，白浊带下 忌：有小毒，多食易引起中毒
橘子	甘、酸，平	开胃理气，止咳润肺	宜：食欲不振，恶心呕吐 忌：风寒咳嗽，多食可化火生痰
葡萄	甘、酸，平	补益气血，健胃利尿	宜：痿痹，食欲不振，小便涩痛 忌：多食可生内热
苹果	甘、酸，平	补心益气，生津和胃	宜：便秘，慢性腹泻，食欲不振 忌：脾胃虚寒，消渴
菠萝	甘、酸，平	清暑解渴，消食利尿	宜：中暑发热烦渴，消化不良 忌：空腹食用
芝麻	甘，平	补益肝肾，养血通便	宜：精血亏虚，须发早白，便秘 忌：脾虚便溏，腹泻
花生	甘，平	补脾润肺，养血和胃	宜：气血亏虚，体弱便秘 忌：腹泻便溏
莲子	甘、涩，平	补脾固涩，养心益肾	宜：脾虚泄泻，肾虚遗精，带下，崩漏 忌：便秘，中满痞胀
山药	甘，平	健脾益气，补肾涩精	宜：脾虚便溏，肺虚咳喘，肾虚带下，消渴 忌：湿盛中满，肠胃积滞
土豆	甘，平	健脾益气	宜：食欲不振，便秘 忌：脾胃虚弱
蘑菇	甘，平	健脾开胃，透疹	宜：食欲不振，久病体弱，麻疹不透 忌：蘑菇过敏体质，腹泻
香菇	甘，平	健脾益气，透疹	宜：脾胃虚弱，神疲乏力，麻疹不透 忌：与鹌鹑肉同食
芋头	甘、辛，平	补益脾胃，消瘰散结	宜：中气不足，瘰疬，结核 忌：芋头过敏体质
胡萝卜	甘，平	健脾和胃下气	宜：脘闷气胀，便秘 忌：阴盛偏寒体质，脾胃虚寒
白菜	甘，平	清热除烦，通便利肠	宜：口干渴，大便秘结 忌：脾肺虚寒
香椿	苦、辛，平	燥湿杀虫，健胃涩肠	宜：久泻，遗精，带下，崩漏 忌：阴虚，燥热
木耳	甘，平	滋阴养胃，益气和血	宜：气血不足 忌：脾虚便溏，腹泻
银耳	甘，平	润肺止咳，养胃生津	宜：气阴虚弱，咳喘，口咽干燥 忌：出血，风寒咳嗽，湿痰壅盛

（二）五味

指食物辛、酸、甘、苦、咸五种味道。后扩大为体现食物性质标志，并非一定是食物的真实味道。

1. 辛味（辣味）：有发散、行气、行血等作用。用于治疗表证，如生姜、葱、白萝卜、洋葱、辣椒、胡椒等。

2. 甘味：有补益、和中、缓急等作用。用于治疗虚证，如蜂蜜、土豆、胡萝卜、木耳、黑芝麻、百合等。

3. 酸味：有收敛、固涩等作用。用于治疗虚汗、泄泻、尿频、出汗等，如醋、乌梅、木瓜、柑、橙子、柠檬等。

4. 苦味：有清热、泻火、燥湿、降气等作用。用于治疗热证、湿证等，如苦瓜、旱芹、茶叶、橘皮、白果、莲子心等。

5. 咸味：有软坚散结、润下等作用。用于治疗瘰疬、痰核、痞块、热结便秘等症，如盐、海带、紫菜、海蜇、海参、螃蟹等。

五味之外，还有淡味及涩味。淡味有渗湿、利尿等作用。一般渗湿利尿食物多具淡味，主治水肿、小便不利等症，如冬瓜、白木耳、薏苡仁等。涩味与酸味作用相似，也有收敛固涩作用，如柿子、梅子、橄榄、刺梨、莲子、芡实等。

二、饮食护理的基本要求

（一）谨和五味

谨和五味，是指饮食五味要平衡摄入，平和而不偏重。

《素问·生气通天论》云："是故谨和五味，骨正筋柔，气血以流，腠理以密，如是则骨气以精，谨道如法，长有天命。"饮食物因其味不同，对脏腑的作用也有所侧重，《素问·至真要大论》云："夫五味入胃，各归所喜，故酸先入肝，苦先入心，甘先入脾，辛先入肺，咸先入肾。久而增气，物化之常也。"食物中如果五味平和地摄入，则食物五味能化生阴精阳气，滋养五脏气血；反之，则阳虚阴亏，气血衰少。若五味偏嗜就会造成相应脏腑的功能失调，出现多种病理变化。《素问·五脏生成》云："是故多食咸，则脉凝泣而变色；多食苦，则皮槁而毛拔；多食辛，则筋急而爪枯；多食酸，则肉胝胎而唇揭；多食甘，则骨痛而发落。"

（二）食饮有节

《素问·上古天真论》云："食饮有节。"节，是指有节律、有节制。包括饥饱适宜和寒温中适。金代医学家李东垣所著《脾胃论》云："若饮食失节，寒温不适，则脾胃乃伤。"

1. 饥饱适宜　是指饮食饥饱不宜过度。

《素问·痹论》云："饮食自倍，肠胃乃伤。"即过饱易伤及胃肠。《灵枢·五味》云："故谷不入，半日则气衰，一日则气少矣。"即过饥则正气虚衰。唐代医学家孙思邈所著《千金要方》云："饮食以时，饥饱得中。""不欲极饥而食，食不可过饱；不欲极渴而饮，饮不可过多；饱食过多，则结积聚；渴饮过多，则成痰。善养性者，先饥而食，先渴而饮，食欲数而少，不欲顿而多。"即不在过饥时过食，过食则生积聚；不在过渴时过饮，过饮则生痰饮；饮食宜少食多餐，不可多食少餐。

2.**寒温适中** 是指饮食冷热要适宜。

《灵枢·师传》云："食饮者，热无灼灼，寒无沧沧，寒温中适，故气将持，乃不致邪僻也。"指出摄取饮食物时，应"寒温中适"。一是指食物属性的阴阳寒热应互相调和；二是指饮食入腹时冷热温度要适宜。因为过食温热之品，容易损伤脾胃之阴液；过食寒凉之物，容易损伤脾胃之阳气。唐代医学家孙思邈所著《千金翼方》云："热无灼唇，冷无冰齿。"

三、饮食的宜忌原则

（一）食不偏嗜

食不偏嗜，是指饮食不可偏食某一种或某一类食物。

《素问·脏气法时论》云："五谷为养，五果为助，五畜为益，五菜为充。""五"字并非是指狭义的五种物品，应为广义的该类各种物品；养，是指保养生命的主食；助，是指辅助性食物；益，是指补益性食物；充，是指与主食一起配合的补充性食物。即是指食物要多种合理搭配，不能偏食。

（二）食不逆时

食不逆时，是指饮食要顺应四季气候变化的规律。《素问·六元正纪大论》云："用寒远寒，用凉远凉，用温远温，用热远热，食宜同法。""远"意指远离，即气候寒凉之际不宜食用寒凉的食物；气候炎热之际不宜食用大温大热的食物。

唐代医学家孙思邈所著《千金食治》云："春七十二日省酸增甘以养脾气；夏七十二日省苦增辛以养肺气；秋七十二日省辛增酸以养肝气；冬七十二日省咸增苦以养心气；季月各十八日省甘增咸以养肾气。"即季节不同，选食五味增减也有不同。

四、饮食的辅助治疗原则

（一）辨证选食

病证有寒、热、虚、实之分，食物有四性五味之别，在饮食调护中应按病证的性质不同以选择相宜之食物。

1.**四性选食** 是指根据患者病证的不同性质而选用不同性质的食物。

热证患者，选用寒凉性食物，以清热、泻火、解毒。"凉"性食物是指能使机体寒凉的食物，如兔肉、鸭肉、蘑菇、莲子、白萝卜、大白菜等。"寒"性食物指的是能使机体更易寒凉的食物，如小米、绿豆、苦瓜、黄瓜、紫菜、海带等。

寒证患者，选用温热性的食物，以温中、祛寒。"温"性食物，就是指能使机体温暖的食物，如葱、洋葱、大蒜、韭菜、生姜、茴香等。"热"性食物，是指比温性食物更易使机体产生温热作用的食物，多指一些芳香辛辣的佐料之类，如辣椒、花椒、胡椒、肉桂、干姜等。

如果食物的性质是介于"温"和"寒"之间，即为"平"性食物，如大米、土豆、山药、花生、玉米、红薯等。

2.五味选食　是指根据患者不同性质的病证而选用五味相宜的食物。

味苦、味酸的食品偏寒，适宜用于热性病证；味甜、味辛的食品性热，适宜用于寒性病证。

辛味，有宣散、行气血、润燥的功效，用于表寒证及气血阻滞病证，如葱、洋葱、大蒜、韭菜、生姜、茴香等。

甘味，有补益和中缓急的功效，用于虚证和拘急疼痛等，如大米、小麦、玉米、山药、胡萝卜、南瓜等。

酸味，有收敛固涩的功效，用于气虚、阳虚不摄而致的多汗症、泄泻不止、尿频、遗精、滑精等，如番茄、马齿苋、李子、梅子、山楂、杏等。

苦味，有能泄、能燥、能坚的作用，用于热证、湿证、气逆等，如苦瓜、旱芹、茶叶、橘皮、白果、莲子心等。

咸味，有软坚散结、泻下的作用，用于热结、痰核、瘰疬等，如盐、海带、紫菜、海蜇、海参、螃蟹等。

（二）三因制宜

饮食护理"三因制宜"的原则，即因时、因地、因人选食。

1.因时选食　是指饮食调理应根据四时气候的变化而选食。

春季养肝。春季是肝的主季，春天肝气最旺，也易发生肝病，冬季虽过，但严寒仍逗留不去，早春饮食取温避凉，应适当吃些香椿、葱、姜、蒜、韭菜、芥菜等偏于温补的蔬菜，但不能一味食用人参等温热补品，以免春季气温上升，加重身体内热，损伤到人体正气；应少食黄瓜、冬瓜、茄子、莲藕、绿豆、芹菜等性凉食物。仲春饮食宜辛甘，适当进食山药、红枣、大米、黄豆、玉米、荞麦等平补脾胃的食物，少食酸性食物，以免损伤脾胃。晚春饮食宜清补，可以适当选择甘蔗汁、百合、鸭肉、紫菜、冬瓜、茄子等食物，少食辛辣、黏冷、肥腻之物。

夏季养心。夏季是心的主季，夏天心气最旺，也易发生心病。暑为夏季的主气，暑为阳邪，其性升散，容易耗气伤津。饮食应选用味苦和具有清热解毒作用的食物，如茼蒿、芹菜、小白菜、马齿苋、苦瓜、竹笋等。但过食苦味的食物，又易损伤脾胃阳气；且苦入心，能助心火而伐克肺气；苦性降泄，夏季阳气宜升发，过食苦味又不利于气机的畅达。辛入肺，辛味的食物可补养肺气，避免夏季心火旺盛过于克制肺金；且辛具有发散、行气行血的作用，有利于气机的疏散。所以夏季也应适当食用辛味食物。

秋季养肺。秋季是肺的主季，秋天肺气最旺，也易发生肺病。入秋后，气候逐渐干燥，出现皮肤干涩、鼻燥、唇干、咽痛等现象。在饮食方面应以防燥养阴、滋阴润肺为主。入秋饮食宜甘润。宜多选甘寒滋润之品，如百合、银耳、山药、梨、葡萄、荸荠等。应少食葱、姜、辣椒等辛味之品。宜少辛增酸，以免伤及肺气；宜食酸味食物，如苹果、石榴、葡萄、芒果、柚子、柠檬等，以防秋燥。

冬季养肾。冬季是肾的主季，冬天肾气最旺，也最容易发生肾病。此时寒邪强盛，易伤及肾之阳气，因此，冬季调理重在温补阳气。冬季饮食的基本原则是要顺应体内阳气的潜藏，敛阳护阴，可适当选用羊肉、狗肉、韭菜、木耳、栗子、核桃等食物。

2.**因地选食** 是指按不同的地理气候条件而选食。

《素问·五常政大论》云："天不足西北，左（北方）寒而右（西方）凉，地不满东南，右（南方）热而左（东方）温……是以地有高下，气有温凉，高者气寒，下者气热。"如西北、东北地势高，阳热之气不足，气候寒冷，宜多选用温热的食物，以温壮阳气，增加抗寒能力，如蒜苗、蒜薹、大蒜、大葱、生姜、胡萝卜等。又北方地势高，且多风燥，易于风燥伤肺，宜多食辛温及生津润燥之品，如胡萝卜、葡萄、橘子、苹果、芝麻、核桃等。东南地势低，寒冷之气相对较弱，气候温热，宜多选用清凉淡利的食物，如绿豆、苦瓜、鸭肉、芹菜、黄瓜、梨等。又南方某些地方地势低下，多潮湿，宜多食辛辣和具有祛湿作用的食物，如辣椒、薏苡仁、荸荠、冬瓜、丝瓜、赤豆等。

3.**因人选食** 是指根据个人的体质、年龄、性别的不同而选食。

阴虚者多吃些补阴的食品，如甘蔗、黑芝麻、豆浆、银耳、芝麻、糯米等。

阳虚者应多食羊肉、狗肉、鸡肉、茴香、姜、香菜等。

气虚者多食粳米、糯米、小米、大麦、山药、土豆等。

血虚者多食荔枝、松子、黑木耳、甲鱼、羊肝、海参等。

胖人多痰多虚，宜清淡，即少油、少糖、少盐、少辣，忌肥甘滋腻；瘦人阴虚多火，宜滋阴清热，忌辛温燥热；老年人脾胃虚弱，宜清淡，忌黏腻。小儿脾常不足，宜甘平运脾养胃；女性有经、带、胎、产之特点，易耗气伤血，宜补益气血。

五、常用护理药膳

（一）四季护理药膳

1. 春季药膳

（1）天麻鸡汤

配料：天麻 10g，枸杞子 10g，红花 6g，乌骨鸡 1 只。

制法：将上述原料放入锅中，煮开，加葱、姜、花椒等调味品适量，煮至烂熟即可。

功效：补益肝肾，平肝潜阳，祛风活络。

（2）面蒸夏枯草

配料：夏枯草嫩苗 200g，面粉 200g，鸡蛋 3 个。

制法：将夏枯草嫩苗洗净，加水、面粉拌匀，打入鸡蛋，欲咸加盐，欲甜加糖，蒸熟。

功效：清肝明目。

（3）莲子银耳羹

配料：莲子肉 30g，银耳 20g。

制法：用水 400mL 文火煮烂，放冰糖少许。

功效：清肝舒筋，养阴健脾。

（4）玄参猪肝

配料：玄参 15g，猪肝 500g，姜、葱、白糖、酱油各适量。

制法：玄参先煮 30 分钟后，再放入猪肝，同煮 5 分钟，捞出，切片，然后用姜、葱、白糖、酱油、原汤等炒食猪肝片。

功效：滋阴降火。

（5）木耳菊花鱼丸

配料：黑木耳 30g，鲜白菊花 20g，生鱼肉（海鱼或草鱼均可）200g，鸡蛋 5 个，味精、料酒、香油、盐各适量。

制法：黑木耳水发后与菊花一同切碎，鱼肉去刺搅碎成泥，三者混匀，放入小盆中，加入少许香油、料酒、味精和盐，做成丸状；另取蛋清，用筷子搅拌发稠。然后，将鱼丸放入配好的蛋清中蘸匀，捞出后码在盘子中，将整盘鱼丸放在蒸屉上蒸 10 分钟，即可食。

功效：疏风通络，滋阴养血。

（6）荠菜鸡蛋饺

配料：荠菜 500g，鸡蛋 6 个，盐、麻油、葱各适量。

制法：把鸡蛋用油煎熟切碎，荠菜洗净切碎，搅和均匀，加盐、麻油、葱等。色黄绿相间，味清香扑鼻，用其为馅包成饺子，用油煎或水煮即可。

功效：清肝降火。

（7）芹菜粥

配料：大米 250g，连根芹菜 120g。

制法：取大米加适量清水，煮至半熟状粥，再加入洗净切碎的连根芹菜，煮粥至熟即可食用。

功效：清肝降火。

2. 夏季药膳

（1）马齿苋绿豆汤

配料：新鲜马齿苋 120g（或干品 60g），绿豆 60g。

制法：绿豆淘净，加水浸泡 20 分钟。马齿苋洗净切段。将绿豆入锅内，加入适量水，烧沸，放入马齿苋，转文火煎煮。

功效：清热解毒，利水消肿。

（2）二仁荷叶粥

配料：薏苡仁 50g，莲子仁 30g，大米 100g，大枣 15 枚，冰糖 10g，鲜荷叶 1 张。

制法：将薏苡仁、莲子仁、大米淘洗干净，荷叶用水洗净。将砂锅放火上，加水适量，先将薏苡仁下锅，待沸后再将大米、莲子下锅，待再沸后放入大枣、荷叶、冰糖，用慢火煮成粥。

功效：清热解暑，健脾祛湿。

（3）绿豆粥

配料：绿豆 100g，粳米 250g。

制法：绿豆加水浸泡 4 小时，除净杂质，放入锅内。粳米淘洗干净，也放入锅内。加入适量水，大火煮沸，小火炖煮至绿豆、粳米熟透。

功效：清热解暑。

（4）薏仁粥

配料：薏苡仁 30 ～ 60g，粳米 100g。

制法：共煮成粥。

功效：清热健脾利湿。

（5）薄荷粥

配料：新鲜薄荷 30g（或干薄荷 15g），大米 100g。

制法：先取薄荷煎汤取汁备用，再取大米煮成粥，待粥将熟时加入薄荷汤及适量冰糖，煮沸即可。

功效：疏风散热，清利咽喉。

（6）参金冬瓜汤

配料：冬瓜 400g，咸肉（或火腿）100g，太子参 30g，金银花 10g，味精、葱花各适量。

制法：咸肉（或火腿）切片，冬瓜洗净切成薄片。太子参、金银花一起用水煎煮，煎至太子参软烂，金银花取出弃去，药汁澄清备用。咸肉（或火腿）、冬瓜加水煮熟，放入太子参，味精和葱，并兑入少量澄清的药汁，烧滚即成。

功效：清热祛暑，养阴利尿。

（7）荷叶绿豆粥

配料：鲜荷叶 1 大张，绿豆 20g，粳米 30g，冰糖适量。

制法：先将绿豆、粳米煮成稀粥后，加入冰糖，搅拌均匀。趁热将荷叶盖在粥面上，待粥成淡绿色，即可食用。

功效：清热利湿。

3.秋季药膳

（1）百合银耳羹

配料：百合 60g，银耳 30g，枸杞子 10g，冰糖 60g。

制法：百合、银耳、枸杞子用温水浸泡 1 个小时，一起入锅，加水适量，文火煮至汤汁变黏时加入冰糖，溶化后即可服食。

功效：润肺止咳，滋阴补肾。

（2）甘麦莲子百合粥

配料：炙甘草 30g，全小麦 30g，莲子（去心）30g，百合 15g，大枣 15 枚，粳米 60g。

制法：炙甘草加水先煎，滤渣取液，加入余下之品，共同熬至粥熟即可。

功效：养心健脾，清热除烦，安神宁志。

（3）贝母甲鱼汤

配料：甲鱼 1 只，川贝母 5g，鸡汤 1000mL，料酒、盐、花椒、生姜、葱各适量。

制法：将甲鱼切块放入蒸钵中，加入鸡汤、川贝母、盐、料酒、花椒、姜、葱，上蒸笼蒸 1 个小时即成。

功效：滋阴补肺。

（4）玉参焖鸭

配料：玉竹 50g，沙参 50g，鸭 1 只，葱、生姜、味精、精盐各适量。

制法：将鸭宰杀后，去毛和内脏，洗净放砂锅（或瓷锅）内，再将沙参、玉竹放入，加适量水，先用武火烧沸，再用文火焖煮 1 个小时以上，使鸭肉熟烂，放入调料即可。

功效：补肺润燥。

146

（5）火锅菊花鱼片

配料：鲜菊花100g，鲜鲤鱼500g，鸡蛋2个，鸡汤、盐、料酒、胡椒面、香油、姜、醋各适量。

制法：将鲜菊花放入冷水内漂洗20分钟，沥尽水分备用。将鸡汤、调料一并放入火锅内烧开，将鲤鱼切成薄片备用。将火锅盖打开，把鱼片投入汤内，待5～6分钟后，打开火锅盖，再抓一些菊花投入火锅内，立即盖好，再过5分钟则可食用。

功效：祛风明目。

（6）银耳百合粥

配料：百合100g，银耳（干品）15g，枸杞子30g，冰糖30g。

制法：将百合一片片摘下，洗净，沥干。银耳、枸杞子分别泡软、沥干，将银耳去蒂，用手撕成大小适中的块状，放入锅内加适量水，中火煮约15分钟，加入枸杞子再煮5分钟，再加入冰糖煮溶，放入百合略煮即可。

功效：益气，养阴，润肺。

4. 冬季药膳

（1）党参乌鸡汤

配料：党参50g，枸杞子50g，乌骨鸡250g，香菇20g，大枣、葱、姜、蒜、盐各适量。

制法：将上述药食放入砂锅，加水共炖，至鸡肉烂熟后先出水，隔水加调味品即成。

功效：益气养阴，补养气血。

（2）黄芪山药核桃粥

配料：党参10g，黄芪、怀山药、白扁豆各20g，核桃仁30g，大枣20枚，粳米100g。

制法：粳米淘净；山药洗净，削去两头和损伤部分，切片剁碎。核桃仁、白扁豆用粉碎机器打成细末。党参、黄芪装入纱布袋内扎口，大枣去浮灰。粳米放锅内，加入纱布药袋、大枣、清水适量，先用旺火煮沸，转用文火煮至米开花，加入山药碎块、核桃仁和白扁豆细末，继续煮至米熟成稀粥，去药袋。每日2次，早晚各服1次。食时也可加白糖调味。

功效：健脾益肾，益气养血。

（3）虾仁韭菜

配料：虾仁30g，韭菜250g，鸡蛋1个，食盐、酱油、淀粉、植物油、麻油各适量。

制法：虾仁洗净，加水发涨，约20分钟后捞出淋干水分待用；韭菜择洗干净，切3cm长段备用；鸡蛋打入碗内，搅拌均匀，加入淀粉、麻油调成蛋糊，把虾仁倒入拌匀待用。炒锅烧热倒入植物油，待油热后下虾仁翻炒，蛋糊凝住虾仁后，放入韭菜同炒，待韭菜炒熟，放食盐，淋麻油，搅拌均匀起锅即可。

功效：补肾阳，固肾气，通乳汁。

（4）黄芪枸杞炖土鸡

配料：小土鸡1只，黄精50g，枸杞子30g，茯苓50g，姜块2块。

制法：土鸡去毛、洗净，用沸水烫洗后放入锅中。再将黄精、枸杞子、茯苓、姜块一并放入砂锅，加水煮开，再用小火煮50分钟左右。

功效：补气益肾。

（5）怀山胡萝卜鸡煲

配料：怀山药20g，胡萝卜100g，鲜藕100g，鸡1只，姜10g，葱15g，盐5g，味精3g，胡椒粉3g，料酒25g，上汤3000mL。

制法：将干怀山药浸泡一夜，再切成片；胡萝卜洗净，切成大块；藕洗净，拍破；姜拍松，葱切段；鸡宰杀后，去毛、内脏及爪。将鸡、怀山药、胡萝卜、藕、姜、葱、料酒同放煲内，加入上汤，盖好盖，置武火上烧沸，撇去浮沫，再用文火炖煮45分钟，加入盐、味精、胡椒粉即成。

功效：补脾胃，益气血。

（6）党参红枣炖排骨

配料：党参30g，红枣8枚，排骨500g，姜、葱、盐、味精、胡椒粉、料酒各适量。

制法：将党参洗净，切成3cm长的节；红枣洗净，去核；排骨洗干净，剁成4cm长的段；将姜、葱洗干净，姜拍松，葱切段，将排骨、党参、红枣、姜、葱、料酒放入炖锅内，加入清水适量，置武火上烧开，再用文火炖熟，加入盐、味精、胡椒粉即成。

功效：补益气血。

（二）体质护理药膳

1.阳虚质

（1）当归生姜羊肉汤

配料：当归20g，生姜30g，羊肉500g。

制法：将羊肉剔去筋膜，冲洗干净，用清水浸软，放入开水锅中略烫，除去血水后捞出，切片备用。当归、生姜、羊肉放入砂锅中，加清水、料酒、食盐，旺火烧沸后撇去浮沫，再改用小火炖至羊肉熟烂即成。

功效：温中祛寒。

（2）韭菜炒胡桃仁

配料：胡桃仁50g，韭菜200g。

制法：胡桃仁用开水浸泡去皮，沥干备用。韭菜择洗干净，切成寸段备用。麻油倒入炒锅，烧至七成热时，加入胡桃仁，炸至焦黄，再加入韭菜、食盐，翻炒至熟。

功效：补肾助阳。

2. 阴虚质

（1）莲子百合煲瘦肉

配料：莲子 20g，百合 20g，猪瘦肉 100g。

制法：加水适量同煲，肉熟烂后用盐调味食用，每日 1 次。

功效：清心润肺，益气安神。

（2）蜂蜜蒸百合

配料：百合 120g，蜂蜜 30g。

制法：拌均匀，蒸至其熟软。

功效：补肺，润燥，清热。

3. 气虚质

（1）黄芪童子鸡

配料：童子鸡 1 只，生黄芪 9g。

制法：童子鸡洗净；纱布袋包好生黄芪，取一根细线，一端扎紧纱布袋口，置于锅内，另一端则绑在锅柄上。在锅中加姜、葱及适量水煮汤，待童子鸡煮熟后，拿出黄芪包。加入盐、黄酒调味，即可食用。

功效：益气补虚。

（2）山药粥

配料：山药 30g，粳米 180g。

制法：一起入锅，加清水适量煮粥，煮熟即成。

功效：补中益气，益肺固精。

4. 痰湿质

（1）山药冬瓜汤

配料：山药 50g，冬瓜 150g。

制法：放至锅中慢火煲 30 分钟，调味后即可食用。

功效：健脾，益气，利湿。

（2）赤豆鲤鱼汤

配料：活鲤鱼 1 尾（约 800g），红小豆 50g，陈皮 10g，辣椒 6g，草果 6g。

制法：鲤鱼去鳞、鳃、内脏；将红小豆、陈皮、辣椒、草果填入鱼腹，放入盆内，加适量料酒、生姜、葱段、胡椒，食盐少许，上笼蒸熟即成。

功效：健脾除湿，化痰。

5. 湿热质

（1）绿豆莲藕汤

配料：莲藕 200g，绿豆 50g。

制法：绿豆用清水浸泡后取出，装入藕孔内，放入锅中，加清水炖至熟透，调以食盐进食。

功效：清热利湿。

（2）泥鳅炖豆腐

配料：泥鳅 500g，豆腐 250g。

制法：泥鳅去腮及内脏，冲洗干净，放入锅中，加清水，煮至半熟，再加入豆腐，加食盐适量，炖至熟烂即成。

功效：清利湿热。

6. 血瘀质

（1）山楂红糖汤

配料：山楂 10 枚，红糖适量。

制法：冲洗干净，去核打碎，放入锅中，加清水煮约 20 分钟，调以红糖进食。

功效：活血散瘀。

（2）乌贼桃仁汤

配料：鲜乌贼肉 250g，桃仁 15g，韭菜花 10g，料酒、白糖、盐各适量。

制法：乌贼肉冲洗干净，切条备用；桃仁洗净，去皮，备用；锅内倒入清水 1000mL，先入桃仁，用中火煮沸，然后入乌贼肉，加料酒、盐、白糖调味，临出锅前加入韭菜花即可。

功效：养血调经。

（3）丹参佛手汤

配料：核桃仁 5 个，佛手片 6g，白糖 50g，丹参 15g。

制法：将丹参、佛手煎汤，白糖、核桃仁捣烂成泥，加入丹参佛手汤中，用小火煎煮 10 分钟即可食用。

功效：活血祛瘀，清热除烦。

7. 气郁质

橘皮粥

配料：橘皮 50g，粳米 100g。

制法：橘皮研细末备用；粳米淘洗干净，放入锅内，加清水，煮至粥将成时，加入橘皮，煮 10 分钟即成。

功效：行气解郁。

8. 特禀质

固表粥

配料：乌梅 15g，黄芪 20g，当归 12g。

制法：将上三味放砂锅中加水煎开，再用小火慢煎成浓汁，取出药汁后，再加水煎开后取汁，用汁煮粳米 100g 成粥，加冰糖趁热食用。

功效：益气固表。

复习思考

1. 饮食护理的基本要求有哪些？

2. 饮食的宜忌原则是什么？

3. 饮食的辅助治疗原则是什么？

扫一扫，知答案

扫一扫，看课件

模块七

方药基本知识与用药护理

【学习目标】

1. 掌握中药的煎服方法。
2. 掌握内服药、外用药的护理。
3. 熟悉中药的性能、中药的分类与常用中药。
4. 熟悉方剂的组成与变化、常用中成药。
5. 了解中药的用法、方剂的剂型。

项目一　中药基本知识

中药是在中医理论指导下用于防病治病的天然药物及其加工品，是我们的祖先在长期的医疗实践中积累的优秀文化遗产之一。中药来源有植物、动物和矿物，其中以植物性药材居多，使用也更普遍，古来相沿亦把中药称为"本草"。

一、中药的性能

中药的性能，是对中药作用的基本性质和特征的高度概括。中药性能又称药性，主要包括四气、五味、归经、升降浮沉、有毒无毒等。

（一）四气

四气，即寒、热、温、凉四种药性，又称四性。其反映药物在影响人体阴阳盛衰、寒热变化方面的作用倾向，是说明药物作用性质的重要概念之一。

四气中温热和寒凉是对立的两种药性，温热属阳，寒凉属阴。温和热，凉和寒之间，是程度上的不同，温次于热，凉次于寒。对于有些药物，通常还标以大热、大寒、微温、微寒等予以区别，这是对中药四气不同程度的进一步区分。

药性寒热温凉，是从药物作用于机体所发生的反应概括出来的，是与所治疾病的寒热性质相对的。能够减轻或消除热证的药物，性属寒凉，如黄芩、板蓝根对于发热口渴、咽痛等热证有清热解毒作用。反之，能够减轻或消除寒证的药物，性属温热，如附子、干姜对于腹中冷痛、四肢厥冷等寒证具有温中散寒作用。因此，一般来讲，寒凉药具有清热泻火、凉血解毒的作用；温热药具有温里散寒、补火助阳的作用。

此外，还有一些药物的药性较为平和，寒热之性不甚显著，称为"平"性。由于平性药没有越出四性的范畴，所以一般仍称为四气。

（二）五味

五味，就是辛、甘、酸、苦、咸五种不同的滋味。五味是由味觉器官辨别出来的，或是根据临床治疗中反映出来的效果而确定的。

辛：有发散、行气、行血等作用。一般治疗表证的药物，如麻黄、薄荷；治疗气血阻滞的药物，如木香、红花等，都有辛味。

甘：有补益、和中、缓急等作用。如人参大补元气，熟地黄滋补精血，饴糖缓急止痛，甘草调和诸药等。某些甘味药还具有解药食中毒的作用，如甘草、绿豆。

酸：有收敛、固涩等作用。多用于治疗虚汗、泄泻等。如山茱萸、五味子涩精敛汗，五倍子涩肠止泻。

苦：有清热、泻火、燥湿、降气等作用。如栀子、黄芩清热泻火，用于火热上炎，目赤口苦等；黄连、黄柏清热燥湿，用于湿热证；大黄泻下通便，用于热结便秘；杏仁降泄肺气，用于肺气上逆之咳喘。

咸：有软坚散结、润下等作用。如海藻、昆布软坚散结，芒硝泻下通便等。

除五味外，还有淡味和涩味。淡味有渗湿、利尿等作用，如茯苓、薏苡仁能治疗水肿、小便不利。涩味与酸味作用相似，能收敛止汗，固精止泻，如龙骨、牡蛎涩精，赤石脂涩肠止泻。由于长期以来将涩附于酸，淡附于甘以合五行配伍关系，故习称五味。

性和味分别从不同角度说明药物的作用，二者合参才能较全面地认识药物的作用和性能。例如，紫苏、薄荷皆有辛味，能发散表邪，但紫苏辛温，能发散风寒；薄荷辛凉，能发散风热。麦冬、黄芪皆有甘味，前者甘凉，有养阴生津作用；后者甘温，有温养中焦、补中益气的作用。

（三）升降浮沉

升降浮沉反映药物作用的趋向性，是说明药物作用性质的概念之一。其意义如下：

升：就是上升、提升的意思，能治疗病势下陷的药物，都有升的作用。

降：就是下降、降逆的意思，能治疗病势上逆的药物，都有降的作用。

浮：就是轻浮、上行发散的意思，能治病位在表的药物，都有浮的作用。

沉：就是沉重、下行泄利的意思，能治病位在里的药物，都有沉的作用。

总的来说，凡升浮的药物都能上行、向外，如升阳、发表、散寒、催吐、开窍的药物，药性都是升浮的；凡沉降的药物都能下行、向里，如清热、泻下、利水、收敛、平喘、止呃的药物，药性都是沉降的。

掌握药物的升降浮沉性能，可以更好地指导临床用药，以纠正机体功能的失调，使之恢复正常；或因势利导，有助于祛邪外出。一般来说，病变在上、在表宜用升浮而不宜用沉降，如外感风寒，用麻黄、桂枝发表；在下、在里宜用沉降，而不宜用升浮，如里实便秘，用大黄、芒硝攻下。病势逆上者，宜降不宜升，如肝阳上亢之头痛，当用牡蛎、石决明潜降；病势陷下者，宜升而不宜降，如久泻、脱肛当用人参、黄芪、升麻等药益气升阳。

升降浮沉与药物的性味、质地、炮制方法也有密切的关系。一般来说，药性升浮的，大多具有辛甘之味和温热之性；药性沉降的大多具有酸苦咸涩之味和寒凉之性。故明代医学家李时珍云："酸咸无升，辛甘无降，寒无浮，热无沉。"在药物质地方面，花、叶、皮、枝等质轻的药物大多是升浮的，而种子、果实、矿物、贝壳等质重者大多是沉降的。但是，上述情况又并非是绝对，例如诸花皆升，旋覆花独降。此外，通过药物的炮制，也能使升降沉浮有所转化，如酒炒则升，姜汁炒则散，醋炒则敛，盐炒则下行。

（四）归经

归经，是指药物对于人体某些脏腑、经络有着特殊作用。

归经是以脏腑经络理论为基础，以所治病症为依据而确定。由于经络能沟通人体内外表里，所以体表病变可通过经络影响到内脏，脏腑病变亦可反映到体表。因此人体各部位发生病变所表现的证候，可以通过经络来认识。如肺经病变常出现咳嗽气喘，而杏仁、桔梗能止咳平喘，故归肺经；肝经病变可见胁痛抽搐，青皮、香附能治胁痛，故归肝经；心经病变每见神昏心悸，朱砂、远志能安神定志，故归心经；脾经病变常见腹胀便溏，白术、茯苓能健脾止泻，故归脾经；肾经病变常见遗精腰酸，巴戟天、杜仲能温阳强精，故归肾经。归经理论是具体指出药效所在，是人们长期临床疗效观察的总结。

在具体运用时，不仅要掌握药物的归经，还要注意四气、五味等药性。因为某一脏腑经络发生病变，可能有寒、热、虚、实的不同，例如肺病的咳嗽，虽然黄芩、干姜、百合、葶苈子都归肺经，在应用时却不相同，黄芩主要清肺热，干姜主要温肺，百合主要补肺虚，葶苈子主要泻肺实。因此，不可只注意归经，而将归该经的药物不加区别地应用。

（五）毒性

毒性是指药物对机体的损害性。毒性反应与副作用不同，其对人体的危害性较大，甚至可危及生命。为了确保用药安全，必须认识中药的毒性，了解毒性反应产生的原因，掌握毒性反应的临床表现，掌握中药中毒的解救方法和预防措施。若有毒药物的治疗剂量与中毒剂量比较接近或相当，易引起中毒反应，故应慎用，使用后也要密切观察患者的临床表现。无毒药物安全性较高，但并非绝对。如人参、艾叶、知母、何首乌等皆有产生中毒反应的报道，这与剂量大或服用时间过长等有密切关系。药物毒性反应的产生与药物贮存、加工炮制、配伍、剂型、给药途径、用量、使用时间的长短，以及患者的体质、年龄、证候性质等都有密切关系，因此使用有毒药物时，应从上述各个环节进行控制，避免中毒的发生。

二、中药的用法

（一）七情

古人把单味药的应用及药物之间的配伍关系概括为七种情况，称为"七情"。除"单行"外，皆从双元配伍用药角度论述单味中药通过简单配伍后的性效变化规律。

单行：指单用一味药就能发挥治疗效果，不需要其他药辅助。例如独参汤单用一味人参大补元气，治疗气脱危证；清金散用一味黄芩治疗轻度的肺热咳血。

相须：即性能功效相类似的药物配合使用，可以增强原有的疗效。如麻黄和桂枝配合，能增强发汗解表的作用；金银花和连翘合用后，辛凉解表、清热解毒的作用更明显。

相使：即在性能功效方面有某些共性的药物配伍合用，以一药为主，另一药为辅，辅药能增强主药疗效。如麻黄配伍杏仁，麻黄作为主药发汗解表，宣肺平喘；杏仁降逆肺气，能增强麻黄止咳平喘的作用；石膏清胃火，再配合牛膝引火下行，能使胃火牙痛更快消除。

相畏：即一种药物的毒性或副作用，能被另一种药物减轻或消除。如生半夏有毒性，可以用生姜来消除；大枣能抑制甘遂峻下逐水、损伤正气的副作用，故甘遂畏大枣。

相杀：即一种药物能减轻或消除另一种药物的毒性或副作用。如防风能解砒霜的毒，绿豆能减轻巴豆的毒性。

相恶：即两药配合以后，一种药物能使另一种药物的原有功效降低，甚至丧失。如人参恶莱菔子，莱菔子会削弱人参的补气作用。

相反：即两药合用，能产生或增强毒性反应或副作用。如"十八反""十九畏"中的若干药物。

其中相须、相使表示增效，临床用药可充分使用；相畏、相杀表示减毒，应用毒烈药时须考虑选用；相恶表示减效，用药时应加以注意；相反表示增毒，原则上应绝对禁止。

（二）用药禁忌

1.配伍禁忌 "相恶"和"相反"的配伍形式，属禁忌范围。后世公认并影响较大的是金元时期概括的"十八反"和"十九畏"歌诀。

十八反歌：本草明言十八反，半蒌贝蔹及攻乌，藻戟遂芫俱战草，诸参辛芍叛藜芦。

十九畏歌：硫黄原是火中精，朴硝一见便相争，水银莫与砒霜见，狼毒最怕密陀僧，

155

巴豆性烈最为上，偏与牵牛不顺情，丁香莫与郁金见，牙硝难合京三棱，川乌草乌不顺犀，人参最怕五灵脂，官桂善能调冷气，若逢石脂便相欺，大凡修合看顺逆，炮燻炙煿莫相依。

此外，很多药物的使用注意中都列出了使用禁忌，应加以注意。

2. 妊娠禁忌 凡是能影响胎儿正常发育，导致胎儿畸形、死亡或引起流产的药物都属于妊娠禁忌药。按药性和毒性的强弱一般分禁用和慎用。禁用药一般毒性强、药性猛，属于绝对禁用，如巴豆、牵牛子、水蛭、虻虫、麝香、三棱、莪术、大戟、甘遂、芫花、商陆、水银、雄黄等。慎用药要根据病情慎重选择，要注意用量和时间，一般包括活血祛瘀、行气破滞及辛热滑利类药物，如桃仁、红花、乳香、没药、王不留行、大黄、枳实、附子等。

（三）服药禁忌

服药禁忌又称忌口，是指在服药期间对某些食物的禁忌。

一般而言在服药期间，应忌食生冷、辛辣、油腻、腥臊、有刺激性的食物。

此外，根据病情，饮食禁忌也有所区别。如热性疾病应忌食辛辣、油腻、煎炸、热性食物；寒性疾病应忌食生冷、凉性食物。

三、中药的分类与常用中药

（一）解表药

凡具有发散表邪、解除表证作用的药物，称为解表药。解表药多属辛散之品，辛能发散，可使外邪从汗而解，故适用于邪在肌表的病证。解表药根据其性质不同，分为辛温解表药和辛凉解表药两类（表 7–1、表 7–2）。

表 7–1 辛温解表药

药名	性味	功效	应用	剂量（g）
麻黄	辛、微苦，温	发汗，平喘，利水	外感风寒，喘咳，水肿	3～10
桂枝	辛、甘，温	发汗解表，温经通阳	外感风寒，风寒湿痹，痰饮	3～10
紫苏	辛，温	发散风寒，行气宽中	外感风寒，呕吐，鱼蟹中毒	5～10
荆芥	辛，微温	祛风解表，止痒透疹，止血	外感风寒或风热，风疹，出血	5～10
防风	辛、甘，微温	祛风解表，祛风湿，止痛	外感风寒或风热，风寒湿痹	5～10
羌活	辛、苦，温	发散风寒，祛风湿，止痛	外感风寒，风寒湿痹	3～10
白芷	辛，温	解表燥湿，消肿排脓	外感风寒，头痛，疮疡肿痛	3～10

表7-2 辛凉解表药

药名	性味	功效	应用	剂量（g）
薄荷	辛，凉	疏散风热，清利头目，利咽透疹	外感风热，头痛目赤，麻疹	3～6
牛蒡子	辛、苦，寒	疏散风热，透疹利咽，解毒消肿	外感风热，麻疹，咽痛，痄腮	6～12
蝉蜕	甘，寒	疏散风热，利咽透疹，明目息风	外感风热，麻疹，目疾	3～10
桑叶	甘、苦，寒	疏散风热，清肺润燥，清肝明目	外感风热，头痛咳嗽，目疾	5～10
菊花	辛、甘、苦，微寒	疏散风热，清肝明目，清热解毒	外感风热，目赤，头痛眩晕	5～10
柴胡	苦、辛，微寒	疏散退热，疏肝解郁，升阳举陷	风热，肝气郁结，内脏下垂	3～10
葛根	甘、辛，凉	解肌退热，透疹生津，升阳止泻	外感风热，麻疹，泻痢，烦渴	10～15

（二）清热药

以清泻里热为主要功效的药物，称为清热药。清热药的药性寒凉味苦，主要用于热病、痈肿疮毒、目赤肿痛、咽喉肿痛等里热证候。清热药根据其主要的性能和适应证，分为清热泻火药、清热燥湿药、清热凉血药、清热解毒药、清虚热药五类（表7-3～表7-7）。

表7-3 清热泻火药

药名	性味	功效	应用	剂量（g）
石膏	苦、辛、甘，大寒	清热泻火，除烦止渴	气分实热证，热盛咳嗽，牙痛	15～60
知母	苦、甘，寒	清热解烦，滋阴润燥	气分实热证，阴虚潮热，消渴	5～15
栀子	苦，寒	泻火除烦，清利湿热，止血	热病，黄疸，出血	5～15
夏枯草	苦、辛，寒	清肝火，解郁结，降血压	头目疼痛，瘰疬，高血压	10～15

表7-4 清热燥湿药

药名	性味	功效	应用	剂量（g）
黄芩	苦，寒	清热燥湿，止血，安胎	湿热黄疸，痈肿，出血，胎动不安	5～15
黄连	苦，寒	清热燥湿，泻火解毒	热病，腹泻，痢疾，痈肿	2～10
黄柏	苦，寒	清热燥湿，泻火解毒，退虚热	湿热泻痢，带下，疮疡，阴虚发热	6～10
龙胆草	苦，寒	清热燥湿，泻肝胆火	湿热黄疸，带下，高热惊厥，胁痛	3～9
苦参	苦，寒	清热燥湿，祛风杀虫	湿热黄疸，泻痢，带下，皮肤瘙痒	3～12

表7-5　清热凉血药

药名	性味	功效	应用	剂量（g）
水牛角	苦、咸，寒	凉血止血，泻火解毒，安神定惊	高热，斑疹，神昏谵语	6～15
生地黄	甘、苦，寒	清热凉血，养阴生津	身热，出血，口渴	10～30
玄参	甘、苦、咸，寒	清热凉血，养阴，解毒，散结	身热，出血，咽喉肿痛	10～15
牡丹皮	苦、辛，微寒	清热凉血，活血散瘀	身热，出血，痛经，痈肿	6～12
赤芍	苦，微寒	清热凉血，散瘀止痛，泻肝火	身热，出血，经闭，痛经	6～15

表7-6　清热解毒药

药名	性味	功效	应用	剂量（g）
金银花	甘，寒	清热解毒	外感风热，痈肿，泻痢	9～15
连翘	苦，微寒	清热解毒，消痈散结	外感风热，疮毒痈肿，瘰疬结核	6～15
板蓝根	苦，寒	清热解毒，凉血，利咽	温病发热，头痛，咽痛，痄腮，斑疹	10～15
蒲公英	苦、甘，大寒	清热解毒，利湿	痈肿疮疡，湿热黄疸	10～30
野菊花	苦、辛，微寒	清热解毒	咽喉肿痛，目赤肿痛，痈疖	9～15
鱼腥草	辛，微寒	清热解毒，消痈排脓，利尿	肺痈，疮疡，热淋	15～30
白头翁	苦，寒	清热，解毒，凉血	痢疾	6～15
败酱草	辛、苦，微寒	清热解毒，消痈排脓，止痛	肠痈，肺痈，血滞胸腹痛	6～15

表7-7　清虚热药

药名	性味	功效	应用	剂量（g）
青蒿	苦、辛，寒	清虚热，凉血，解暑	阴虚发热，夜热早凉，暑热外感	3～10
地骨皮	甘、淡，寒	凉血退蒸，清泄肺热	阴虚发热，肺热咳喘，出血	6～12
银柴胡	甘，微寒	退虚热，清疳热	阴虚发热，小儿虫积发热	3～10
胡黄连	苦，寒	退虚热，清疳热，清湿热	阴虚发热，小儿疳积，泻痢	3～10

（三）泻下药

凡能引起腹泻或润滑大肠，促进排便的药物，称为泻下药。泻下药的主要作用是泻下通便，以排除胃肠积滞、燥屎等有害物质（表7-8）。

表 7-8 泻下药

药名	性味	功效	应用	剂量（g）
大黄	苦，寒	泻下攻积，清热泻火，祛瘀	便秘，疮疡，瘀血证	3～12
芒硝	咸、苦，寒	软坚泻下，清热泻火	便秘积滞，咽喉肿痛，疮疡	6～18
番泻叶	甘、苦，寒	泻下导滞	便秘，积滞，水肿	3～6
火麻仁	甘，平	润肠通便	老人、产妇及体弱者便秘	10～30
郁李仁	辛、苦，平	润肠通便，利水消肿	肠燥便秘，水肿	5～12
甘遂	苦、甘，寒	泻水逐饮，消肿散结	腹水，胸胁积液，癫痫	0.5～1
芫花	辛、苦，温	泻水逐饮，祛痰止咳	浮肿，腹水，胸胁积液	1.5～3

（四）祛风湿药

凡具有除风湿、解痹痛作用的药物，称为祛风湿药。适用于风寒湿邪所致的肌肉关节等处的疼痛、重着、麻木，关节肿大、活动不利等症（表 7-9）。

表 7-9 祛风湿药

药名	性味	功效	应用	剂量（g）
独活	辛、苦，微温	祛风湿，止痛，解表	风湿痹痛，风寒表证	3～10
防己	苦、辛，寒	祛风湿，止痛，利水	风湿痹痛，水肿，腹水	5～10
秦艽	辛、苦，微寒	祛风湿，舒筋络，清虚热	风湿痹痛，关节拘挛，阴虚发热	5～10
木瓜	酸，温	舒筋活络，化湿和胃	风湿痹痛，筋脉拘挛，吐泻转筋	6～12
威灵仙	辛、咸，温	祛风湿，止痛，治骨鲠	风湿痹痛，骨鲠咽喉	5～10
桑寄生	苦、平	祛风湿，补肝肾，安胎	风湿痹痛，腰膝酸痛，胎动不安	10～20
五加皮	辛、苦，温	祛风湿，强筋骨	风湿痹痛，腰膝软弱，小儿行迟	5～10

（五）芳香化湿药

凡气味芳香，具有化湿运脾作用的药物，称为芳香化湿药。适用于湿浊内阻，湿困脾阳，运化失职而引起的脘腹胀满、吐泻泛酸、少食体倦、大便稀溏、舌苔白腻等症（表 7-10）。

表 7-10 芳香化湿药

药名	性味	功效	应用	剂量（g）
藿香	辛，微温	化湿，止呕，解暑	湿阻中焦，外感暑湿，呕吐	5～10
佩兰	辛，平	化湿，解暑	湿阻中焦，外感暑湿	5～10
苍术	辛、苦，温	燥湿健脾，祛风湿，解表	湿阻中焦，风寒湿痹，夜盲症	5～10
厚朴	苦、辛，温	燥湿平喘，行气消积	脘腹胀满，咳喘多痰	3～10
砂仁	辛，温	化湿行气，和中安胎	脘腹胀满，呕吐，胎动不安	3～6

（六）利水渗湿药

凡具有通利水道、渗泄水湿作用的药物，称为利水渗湿药。适用于小便不利、水肿、黄疸、湿疮、带下、湿温、湿痹等水湿所致的各种病证（表7-11）。

表7-11 利水渗湿药

药名	性味	功效	应用	剂量（g）
茯苓	甘、淡，平	健脾利水，安神	水湿证，脾虚证，失眠心悸	10～15
猪苓	甘、淡，平	利水渗湿	水肿、泄泻、带下等水湿证	5～10
薏苡仁	甘、淡，微寒	健脾利水，除痹排脓	脾虚湿胜，风湿痹痛，肠痈	10～30
车前子	甘，寒	利水止泻，明目化痰	水肿，水泻，目疾，肺热咳痰	5～10
滑石	甘、淡，寒	利尿通淋，清热解暑，祛湿	热淋，暑热，湿疹，痱子	10～15
木通	淡、苦，寒	清热利尿，通经下乳	热淋，口舌生疮，乳汁不通	3～6
泽泻	甘，寒	利小便，清湿热	水肿，泄泻，眩晕，虚火遗精	5～10

（七）温里药

凡具有温散里寒作用的药物，称为温里药。适用于寒邪内侵，阳气受困或阳气衰微，阴寒内盛引起面色苍白、畏寒肢冷、脘腹冷痛、泄泻下痢、小便清长、舌淡苔白等，也用于阳脱证（表7-12）。

表7-12 温里药

药名	性味	功效	应用	剂量（g）
附子	辛，热	回阳救逆，补火散寒	亡阳证，阳虚证，寒湿痹痛	3～15
干姜	辛，热	温中，回阳，温肺化饮	脘腹冷痛，亡阳证，咳喘	3～10
肉桂	辛、甘，热	补火散寒，温经通脉	肾阳不足，脘腹冷痛，寒湿痹痛	2～5
吴茱萸	辛、苦，热	散寒止痛，疏肝下气	疝气，痛经，胃痛，泄泻呕吐	1.5～5
小茴香	辛，温	祛寒止痛，理气和胃	寒疝疼痛，呕吐食少，脘腹胀痛	3～8

（八）理气药

凡以疏理气机为主要作用，治疗气滞或气逆证的药物，称为理气药。适用于脾胃气滞所致脘腹胀痛、嗳气吞酸等；肝气郁滞所致胁肋胀痛、月经不调等；肺气壅滞所致胸闷胸痛、咳嗽气喘等（表7-13）。

表 7-13　理气药

药名	性味	功效	应用	剂量（g）
陈皮	辛、苦，温	行气调中，燥湿化痰	胃脘胀满，咳嗽痰多	3～10
青皮	辛、苦，温	疏肝破气，散结消滞	胸胁胀痛，食积气滞，癥瘕	3～10
枳实	辛、苦，微寒	破气消积，化痰除痞	食积，痰浊，气滞	3～10
木香	辛、苦，温	行气，调中，止痛	脘腹胀痛，肠鸣泄泻，胁痛	3～10
香附	辛、微苦，平	疏肝理气，调经止痛	胁肋胀痛，痛经，乳房胀痛	6～12
川楝子	苦，寒	行气止痛，驱虫，疗癣	胁痛，虫积，头癣	3～10
柿蒂	苦，平	降逆止呕	呃逆	6～10

（九）消食药

凡以消食化积为主要功效的药物，称为消食药。适用于食积不化所致的脘腹胀满、嗳腐吞酸，以及脾胃虚弱、消化不良等症。常用的药物有山楂、神曲、麦芽、莱菔子、鸡内金等（表 7-14）。

表 7-14　消食药

药名	性味	功效	应用	剂量（g）
山楂	酸、甘，微温	消食化积，活血散瘀	食积，油腻肉积，产后腹痛	10～15
神曲	甘、辛，温	消食和胃	食积不化	6～15
麦芽	甘，平	消食和中，回乳	食积，断乳	10～15
莱菔子	辛、甘，平	消食化积，降气化痰	食积，脘腹胀满，咳喘痰盛	6～10
鸡内金	甘，平	健脾消食，固精止遗	食积，遗尿，遗精，结石	3～10

（十）止血药

凡具有制止体内外出血作用的药物，称为止血药。适用于体内外出血病症，如咯血、衄血、吐血、便血、尿血、崩漏、紫癜以及外伤出血等（表 7-15）。

表 7-15　止血药

药名	性味	功效	应用	剂量（g）
大蓟	甘、苦，凉	凉血止血，散瘀消痈	出血，疮痈肿毒	10～15
小蓟	苦，凉	凉血止血，解毒消痈	出血，热毒疮痈	10～30
白茅根	甘，寒	凉血止血，清热利尿	出血，小便不利，黄疸	10～15
槐花	苦，微寒	凉血止血	出血，尤善治下部出血	10～15
侧柏叶	苦、涩，微寒	凉血止血，祛痰止咳	出血，咳喘痰多	10～15

续表

药名	性味	功效	应用	剂量（g）
白及	苦、甘、涩，微寒	收敛止血，消肿生肌	出血，疮痈肿毒，手足皲裂	3～10
仙鹤草	苦、涩，平	收敛止血，杀虫，止痢	出血，痢疾，阴痒	10～30
三七	甘、微苦，温	化瘀止血，活血定痛	各种出血，跌打损伤，冠心病	3～10
蒲黄	甘，平	收敛止血，行血祛瘀	出血，心腹疼痛，产后瘀痛	3～10
茜草	苦，寒	凉血，活血，止血	各种出血，跌打损伤，经闭	10～15
艾叶	辛、苦，温	温经止血，散寒止痛	虚寒性出血，腹中冷痛，湿疹	3～10
灶心土	辛，微温	温中止血，止呕，止泻	出血，呕吐，腹泻	15～30

（十一）活血祛瘀药

凡具有通利血脉、消散瘀血、促进血行作用的药物，称为活血祛瘀药。适用于血行不畅，瘀血阻滞诸证（表7-16）。

表7-16 活血祛瘀药

药名	性味	功效	应用	剂量（g）
川芎	辛，温	活血行气，祛风止痛	月经不调，跌打损伤，头痛	3～10
乳香	辛、苦，温	活血止痛，消肿生肌	瘀滞疼痛，疮疡溃破	3～10
没药	苦，平	活血止痛，消肿生肌	瘀滞疼痛，疮疡	3～10
延胡索	辛、苦，温	活血，行气，止痛	瘀滞疼痛，肢体疼痛	5～10
郁金	辛、苦，寒	活血止痛，行气解郁，退黄	胸胁胀痛，月经不调，黄疸	6～12
莪术	辛、苦，温	破血祛瘀，行气止痛	经闭腹痛，食积不化	3～10
丹参	苦，微寒	活血祛瘀，凉血消痈，安神	月经不调，冠心病，疮痈	5～15
红花	辛，温	活血祛瘀，通经	瘀血所致妇科病，冠心病	3～10
桃仁	苦，平	活血祛瘀，润肠通便	瘀血所致妇科病，便秘	6～10
益母草	辛、苦，微寒	活血祛瘀，利尿消肿	月经不调，产后腹痛，水肿	10～15
牛膝	苦、酸，平	活血祛瘀，补肝肾，引血下行	瘀血所致妇科病，腰膝酸软	6～15

（十二）化痰止咳平喘药

凡能消除痰涎的药物，称为化痰药；能减轻或制止咳嗽和喘息的药物，称为止咳平喘药。化痰药适用于痰证，如痰阻于肺的咳喘痰多；痰蒙心窍的晕厥、癫痫；还有头晕、中风、瘰疬、痰核等病症。止咳平喘药适用于多种原因引起的咳嗽、气喘（表7-17）。

表 7-17　化痰止咳平喘药

药名	性味	功效	应用	剂量（g）
半夏	辛，温	燥湿化痰，降逆止呕，消痞	咳嗽痰多，胃寒呕吐，梅核气	5～10
天南星	苦、辛，温	燥湿化痰，祛风止痉	顽痰咳嗽，眩晕中风，破伤风	5～10
桔梗	苦、辛，平	开宣肺气，祛痰，排脓	咳嗽痰多，肺痈，咽痛	3～10
贝母	甘、苦，微寒	化痰止咳，清热散结	咳嗽痰黄，瘰疬，痈肿	3～10
旋覆花	苦、咸，微温	消痰行水，降气止呕	咳喘，噫气，呕吐	3～10
瓜蒌	甘、苦，微寒	清肺化痰，润肠，利气宽胸	肺热咳嗽，胸痛，便秘	10～20
竹茹	甘，微寒	清化热痰，除烦止呕	咳嗽痰黄，胃热呕吐	6～10
杏仁	苦，微温	止咳平喘，润肠通便	咳嗽气喘，便秘	3～10
苏子	辛，温	止咳平喘，润肠通便	咳嗽气喘，便秘	5～10
紫菀	苦、甘，微温	化痰止咳	咳嗽痰多	5～10
百部	苦、甘，平	润肺止咳，杀虫灭虱	咳嗽，蛲虫病，头虱，体虱	5～10
桑白皮	甘，寒	泻肺平喘，利水消肿	咳喘痰多，浮肿，小便不利	10～15
枇杷叶	苦，平	化痰止咳，和胃降浊	咳喘痰稠，呕吐，哕逆	10～15
款冬花	辛，温	润肺下气，止咳化痰	咳嗽	5～10
葶苈子	苦、辛，大寒	泻肺平喘，利水消肿	咳喘痰多，水肿，小便不利	3～10

（十三）安神药

凡具有安神定志作用，用来治疗心神不安病症的药物，称为安神药。适用于心神不宁、惊悸、失眠、健忘、多梦、惊风、癫病、狂病、痫病等（表 7-18）。

表 7-18　安神药

药名	性味	功效	应用	剂量（g）
朱砂	甘，寒	镇心安神，清热解毒	心神不宁，疮疡肿毒	0.1～0.5
龙骨	甘、涩，微寒	平肝潜阳，重镇安神，收敛	头晕目眩，心悸失眠，虚汗	15～30
酸枣仁	甘，平	养心安神，敛汗	头晕惊悸，自汗盗汗	10～18
柏子仁	辛，平	养心安神，润肠通便	养心安神，润肠通便	10～18
合欢皮	甘，平	安神解郁，活血消肿	安神解郁，活血消肿	10～15
远志	辛、苦，微温	宁心安神，祛痰开窍，消痈肿	惊悸，失眠，癫痫，乳痈	3～10

（十四）平肝息风药

凡具有平肝息风或潜阳镇静作用的药物，称为平肝息风药。适用于肝阳上亢或肝风内动诸证（表 7-19）。

表 7-19　平肝息风药

药名	性味	功效	应用	剂量（g）
天麻	甘，平	息风止痉，平肝潜阳	惊痫抽搐，头痛，眩晕	3～10
钩藤	甘，微寒	息风止痉，清热平肝	惊痫抽搐，头胀痛，头晕目眩	3～10
石决明	咸，寒	平肝潜阳，清肝明目	头晕目眩，目赤肿痛	3～10
牡蛎	咸，微寒	平肝潜阳，软坚散结	头晕目眩，瘰疬，虚汗，带下	3～10
刺蒺藜	苦，辛，平	平肝疏肝，清肝明目	头痛眩晕，胸胁不舒，风疹	6～12
全蝎	辛，平	息风止痉，解毒散结，通络	痉挛抽搐，疮疡肿毒，痹痛	3～6
蜈蚣	辛，温	息风止痉，解毒散结，通络	痉挛抽搐，疮疡肿毒，痹痛	3～5
僵蚕	咸，辛，平	息风止痉，止痛，解毒散结	抽搐惊痫，咽喉肿痛，牙痛	3～10
地龙	咸，寒	清热息风，平喘，通络	惊痫抽搐，喘息，热痹	5～20
代赭石	苦，寒	平肝潜阳，降逆，止血	头痛眩晕，嗳气，呕吐，气喘	10～30

（十五）开窍药

凡具辛香走窜之性，以开窍、醒神为主要功效的药物，称为开窍药。主要用于热陷心包或痰浊阻蔽所致的神昏谵语，以及惊痫、中风等病出现卒然昏厥等症（表 7-20）。

表 7-20　开窍药

药名	性味	功效	应用	剂量（g）
麝香	辛，温	开窍醒神，活血止痛，催产	昏厥，疮疡肿痛，胞衣不下	0.06～0.1
冰片	辛、苦，微寒	开窍醒神，清热止痛	昏厥，疮疡，咽喉肿痛	0.03～0.1
苏合香	辛，温	开窍辟秽，止痛	寒闭昏厥，胸腹冷痛	0.3～1
石菖蒲	辛，温	开窍宁神，化湿和胃	神志昏乱，胸腹胀闷	5～8

（十六）补虚药

凡具有提高抗病能力，消除虚弱证候的药物，称为补虚药。补虚药分为补气药、补阳药、补血药、补阴药四类（表 7-21～表 7-24）。

表 7-21　补气药

药名	性味	功效	应用	剂量（g）
人参	甘、微苦，微温	大补元气，生津，安神	虚脱，肺气、脾气不足	3～6
党参	甘、平	补中益气，生津养血	脾肺气虚，口渴，面黄心慌	6～15
黄芪	甘，微温	补气，托毒生津，利水	脾肺气虚，内脏下垂，自汗	9～15
白术	苦、甘，温	健脾燥湿，止汗安胎	脾气虚，痰饮水肿，自汗	6～15

续表

药名	性味	功效	应用	剂量（g）
山药	甘，平	益气养阴，补脾肺肾	食少便溏，肺虚咳嗽，肾虚	10～30
甘草	甘，平	补脾润肺，缓急止痛，解毒	食少便溏，咳嗽气喘，中毒	2～10

表 7-22 补阳药

药名	性味	功效	应用	剂量（g）
鹿茸	甘、咸，温	补肾阳，益精血，强筋骨	阳痿早泄，筋骨无力，月经不调	1～3
巴戟天	辛、甘，微温	补肾助阳，祛风除湿	阳痿，腰膝酸软，祛风湿	10～15
肉苁蓉	甘、咸，温	补肾壮阳，润肠通便	阳痿不孕，腰膝冷痛，便秘	10～20
淫羊藿	辛、甘，温	补肾壮阳，祛风除湿	头晕目眩，瘰疬，虚汗，带下	10～15
杜仲	甘，温	补肝肾，强筋骨，安胎	腰膝酸软，阳痿，胎动不安	10～15
补骨脂	苦、辛，大温	补肾壮阳，固精缩尿	补肾壮阳，固精缩尿，温脾止泻	5～10
冬虫夏草	甘，温	益肾补肺，止血化痰	阳痿遗精，久咳虚喘，痰血	5～10
紫河车	甘、咸，温	补精，养血，益气	肾气不足，气血亏虚，气喘	1.5～3
菟丝子	辛、甘，平	补阳益阴，固精缩尿	腰膝酸软，阳痿，目暗，泄泻	10～15
沙苑子	甘，温	补肾固精，养肝明目	肾虚腰痛，阳痿遗精，目暗不明	10～20

表 7-23 补血药

药名	性味	功效	应用	剂量（g）
当归	甘、辛，温	补血活血，止痛润肠	血虚证，月经不调，虚寒腹痛	5～15
熟地黄	甘，微温	养血滋阴，补精益髓	血虚证，腰膝酸软，潮热盗汗	10～30
何首乌	苦、甘、涩，微温	补益精血，截疟，通便	精血亏虚，久疟，瘰疬，便秘	10～15
白芍	苦、酸，微寒	养血敛阴，柔肝止痛	月经不调，肝郁，头痛眩晕	5～30
阿胶	甘，平	补血止血，滋阴润肺	血虚诸证，失眠，燥咳	5～10
龙眼肉	甘，温	补心脾，益气血	气血不足之惊悸，失眠健忘	10～15

表 7-24 补阴药

药名	性味	功效	应用	剂量（g）
沙参	甘，微寒	润肺养阴，益胃生津	燥咳咯血，消渴	10～15
麦冬	甘、微苦，微寒	养血滋阴，补精益髓	燥咳咯血，舌干口渴，失眠	10～15
石斛	甘，微寒	养胃生津，滋阴除热	胃阴不足之舌干口渴，明目	6～30
百合	甘，微寒	润肺止咳，清心安神	咳嗽，咯血，失眠多梦	10～30

药名	性味	功效	应用	剂量（g）
黄精	甘，平	润肺滋阴，补脾益气	燥咳，腰酸，消渴证	10～30
枸杞子	甘，平	滋补肝肾，明目，润肺	头晕目眩，视力减退，劳嗽	5～15
桑椹	甘，寒	滋阴补血，生津，润肠	眩晕，须发早白，尿血，崩漏	10～15

（十七）收涩药

凡以收敛固涩为主要作用的药物，称为收涩药（表7-25）。

表7-25 收涩药

药名	性味	功效	应用	剂量（g）
五味子	酸，温	敛肺滋肾，生津敛汗，涩精	久咳，自汗盗汗，久泻，失眠	2～6
乌梅	酸，平	敛肺涩肠，生津安蛔	久咳，久泻久痢，消渴	3～10
浮小麦	甘，凉	益气，除热，止汗	自汗盗汗，骨蒸劳热	15～30
肉豆蔻	辛，温	温中行气，涩肠止泻	久泻，脘腹胀痛，食少呕吐	10～20
莲子	甘、涩，平	补脾止泻，益肾固精	久泻，食欲不振，遗精，失眠	6～15
芡实	甘、涩，平	补脾祛湿，益肾固精	久泻遗精，小便不禁，白带过多	10～15

（十八）驱虫药

凡具有驱除或杀灭寄生虫作用的药物，称为驱虫药（表7-26）。

表7-26 驱虫药

药名	性味	功效	应用	剂量（g）
使君子	酸，温	杀虫消积	蛔虫病，小儿疳积	6～10
苦楝皮	酸，平	杀虫，疗癣	蛔虫病，钩虫病，蛲虫病，头癣	6～15
槟榔	甘，凉	杀虫消积，行气利水	肠道寄生虫病，食积，便秘	6～15
南瓜子	辛，温	杀虫	绦虫，蛔虫，血吸虫病	60～120
鹤草芽	苦、涩，凉	杀虫	绦虫病	30～50

四、中药的煎服方法

汤剂是中药最常用的剂型之一，煎煮方法是否正确，直接影响药物的安全性和临床疗效。

（一）煎药容器

带盖陶瓷砂锅是传统的煎药容器，为煎煮中药首选。因其导热均匀，热力缓和，锅周保温性强，水分蒸发量少，不易发生化学变化，且价格低廉。也可选用瓦罐、陶器、搪瓷器皿、玻璃锅等煎煮药物。忌用铁制容器，以免发生化学反应。

（二）煎药用水

煎药用水以澄清洁净为原则，自来水、井水、江河水均可。用水量根据药物体积而定，一般以水浸过药面，高出药面 2～3cm 即可。

（三）煎药火候

火候，指火力的大小和火势的缓急。煎药火候分"武火""文火"。武火指火势急，火力猛，温度上升快，水分蒸发多的一种煎法。文火指火势缓，火力弱，温度变化不大，水分蒸发慢的一种煎法。一般煎药先武火后文火，即未沸前武火急煎，煮沸后用小火保持微沸状态。解表药、清热药、芳香类药，不宜久煎，以免药性挥发。而厚味滋补类方药宜文火久煎，以使药味尽出。此外附子、乌头等有毒药宜慢火久煎，以降低其毒性。

（四）煎药方法

煎药之前，将药物用冷水浸泡 20～30 分钟，使药物充分湿润，以便有效成分易于煎出。先用武火煎煮，再用文火煎煮。在煎煮过程中，要注意适度搅拌，以免糊锅，同时也能提高药物有效成分的煎出率。但不宜过于频繁打开锅盖，以尽量减少挥发性成分的丢失。文火煎煮 10～15 分钟后，滤取第一次药液；然后加热水适量，依上法煎煮，取第二次药液。将两次药液混匀，依医嘱服用。

另外，还有一些药物需要特殊方法来煎煮（处方必须注明），现介绍如下：

先煎：介壳类、矿石类药物，如龟甲、鳖甲、磁石等，因质地坚硬，难以出味，应打碎先煎，煎煮后 20 分钟再下其他药物，以使药性充分煎出。除此，泥沙含量大的药物如灶心土、糯稻根等，或质地较轻而体质大的药物如夏枯草、白茅根、竹茹等，应先煎取汁澄清，然后以药汁煎煮其余药物。

后下：气味芳香，借其挥发油取效的药物，如薄荷、砂仁、白豆蔻等，宜在一般药物煎好时下，煎 4～5 分钟即可，以防其有效成分散失。

包煎：粉末状、黏性或绒毛类药物，如滑石、车前子、旋覆花、蒲黄等，为防止煎后药物混浊或对消化道、咽喉的不良刺激，应先用纱布包好，再和其他药物浸泡同煎。

另煎（另炖）：某些贵重药物，如人参、西洋参、羚羊角、鹿茸等，为了尽量保存其有效成分，可另煎。

烊化：胶质、黏性大的药物，如阿胶、鹿角胶、蜂蜜、饴糖等，用时应单独加温溶化与药液兑服，或加入煎好的药汁中溶化后服用。以免同煎时粘锅煮焦，影响药效。

冲服：散剂、丹剂、丸剂以及某些贵重药物，如牛黄、麝香、三七粉、紫雪丹等，不耐高温又难溶于水，服用时不需煎煮，用药汤或者开水直接冲服即可。

项目二　方剂基本知识

一、方剂的组成与变化

（一）方剂的组成

方剂的组成不是药物随意的堆砌和主观的选择，而是必须遵循严格的原则来组合。中医将方剂的组成原则归纳为"君、臣、佐、使"，借以说明方剂的组织形式，和各药之间的主次关系。

君药：即针对主病或主证起主要治疗作用的药物，是方剂组成中不可缺少的主药，在方中占主导地位。如麻黄汤中的麻黄，发汗解表为主要治疗作用，宣肺止咳为间接治疗作用。

臣药：臣药有两种意义。一是辅助君药加强治疗主病或主证的药物；二是针对兼病或兼证起主要治疗作用的药物。如麻黄汤中的桂枝，辅助君药麻黄以加强发汗解表的作用。

佐药：佐药有三种意义。一为佐助药，即配合君药、臣药以加强治疗作用，或直接治疗次要症状的药物（如麻黄汤中的杏仁，配合麻黄宣肺止咳，为佐助药）；二是佐制药，即能消除或减弱君药、臣药的毒性，或能制约君药、臣药峻烈之性的药物；三是反佐药，即病重邪甚，可能拒药时，配用与君药性味相反而又能在治疗中起相成作用的药物。

使药：使药有两种意义。一是引经药，即能引方中诸药至病所的药物；二是调和药，即具有调和方中诸药作用的药物。如麻黄汤中的甘草，起调和作用，为使药。

（二）方剂的变化

方剂的组成具有严格的原则性，又有极大的灵活性。临证使用方剂要结合患者的病情、体质、年龄、性别、季节、气候，以及生活习惯等对方剂进行必要的加减化裁，即遵循组方原则，又强调灵活变化。方剂变化规律主要有以下几种：

1. 药味增减变化　药味增减变化是指在君药、主证不变的情况下，随着次要症状或兼挟证的不同，增减其次要药物。药味加减主要是在臣药、佐使药物中变化，君药必不可少。臣药的增减，可使原方剂的功效发生很大变化；而佐使药的增减，主要适应次要兼证的需要，对原方剂的功效不致发生根本的改变。

2. 药量加减变化　药量增减变化是指方中药物不变，因病情的需要，将方中的药量进行增减，从而改变其药效的强弱乃至配伍关系，以达到治疗的目的。

3. 剂型更换变化　剂型更换变化是指同一首方剂，因治疗的需要，而将剂型加以改变，其治疗作用和应用病证也相应发生改变。这种变化主要表现为药力强、弱、峻、缓和所治疗证候轻、重、缓、急的不同。

二、方剂的剂型

剂型是将处方按照医疗需要或药物特点制成一定大小和不同规格的制剂。目前常用的剂型有汤剂、丸剂、散剂、膏剂、酒剂、丹剂、茶剂、栓剂、冲剂、片剂、糖浆剂、口服液、注射剂、胶囊剂等。

（一）汤剂

即煎剂，是将配好的方药，用清水或黄酒，或水酒各半浸透后，再用适当火候煎煮一定时间，待汤成后，去渣取汁饮服，称为汤剂，一般作内服用。其优点是内服吸收快，疗效迅速，便于灵活加减，能全面照顾到不同患者或各种病症的特殊性。不足之处是剂量大，有效成分不宜煎出，不便于大生产，携带不方便。汤剂适用于病证较重或病情不稳定的患者。

（二）丸剂

丸剂是将药物研成细粉或药物提取物，加上适宜的黏合剂制成球形的固体剂型。其特点是吸收较慢，药效持久，节省药材，便于携带和服用。适用于慢性病或虚弱性疾病。个别丸剂亦可治疗急性病，如安宫牛黄丸，可治疗高热神昏，热陷心包证。目前常用的丸剂有蜜丸、水丸、糊丸、浓缩丸、蜡丸、滴丸等。

（三）散剂

散剂是将药物粉碎，混合均匀，制成粉末状制剂，有内服与外用两种。其特点是制作简便，吸收较快，节省药材，便于使用与携带，适用于各种急慢性疾病。

（四）膏剂

膏剂是将药物用水或植物油煎熬后去渣而成。有内服与外用两种。内服膏有流浸膏、浸膏、煎膏三种，其特点是服用方便，可供长时间服用，适用于慢性病和病后调理。外用膏有软膏和硬膏两种，其特点是使用方便，药效较快，适用于疮疡肿毒、跌打损伤、烧伤、风湿疼痛等。

（五）酒剂

酒剂又称药酒，是将药物用白酒或黄酒浸泡一定时间后，去渣取液而成。其特点是便于保存，可供内服或外用，有温通经脉、活血止痛和强壮滋补的作用，如风湿药酒、参茸药酒、五加皮酒等。

（六）丹剂

丹剂是用某些矿物类药物经高温炼制而成的结晶状的制品，如红升丹等，多供疮疡痈疽外用。另有将用名贵药物组成或疗效显著的丸剂称之为丹，如至宝丹、活络丹等。

（七）茶剂

茶剂是将药物经粉碎加工成粗末状或方块状的制品。用时以沸水泡汁或煎汁，不定时饮用。如午时茶、减肥茶、刺五加茶等。

（八）栓剂

是将药物细粉与基质混合制成一定形状的固体制剂。用于肠道并在其间融化或溶解而释放药物。如小儿解热栓及消痔栓，婴幼儿直肠给药尤其方便。

（九）冲剂

是将药材提取物，加适量赋形剂或部分药物细粉而制成的干燥颗粒状或块状制剂。用时以开水冲服，其特点是作用迅速，服用方便，味道可口。如感冒退热冲剂、板蓝根冲剂等。

（十）片剂

是将药物细粉或药材提取物，与辅料混合压制而成的片状制剂。其特点是剂量准确，服用方便，便于携带。适用于各种疾病，如牛黄解毒片、银翘解毒片等。

（十一）糖浆剂

是将药物煎煮去渣取汁浓缩后，加入适量蔗糖溶解而制成的溶液。其特点是吸收较快，服用方便。适于儿童及慢性病患者服用，如川贝枇杷止咳糖浆等。

（十二）口服液

是将药物用水或其他溶剂提取，经精制而成的供内服的液体制剂。其特点是剂量较少，吸收较快，服用方便，口感适宜。适用于保健和体虚滋补之用，如补血口服液、杞菊地黄口服液等。

（十三）注射剂

又称针剂，是将药物经加工精制而成的灭菌溶液或无菌混悬液，供肌肉或静脉注射用。其特点是剂量准确，药效迅速。如清开灵注射液、丹参注射液等。

（十四）胶囊剂

将药物装于空胶囊中制成的制剂，空胶囊分为软胶囊、硬胶囊两种。如妇科千金胶囊、黄藤素软胶囊。

（十五）气雾剂

是指药物和抛射剂共同装封在带有阀门的耐压容器中，使用时借抛射剂的压力，将内容物以雾状形式喷出的液体制剂。如金喉健喷雾剂、云南白药喷雾剂等。

三、常用中成药

表 7-27　常用中成药

方名	功用	主治	组成	剂型
维 C 银翘片	辛凉解表	流行性感冒而致发热、头痛、咳嗽等	金银花、连翘、薄荷、桔梗、维生素 C 等	片剂
九味羌活颗粒	解表除湿	恶寒发热，无汗，头痛，口干，肢体酸痛	羌活、防风、苍术、细辛、白芷、川芎、黄芩、生地黄等	颗粒
正柴胡冲剂	解表止痛，疏风散热	风寒感冒初起，恶寒发热，无汗头痛，鼻塞等	柴胡、陈皮、防风、芍药等	冲剂
小青龙颗粒	解表化饮，止咳平喘	外寒内饮，恶寒发热，无汗，咳喘痰稀	麻黄、桂枝、白芍、干姜、细辛、半夏、五味子等	颗粒
乙肝宁冲剂	调气健脾，滋肾养肝，利胆清热	慢性迁延性肝炎，慢性活动性肝炎	黄芪、茵陈、白芍、何首乌、牡丹皮、丹参、川楝子、白花蛇舌草等	冲剂
便秘通	健脾益气，润肠通便	脾虚或脾肾两虚所致的便秘	白术、枳壳、肉苁蓉等	口服液
穿心莲片	清热解毒	风热感冒所致咽喉肿痛、咳嗽或痈肿	穿心莲浸膏	片剂
板蓝根冲剂	清热解毒，凉血利咽，消肿	扁桃体炎，腮腺炎，肝炎，小儿麻疹	板蓝根	冲剂
川贝枇杷糖浆	清热宣肺，止咳化痰	外感风热或肺热咳嗽	川贝母、枇杷叶、杏仁、桔梗、薄荷等	糖浆
双黄连口服液	疏风解表，清热解毒	风热感冒，症见发热、咳嗽、咽痛等	金银花、黄芩、连翘	口服液
桑菊感冒片	疏风清热，宣肺止咳	风热感冒初起，头痛，咳嗽，咽痛	桑叶、菊花、连翘、薄荷、杏仁、桔梗、甘草、芦根等	片剂
山海丹胶囊	活血通络	心脉瘀阻之胸痹	三七、海藻、葛根、灵芝草、山羊血等	胶囊
三七胶囊	散瘀止血，消肿定痛	外伤出血，跌仆肿痛	三七根粉	胶囊
山楂精降脂片	消积化瘀	高脂血症	北山楂	片剂
小儿智力糖浆	调补阴阳，开窍益智	儿童注意缺陷与多动症	龟甲、龙骨、远志、雄鸡、石菖蒲等	糖浆

续表

方名	功用	主治	组成	剂型
小金丹	散结消肿，化瘀止痛	瘰疬，阴疽，鼠疮，淋巴结核，甲状腺瘤，乳腺小叶增生等	白胶香、草乌、五灵脂、地龙、木鳖子、归身、麝香、乳香、没药、墨炭等	丸剂
消咳喘	止咳，祛痰，平喘	寒痰咳喘，慢性支气管炎	满山红	糖浆
脂必妥片	健脾消食，除湿祛痰，活血化瘀	高脂血症，动脉粥样硬化引起的心血管疾病	红曲等	片剂
附子理中丸	温中健脾	脾胃虚寒，脘腹冷痛，呕吐泄泻，手足不温	附子、党参、白术、干姜、甘草	丸剂
护肝片	疏肝理气，健脾消食	脂肪肝、酒精肝、药物性肝损伤、慢性肝炎及早期肝硬化	柴胡、茵陈、板蓝根、五味子、猪胆粉、绿豆等	片剂

项目三　中药内服法的护理

一、解表类药的服法与护理

1.解表类药应温服，服药后应卧床覆被并进热饮（开水或热稀粥），以助发汗，发汗以微汗为宜，不可太过，以免损伤正气，伤耗阴液。

2.患者应避风寒。

3.应慎与解热镇痛类西药同用，以防汗出过多。

4.饮食宜清淡，忌酸性、生冷、腥荤油腻类食品。

二、泻下类药的服法与护理

1.泻下类药一般应空腹服用，因其易伤脾胃，中病即止。

2.单纯为通便而服用的润下药应于睡前服用。

3.服泻下类药后，大便次数增多，并可有轻微腹痛，一般服药后应观察排泄物的质、量、次数等变化，对服药后腹泻较重者，应随时观察病情。

4.服药期间饮食调理因病而异，实热证者，宜用清补膳食，忌食辛热毒发之物；里寒证者，宜用甘温滋补膳食，忌服寒凉滋腻食品。应多食蔬菜等含粗纤维食物，戒烟酒。

5.攻下药、峻下逐水药作用峻猛，或具有毒性，易伤正气及脾胃，故年老体虚、脾胃虚弱者当慎用，妇女胎前产后及经期应当忌用。病后体虚、年老体弱、产妇津血不足而致大便干结难下者，应选用润下类药物。

三、温里类药的服法与护理

1. 服药期间应注意防寒保暖。

2. 宜进温热饮食以加强药效，忌食生冷瓜果等寒凉之品。

3. 温里类药多辛温香燥，易伤津液，阴虚津亏者慎用。出现咽干等症状时，为虚火上炎，应及时停药。孕妇慎用。

4. 危重患者服用回阳救逆药时，应密切观察药后反应。

四、清热类药的服法与护理

1. 清热类药性寒，易伤阳气，应中病即止，平素阳虚者应慎用。

2. 清热类药宜饭后服用，服药期间宜服食清凉食品，忌辛辣油腻。高热口渴时，可多饮清凉饮料，如西瓜汁、芦根煎水代茶饮等，以辅助清热。

3. 注意观察发热的规律、特点及伴随症状，必要时给予物理、药物、针刺等降温措施。密切观察患者体温、脉搏、呼吸、神志等变化，并正确记录。

4. 清热类药物，药性寒凉，易伤脾胃，凡脾胃虚弱，食少便溏者慎用。热证易伤津液，苦寒药物又易化燥伤阴，故阴虚患者亦当慎用。孕妇禁用或慎用。

五、理气活血类药的服法与护理

1. 理气活血类药多辛香燥烈，走窜性强，易耗血、动血，虚证患者和有出血倾向的患者应慎用或禁用。

2. 理气活血类药行气动血，易影响胎元，故孕妇应慎用或禁用。

3. 服药期间忌生冷瓜果、油腻厚味、不易消化之品，脾胃虚弱者应注意饮食调护。

六、补益类药的服法与护理

1. 补益类药应于饭前空腹服用，以利于药物吸收。

2. 补益类药易使胃气壅滞，造成消化不良。脾胃虚弱而食滞不化者应慎用，或配用消导药。对脾胃运化功能差的患者，调护时要注意"三分治疗，七分调养"和"药补不如食补"的原则，在辨证的基础上，以平补膳食，缓慢调理为主。

3. 外感期间不宜使用补益类药。

4. 补益类药需长期服用方能见效，应鼓励患者坚持服药，同时要注意生活起居，避免重体力劳动，保持充足的睡眠和休息。

5. 服补益类药期间忌油腻、辛辣、生冷及不易消化之品。

七、安神类药的服法与护理

1. 安神类药应于睡前半小时服用，患者的病室应保持安静。

2. 根据患者的不同情况做好精神护理，特别应消除患者睡前的紧张情绪，保持平稳心态。

3. 饮食以清淡平和为宜，忌辛辣、肥甘、厚味、酒、茶等刺激性食品。服安神类药者，晚饭不宜过饱。

4. 部分安神药物有毒，应慎重使用。

八、止血类药物的服法与护理

1. 出血期应注意卧床休息。大出血者须绝对卧床，减少说话和活动，以免耗气动血。

2. 饮食以营养丰富、易消化为原则。禁烟酒、辛辣、燥烈、煎炸之品，以免辛燥动火、迫血妄行。

3. 应耐心细致地解释、劝慰与疏导，消除患者紧张、恐惧的心理，使之情绪稳定，放松身心，安心接受治疗。

4. 注意观察出血的部位、数量、颜色、次数，定时测量记录血压、脉搏、呼吸等，如有异常，应及时报告。大出血时，应及时采取急救措施。

项目四 中药外用法的护理

一、敷药疗法及其护理

敷药是将药物敷布于患处或穴位的治疗方法，古代又称敷贴，应用时将所用药物研成粉，加适量赋型剂制成糊状敷贴患处。

（一）适用范围

外科的痈、疽、疥疮、流注、跌打损伤、肠痈等病症；内科的哮喘、肺痈、高血压等病症。

（二）操作及护理方法

让患者取合适体位，暴露患处，清洁局部皮肤。取大小合适的棉纸或薄胶纸，用油膏刀将所需药物均匀地平摊于棉纸上。将摊好药物的棉纸四周反折后敷于患处，加盖敷料，以胶布或绷带固定。敷药的时候注意厚薄要均匀，太薄药力不够，效果差；太厚则浪费药物，污染衣被。对肿起有脓头或成脓阶段的肿疡，以中间留空隙，围敷四周为宜，不宜完全覆盖，以免阻止脓毒外泄。敷药面积应大于患处且须保持一定的湿度。

二、贴药疗法及其护理

贴药是将药物贴附于患者体表局部或穴位上，以达到活血化瘀、消肿止痛、行气消痞、拔脓祛腐等目的。

（一）适用范围

适用于内、外、妇、儿、骨伤科等多种疾病，如痈肿疮疡、咳喘、胸痹、偏头痛、口眼歪斜、跌打损伤、腰腿酸痛等。

（二）操作及护理方法

让患者取合适体位，暴露患处，清洁皮肤。选择大小合适的膏药，剪去周边四角，将膏药背面置酒精灯上加温，使之软化后再敷贴患处。贴药时间一般视病情而定，用于肿疡，1～2天换药一次；疮口溃疡，须每日更换。膏药应逐渐加温，以烊化为度，不宜过热，以免烫伤皮肤。使用膏药后，如出现皮肤发红、起丘疹或水疱、瘙痒、糜烂等，应取下膏药，停止使用。

三、熏洗疗法及其护理

熏洗疗法，是将药物煎汤或用开水冲泡后，趁热进行全身或局部的浸泡、淋洗、熏蒸、湿敷。通过药物加热后的热力，药力的局部刺激，药物通过皮肤的吸收和蒸汽渗透的作用，达到温通经络、活血消肿、祛风除温、杀虫止痒等目的。

（一）适用范围

跌打损伤、肢体关节疼痛和活动不利，以及各类皮肤病等；坐浴可用于妇科和肛肠科患者。

（二）操作及护理方法

按医嘱正确配制好药液，药液温度一般以40～50℃为宜，洗浴时要防止烫伤。洗浴时间每次30～40分钟，如有必要，可先熏后洗。患者坐浴和全身洗浴时，应注意观察病情，如发现异常，马上停止洗浴。妇女月经期间，不宜坐浴。

四、熨敷疗法及其护理

熨敷疗法，是用药物、药液直接加温，或煎汤敷于特定部位或穴位上，利用温热和药物的作用，以达到行气活血、散寒止痛、活血消肿的目的。熨敷法有药熨法、盐熨法、醋熨法、坎离砂熨法、水熨法等。

（一）适用范围

脾胃虚寒、跌打损伤、寒湿痹痛、癃闭、泄泻、腹水等。

（二）操作及护理方法

按医嘱备好熨敷所需用品，如准备好热水袋、热吸袋或将药物加热装入纱布袋中等。温度要适宜，一般不可超过70℃。将热熨袋放置于需热熨部位，时间为30～60分钟，温度不足时可加温复用。熨敷期间注意听取患者对热感的反应，观察局部情况，以免烫伤，必要时随时停止。阳热实证不宜使用该法。

五、吹药疗法及其护理

吹药疗法是将粉末状药物通过气体均匀地吹到病变部位，以达到清热解毒、消肿止痛、祛腐收敛等作用。

（一）适用范围

口腔、咽喉、耳窍、鼻腔等部位的病症。

（二）操作及护理方法

准备好药粉和喷药器。吹口腔、咽喉时，让患者漱口后，取坐位或半卧位，头向后仰，张口屏气，查清部位，一手用压舌板压住舌根，另一手持喷药器，将药物均匀地喷入患处；吹耳、鼻时，先拭净鼻腔和耳道，观察好病变部位，用吹药器将药粉吹至患处。吹药时气流压力不能过大过猛，防止药末吹入气管内引起呛咳；小儿禁用玻璃管作为吹药工具。吹药完毕，半小时内不要饮水进食。神志不清者及婴幼儿禁用吹药法。

六、掺药疗法及其护理

掺药疗法，是将药物制成极细粉末直接散布于创面局部，以达到去腐生新、生肌收口、促进创面愈合的目的。

（一）适用范围

疮疡创面、皮肤溃烂或湿疹、口腔炎症或溃疡等。

（二）操作及护理方法

清洁创面后，将药粉均匀撒布于创面上，用消毒纱布或油膏纱布覆盖，一般1～2天换药一次。去腐拔毒药末，有时会刺激创面，引起疼痛，应告知患者，以便取得合作。

七、灌肠疗法及其护理

灌肠疗法是将中药汤剂，自肛门灌入直肠至结肠，使药液保留在肠道内一定时间，通过肠黏膜吸收达到治疗多种疾病的目的。

（一）适用范围

慢性结肠炎、慢性痢疾、慢性盆腔炎，以及高热持续不退等。

（二）操作方法

备好药液，药液温度一般以 39 ～ 41℃为宜，用注射器吸取药液备用。肛管前端用石蜡油润滑，将注射器与肛管连接，排气后夹住肛管，轻轻插入肛门，一般插管深度为 10 ～ 15cm，松开止血钳缓缓推注药液；用输液瓶灌肠者按每分钟 60 ～ 100 滴的速度灌入。药液注完后灌入温水 5 ～ 10mL，用止血钳夹住肛管，轻轻拔出。灌肠前，应先了解病变部位，以便掌握灌肠时的卧位和肛管插入的深度。灌肠时应嘱咐患者排空大便，必要时可先行清洁灌肠。药液温度应掌握在 39 ～ 41℃，过低易致肠蠕动加强，药液保留时间短；过高易引起肠黏膜烫伤。为使药液在肠道内多保留一段时间，对刺激敏感的患者可选用较粗的导尿管代替肛管，药量一次不超过 200mL，可在晚间睡前灌肠，灌肠后不再下床活动。排便后要注意观察泻下物的色、质、量及排便次数，排泄物若有特殊腥臭味或夹有脓液、血液等，应及时留取标本送检，并及时记录和报告。

八、鲜药捣敷法及其护理

鲜药捣敷法，是将新鲜植物药洗净、捣碎，外敷患处，利用药物浆汁中的有效成分达到清热解毒、消肿止痛、收敛止血等目的。

（一）适用范围

一切外科阳证，如疮疡红肿热痛、创伤表面浅表出血，皮肤瘙痒、虫蛇咬伤等。常用的鲜药有蒲公英、紫花地丁、马齿苋、仙人掌、七叶一枝花（重楼）、野菊花叶等。

（二）操作及护理方法

将新鲜药物装入容器内捣碎或用手揉烂，直接敷于患处，如条件允许应给予固定包扎。使用时应注意洗净药物，清洁局部皮肤，防止感染。

复习思考

1. 简述中药的性能有哪些？
2. 常用中药的配伍有哪几种？
3. 如何进行中药的煎服？
4. 简述解表类药的服法和护理？
5. 简述灌肠疗法及其护理？

扫一扫，知答案

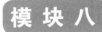

扫一扫，看课件

模 块 八

常见体质与常见病证护理

【学习目标】

1. 掌握常见体质调护与常见病证的施护要点。

2. 熟悉常见体质与常见病证的定义。

3. 理解常见体质的特征及常见病证的病因病机。

项目一　常见体质的调护

一、平和质

（一）定义

指先天禀赋良好，后天调养得当，阴阳气血调和，以脏腑功能状态强健为主要特征的一种体质状态。

（二）特征

体态适中，面色红润，目光有神，精力充沛，不易疲劳，睡眠安，胃纳佳，二便正常，舌淡红，苔薄白，脉和有力。性格随和开朗。平素患病较少。

（三）调护

1. 起居护理　顺应四时变化，合理调摄起居，做到起居有常，劳逸结合，避免过劳。春季和夏季宜夜卧早起；秋季宜早卧早起；冬季宜早卧晚起。

2. 饮食调护　做到饮食有节，适时定量，不过饥过饱。坚持膳食平衡，寒温适中，不可偏嗜。

3. 情志护理　保持随和开朗的性格，培养兴趣爱好，化解不良情绪的影响。

4. 运动养生　坚持锻炼，根据年龄、性别、个人兴趣等，选择适宜的锻炼方法和强度，宜循序渐进，持之以恒。

二、气虚质

（一）定义

指由于先天禀赋不足，后天失养或病后气亏、年老体弱等导致一身之气不足，以脏腑功能状态低下为主要特征的体质状态。

（二）特征

精神不振，易疲乏，自汗，气短懒言，气息低弱，舌淡红，舌体胖嫩，边有齿痕，脉弱。性格内向。形体上肌肉松软不实。易患感冒、内脏下垂等病，或病后康复缓慢，易迁延不愈。

（三）调护

1. 起居护理　注意保暖，避免汗出当风，防止外邪侵袭。多做四肢运动，但不宜过劳，防止耗伤正气。

2. 饮食调护　饮食宜清淡、易消化，以培补元气，益气健脾为主，如小米、猪肚、香菇等。避免肥甘厚味、生冷苦寒、辛辣刺激。

3. 情志护理　保持心态平和，积极培养乐观豁达的生活态度。不宜过思过悲，避免因过思伤脾、过悲伤肺而导致元气不足。

4. 运动养生　选择柔缓、低强度的运动，如散步、太极拳、八段锦等，应劳逸结合，循序渐进，持之以恒。避免大负荷和出汗多的运动，以免耗伤元气。

三、阳虚质

（一）定义

指由于先天不足或后天失养导致阳气不足，失于温煦，以形寒肢冷等虚寒表现为主要特征的体质状态。

（二）特征

畏寒怕冷，手足不温，喜热饮，面色㿠白，精神不振，睡眠偏多，大便溏薄，小便清长。舌淡胖嫩，脉沉迟。性格多内向、沉静。形体白胖，肌肉松软不实。易患痰饮、泄泻、阳痿等病。

（三）调护

1. 起居护理　秋冬季节应防寒保暖，尤其腰部和下肢的保暖。避免久居阴暗、潮湿、寒冷的环境。夏季暑热多汗，避免强力劳作，以免大汗伤阳，也不可贪凉饮冷。

2. 饮食调护　以温补脾肾阳气为主，多食羊肉、狗肉、荔枝、生姜等甘温食物，少食生冷、苦寒、黏腻之品，盛夏亦不可过食寒凉之物。

3. 情志护理 学会自我排遣或与人倾诉，善于调节心情，消除不良情绪的影响。

4. 运动锻炼 在阳光充足的天气下进行舒缓柔和的户外运动，如散步、慢跑、太极拳等。运动量不宜过大，避免大量出汗，防止汗出伤阳。不宜在阴冷、潮湿、寒冷的环境下锻炼，不适合游泳，易受寒湿。

四、阴虚质

（一）定义

指由于先天不足或后天失养导致体内津液精血等阴液亏少，以阴虚内热为主要特征的体质状态。

（二）特征

口燥咽干，喜冷饮，手足心热，面色潮红，两目干涩，大便干燥，小便短，舌红少津，脉细数。性格急躁、好动。体形偏瘦。易患疲劳、不寐等病。

（三）调护

1. 起居护理 保持环境安静，温湿度适宜，避免噪音及强光刺激。保持睡眠充足，避免紧张、熬夜、高温、剧烈运动。节制房事，避免纵欲过度耗伤阴精。

2. 饮食调护 以滋阴补肾为主，多食龟、鳖、鸭肉、蛤蜊、银耳、百合等甘凉滋润之品，戒烟限酒，少食辣椒、姜、葱、蒜等辛温香燥之品，以免助火伤阴。多饮水，多食蔬菜瓜果，保持大便通畅。

3. 情志护理 调摄精神，释放不良情绪，遇事多思量，学会控制情绪上的急躁易怒，养成冷静、沉着的性格，保持平和的心态。

4. 运动锻炼 运动强度和运动量不宜过大，选择太极拳、散步等中小强度的运动方式。避免在炎热夏天或闷热的环境中运动，不宜剧烈运动，运动时要及时补充水分，控制出汗量，以免汗出过多，耗伤阴液。

五、痰湿质

（一）定义

指由于先天遗传或后天过食肥甘等导致水液内停、痰湿凝聚，以黏滞重浊为主要特征的体质状态。

（二）特征

面部皮肤油脂较多，多汗且黏，形体肥胖，身重易倦，腹部肥满松软，胸闷，痰多，喜食肥甘甜腻，口黏腻或甜，舌体胖大，苔白腻，脉滑。性格多温和，善忍耐。易患中风、消渴、胸痹等病。

（三）调护

1.起居护理　保持居室温湿度适宜，避免久居阴冷潮湿的环境。多行户外活动，常晒太阳或行日光浴。

2.饮食调护　饮食宜清淡，多食薏苡仁、冬瓜、扁豆、山楂等健脾化痰祛湿之品，少食肥甘厚味、甜黏之品，酒类不宜多饮，勿进食过饱。

3.情志护理　适当增加社会活动，培养广泛的兴趣与爱好，以调畅气机，改善体质。

4.运动锻炼　在阳气极盛的下午14时至16时行有氧运动，如散步、慢跑、游泳、跳舞等，以全身微汗为宜，循序渐进，持之以恒。

六、湿热质

（一）定义

指由于先天禀赋，或久居湿地，或长期饮酒导致湿热瘀结，以湿热内蕴为主要特征的体质状态。

（二）特征

平素面垢油光，易生痤疮，心烦口苦，身重困倦，大便燥结或黏滞不爽，小便短赤，舌质偏红，苔黄腻，脉滑数。形体中等或偏胖。性格上急躁易怒。易患疮疖、热淋、黄疸等病，男性易阴囊潮湿，女性易带下增多。

（三）调护

1.起居护理　暑湿较重的季节尽量减少外出，居室保持干燥通风，避免久居湿地。保证充足的睡眠，避免长期熬夜或过度劳累。加强个人卫生，预防皮肤病变。

2.饮食调护　以清利化湿的食物为主，如薏苡仁、茯苓、鸭肉、绿豆等。戒烟酒，忌辛温燥热之品。多饮水，多食蔬菜瓜果，保持大便通畅。

3.情志护理　掌握化解或释放不良情绪的方法，舒缓情志，避免五志过极，化火生热。

4.运动锻炼　选择高强度、大运动量的运动，如各种球类、中长跑、游泳等，夏季锻炼可选择清晨或傍晚，避开暑热环境。

七、血瘀质

（一）定义

指由于先天禀赋，或后天损伤，或久病入络导致血行不畅或瘀血内阻，以血瘀为主要特征的体质状态。

（二）特征

面色晦暗，皮肤色暗或色素沉着，易出现瘀斑、局部疼痛，口唇暗淡，舌质紫暗或有瘀斑、瘀点，舌下络脉增粗、曲张，脉涩或结代。胖瘦均见，以瘦人居多。性格内郁，急躁易烦。易患血证、癥瘕、痛证等。

（三）调护

1. 起居护理　居室宜温暖舒适，应防寒保暖，避免寒冷刺激。日常生活要动静结合，不宜过劳或过逸。

2. 饮食调护　以行气、活血化瘀的食物为主，如山楂、红糖、黑木耳等。无饮酒禁忌证者可适当饮酒，如黄酒、葡萄酒、白酒等。少食肥甘厚味、寒凉之物，夏季不可贪食冷饮，以免加重气血郁滞。

3. 情志护理　培养乐观、开朗的性格，积极参加社会活动，保持精神愉悦，达到气血和畅，营卫流通。

4. 运动锻炼　以频数、中低强度锻炼为主，避免高强度、高负荷的锻炼方式，如出现眩晕、胸闷、胸痛、呼吸困难等不适症状，应停止运动，及时就医。

八、气郁质

（一）定义

指由于先天遗传，或后天情志所伤导致长期情志不畅、气机郁滞，以精神抑郁、忧虑脆弱、敏感多疑为主要特征的体质状态。

（二）特征

平素面色抑郁，神情烦闷不乐，胸胁胀满，多伴有太息，或嗳气呃逆，夜寐不安，食欲减退，大便偏干，舌淡红，苔薄白，脉弦。形体偏瘦。性格内向不稳定，敏感多疑，忧虑脆弱。易患郁证、梅核气等病。

（三）调护

1. 起居护理　顺应四时，起居有常。室内宜宽敞安静，温湿度适宜，保证充足的睡眠。

2. 饮食调护　以疏肝行气的食物为主，如萝卜、柑橘、佛手等，以利气机通畅，促进脾胃运化。

3. 情志护理　积极参加社会活动和文娱活动，放松身心，以排解不良情绪。促进人际交流，克服敏感多疑的性格。

4. 运动锻炼　尽量选择户外运动，以高强度、高负荷的运动为主，如跑步、游泳、各种球类等。积极参加群体性的运动，如下棋、打球等，促进交流，改善抑郁情绪。

九、特禀质

（一）定义

指由于先天因素、遗传因素，或环境因素、药物因素等所致，以生理缺陷、过敏反应为主要特征的一种特殊体质状态。

（二）特征

遗传性疾病者表现为垂直遗传、先天性、家族性特征；过敏体质者易患哮喘、荨麻疹、药物过敏等；胎传性疾病者表现为相关疾病的特征，如胎寒、胎热、胎惊等。形体特征无特殊表现，但先天禀赋异常者或有畸形，或有生理缺陷。

（三）调护

1. 起居护理　室内宜整洁安静，空气流通，温湿度适宜，保证充足的睡眠。根据季节变化及时增减衣物。春季过敏体质者减少户外活动，常晒被褥，避免接触各种过敏原。

2. 饮食调护　饮食宜清淡，粗细粮合理搭配，忌食生冷、辛辣、肥甘厚味之品及各种发物，如鱼、虾、蛋、奶等。过敏体质者避免食用各种致敏食物。

3. 情志护理　培养积极向上的性格，保持心态平稳，避免急躁易怒。培养广泛的兴趣爱好，积极参加社会活动，增加认同感，提高自信心。

4. 运动锻炼　根据各种特禀质的不同特征，选择针对性的运动项目，逐步改善体质。过敏体质者在春天或季节交替时应避免长时间野外锻炼，防止接触过敏原。冷空气过敏者忌在寒冷的环境中运动。紫外线敏感者忌在阳光下曝晒，应做好防晒措施。

项目二　常见病证的调护

一、感冒

（一）定义

感冒，俗称伤风，是以鼻塞、流涕、喷嚏、恶寒、发热、头痛、咳嗽、全身不适等为主要临床表现的外感疾病。西医学中的感冒、急性上呼吸道感染、流行性感冒可参照本项目辨证施护。

（二）病因病机

因正气内虚，外感六淫和时行疫毒之气所致。病机为邪犯肺卫，卫表失和。

（三）辨证施护

1. 辨证分型

（1）风寒感冒

证候：恶寒重，发热轻，无汗，周身酸痛，鼻塞声重，喷嚏频作，流清涕，咽痒咳嗽，痰白质稀，口不渴或渴喜热饮，舌苔薄白，脉浮紧。

治法：辛温解表，宣肺散寒。

代表方：荆防败毒散。

（2）风热感冒

证候：发热重，恶寒轻，汗出不畅，头痛鼻塞，鼻流浊涕，口干而渴，或喜冷饮，咽喉乳蛾肿痛，咳嗽痰黏稠，舌苔薄黄，脉浮数。

治法：辛凉解表，宣肺清热。

代表方：银翘散。

（3）暑湿感冒

证候：多见于夏季，头重如裹，恶寒发热，无汗或汗出热不解，鼻塞流浊涕，肢体酸重或疼痛，心烦口渴不喜饮，小便短赤，胸闷欲呕，咳嗽痰黏，舌苔薄黄而腻，脉濡数。

治法：清暑祛湿解表。

代表方：新加香薷饮。

2.施护要点

（1）病情观察　监测神志、体温、汗出变化，观察患者恶寒发热、头痛的程度及咳嗽、咳痰情况，老年、体弱者观察有无特殊病症。若患者出现嗜睡、表情淡漠或大汗淋漓、口渴引饮等表现时，及时汇报医生，配合处置。

（2）生活起居护理　病室宜安静舒适，定时通风，避免直接吹风而加重病情。风寒型室温稍高，注意防寒保暖。风热型室温偏低，发热身痛者应卧床休息，给予温水擦浴，不宜冷敷降温，避免闭塞汗孔，使汗出不畅而留邪。暑湿型应降低室内湿度，避免久居湿地。

（3）情志护理　做好心理疏导，保持心情舒畅，预防七情内伤，以增强正气，祛邪外达。

（4）饮食护理　以清淡、易消化为主，多饮水及食新鲜蔬菜瓜果，以补津液。保持大便通畅，使邪有出路。风寒型多食生姜、葱白、芫荽等，忌食甜咸、生冷、油腻之物；风热型多食西瓜汁、绿豆汤等凉润之品，忌辛辣、油煎肥厚食品，发热口渴者给予薄荷叶、鲜芦根煎汤代茶饮；暑湿型多食西瓜、薏苡仁粥、绿豆汤等，忌食生冷、甜黏、油炸之品。

（5）用药护理　遵医嘱用药，风寒型的中药汤剂宜热服，服后盖被安卧或饮热粥以助发汗，以遍身微微汗出为佳，切勿使大汗淋漓而伤阴亡阳。风热型、暑湿型的中药汤剂宜温凉服，服药后密切观察出汗、体温、伴随症状的变化。

（6）中医护理技术　发热无汗者背部给予捏脊，从下至上拿捏督脉和膀胱经腧穴，往返数次，直至背部发热；配合针刺发汗，取穴风池、大椎、合谷、曲池等。汗出不畅时艾灸曲池、大椎等穴以透汗。鼻塞流涕者按摩迎香穴。高热者给予针刺放血疗法以退热，取穴十宣、少商、商阳。头身困重者行刮痧疗法，取夹背两侧、背部胸肋处、上肢肘窝、下肢腘窝等处。头胀如裹者行头部按摩，取印堂、太阳、百会等穴。

（四）健康教育

1. 起居有常，根据四时天气变化及时增减衣物，冬春季节防寒保暖，夏季不可贪凉，汗出后及时擦干汗液，更换衣物，预防风邪入侵。时行疫毒季节避免去公共场所，防止感染病毒。

2. 加强锻炼以增强体质，劳逸结合，避免过劳。每日冷水洗脸，按摩迎香穴，预防感冒。

3. 饮食有节，多饮水，以清淡为主，忌生冷油腻、辛辣刺激之物。

二、咳嗽

（一）定义

咳嗽是指以咳嗽、咳痰为主要临床表现的病证。既是独立病证，又是肺系疾病的一个主要症状。有声无痰为咳，有痰无声为嗽，两者难以截然分开，多为痰声并见，故以咳嗽并称。西医学中的急慢性支气管炎、上呼吸道感染、肺炎等可参照本项目辨证施护。

（二）病因病机

因六淫侵袭、吸入烟尘或异味气体、情志刺激、饮食不节、久病体虚等因素所致。病机为肺失宣肃，肺气上逆。

（三）辨证施护

1. 辨证分型

（1）外感咳嗽

1）风寒袭肺

证候：咳嗽声重，痰稀薄色白，咽痒，鼻塞，流清涕，恶寒发热，头痛无汗，肢体酸楚，舌苔薄白，脉浮紧。

治法：疏风散寒，宣肺止咳。

代表方：三拗汤合止嗽散。

2）风热犯肺

证候：咳嗽声嘶哑，咳痰不爽，痰黏稠色黄，气粗，喉燥咽痛，口渴，恶风发热，头痛汗出，舌苔薄黄，脉浮数。

治法：疏风清热，宣肺止咳。

代表方：桑菊饮。

3）风燥伤肺

证候：连声作呛，喉痒，干咳，无痰或少痰，痰质黏或带有血丝，不易咳出，鼻干咽燥，舌质红少津，苔薄黄，脉浮数。

治法：疏风清肺，润燥止咳。

代表方：桑杏汤。

（2）内伤咳嗽

1）痰湿蕴肺

证候：反复咳嗽，晨起咳嗽阵发加剧，咳声重浊，痰色白多而黏稠，容易咳出，体倦，胸闷脘痞，时有呕恶，食少，大便时溏，舌苔白腻，脉濡滑。

治法：燥湿化痰，理气止咳。

代表方：二陈汤合三子养亲汤。

2）痰热郁肺

证候：咳嗽气促，咳痰不爽，痰黄质稠或咯血痰，胸胁胀满，身热面赤，口干喜饮，舌红苔黄腻，脉滑数。

治法：清热肃肺，豁痰止咳。

代表方：清金化痰汤。

3）肝火犯肺

证候：咳逆阵作，咳作面赤，痰黏难咳，胸胁胀满，咳时引痛，症状可随情绪波动而增减，咽干口苦，舌红苔薄黄，脉弦数。

治法：清肝泻肺，化痰止咳。

代表方：黛蛤散合黄芩泻白散。

4）肺阴亏耗

证候：干咳，痰少黏白或痰中带血，咳声短促，口燥咽干，神疲，日渐消瘦，颧红，手足心热，盗汗，舌红苔少，脉细数。

治法：滋阴润肺，化痰止咳。

代表方：沙参麦冬汤。

2. 施护要点

（1）病情观察　监测体温、呼吸的变化及汗出情况，观察咳嗽的声音，痰液的量、色、质、味以及伴随症状。如见高热不退，呼吸困难，咳痰脓血相间或咳血，或体温骤降、四肢不温、嗜睡等厥脱表现时，及时汇报医生进行救治。发生大咯血时要防止窒息，做好急救准备。

（2）生活起居护理　病室应整洁安静，定时开窗通风，根据病性调节温湿度，禁止吸烟。根据气候变化及时增减衣物，风寒袭肺者须防寒保暖，天冷外出时佩戴口罩，切勿当风受凉。咳痰不畅时翻身拍背，以助排痰。

（3）情志护理　加强心理疏导，尤其是久咳不愈和肝火犯肺的咳嗽患者，掌握自我调节的方法，消除不良情绪的影响。

（4）饮食护理　多饮水，饮食宜清淡、易消化。风寒袭肺者宜食葱白、生姜等辛温发散之品，忌生冷、油腻、海鲜发物等；风热犯肺者宜食菊花、白萝卜等疏风清热之品，忌辛热助火及酸涩之物，戒烟酒；风燥伤肺者宜食梨、枇杷等清热润肺化痰之品，忌温燥、煎炸之品；痰湿蕴肺者宜食薏苡仁、山药等健脾利湿化痰之品，忌油腻、甜食；痰热蕴肺者宜食甘蔗、梨等清热生津之品，忌辛辣、香燥；肝火犯肺者宜食芹菜、柑橘等疏肝泻火之品，忌油炸、香燥；肺阴亏耗者宜食甲鱼、银耳等滋养肺阴之品，忌辛辣、烟酒。

（5）用药护理　遵医嘱用药，观察用药后的效果及反应。外感咳嗽者的中药汤剂宜武火煎，不宜久煎。风寒袭肺者的汤药热服，药后食热粥并加衣被，以助汗出。风燥伤肺者的汤剂宜少量多次服用。咳嗽剧烈时遵医嘱服用止咳祛痰药物。

（6）中医护理技术　风寒袭肺者针刺合谷、列缺、肺俞等穴；拔罐取大椎、肺俞、风门等穴。痰多难咳者针刺肺俞、脾俞、曲池等穴。或耳穴埋豆，取肺、支气管、神门、交感等穴，外感咳嗽加肾上腺，内伤咳嗽加脾、肾。痰多黏稠者遵医嘱给予中药雾化吸入。

（四）健康教育

1.起居有常，根据四时气候变化及时增减衣物。保持室内空气流通，消除有害气体及烟尘的危害。

2.加强锻炼，劳逸结合。易于感冒者，每日按摩面部迎香穴及艾灸足三里穴，夏季行中药穴位敷贴以扶正固本。

3.戒烟酒，多吃新鲜水果，忌食辛辣刺激、肥甘油腻之物。

4.掌握呼吸道礼仪，指导患者咳嗽时以纸巾捂住口鼻，避免交叉感染。

三、头痛

（一）定义

头痛是指以自觉头部疼痛为主要临床表现的病证。西医学中的三叉神经痛、血管神经性头痛、高血压、副鼻窦炎、脑动脉硬化、脑外伤后遗症等，以头痛为主症者可参照本项目辨证施护。

（二）病因病机

因起居不慎、感受外邪或情志失调、饮食不节、久病入络、跌仆脑损等所致。病机为邪壅经脉，清阳受阻；或肝郁化火，清阳受扰；或气血亏虚，肝肾不足，脑髓失养；或痰浊瘀血，脉络瘀阻。

（三）辨证施护

1. 辨证分型

（1）外感头痛

1）风寒头痛

证候：起病较急，头痛如破，连及项痛，恶风畏寒，遇风尤剧，口不渴，苔薄白，脉多浮紧。

治法：疏风散寒。

代表方：川芎茶调散。

2）风热头痛

证候：头痛而胀，甚则如裂，发热或恶风，面红目赤，口渴欲饮，便秘溲黄，舌红苔黄，脉浮数。

治法：疏风清热。

代表方：芎芷石膏汤。

3）风湿头痛

证候：头痛如裹，肢体困重，胸闷纳呆，小便不利，大便或溏，苔白腻，脉濡滑。

治法：祛风胜湿。

代表方：羌活胜湿汤。

（2）内伤头痛

1）肝阳头痛

证候：头胀痛而眩，心烦易怒，胁痛，夜寐不宁，口苦，舌红苔薄黄，脉弦有力。

治法：平肝潜阳。

代表方：天麻钩藤饮。

2）肾虚头痛

证候：头痛且空，每兼眩晕，神疲乏力，腰痛酸软，遗精带下，耳鸣少寐，舌红少苔，脉沉细无力。

治法：补肾养阴。

代表方：大补元煎。

3）血虚头痛

证候：头痛而晕，心悸不定，遇劳则重，神疲乏力，面白无华，舌淡苔薄白，脉细弱。

治法：气血双补。

代表方：八珍汤。

4）痰浊头痛

证候：头痛昏蒙，胸脘满闷，呕恶痰涎，舌胖大有齿痕，苔白腻，脉滑。

治法：健脾化痰，降逆止痛。

代表方：半夏白术天麻汤。

5）瘀血头痛

证候：头痛经久不愈，痛有定处，其痛如刺，或有头部外伤史，舌紫或有瘀点、瘀斑，苔薄白，脉细或细涩。

治法：通窍活络化瘀。

代表方：通窍活血汤。

2. 施护要点

（1）病情观察　监测神志、瞳孔、体温、血压等变化，观察头痛的发作时间、性质和程度。高热不退者，或出现头晕、血压持续升高或喷射状呕吐时，立即汇报医生，配合处置。

（2）生活起居护理　病室宜整洁安静，定时通风。风寒头痛者病室宜温暖，头痛时不宜外出，避风寒，忌汗出当风；风热头痛者病室宜凉爽，避免直接吹风；高热时不宜冰块降温，以免阻碍疏风散热；风湿头痛者病室宜干燥，避免久居湿地；肝阳头痛者保持病室光线稍暗，避免噪音、强光等不良刺激；头痛较重者宜卧床休息，采取头高脚低位；肾虚头痛者保证充足睡眠，不宜过度疲劳，忌房事；血虚头痛者应卧床休息，枕头不宜过高，避免过度劳累；痰浊头痛者应卧床休息，更换体位时动作应缓慢；瘀血头痛者应劳逸结合，不宜用脑过度。

（3）情志护理　指导患者掌握自我调节的方法，消除不良情绪的影响，树立战胜疾病的信心。

（4）饮食护理　饮食宜清淡、易消化。风寒头痛者多食生姜、葱白等温热发散的食物，忌生冷瓜果；风热头痛者多饮水，多吃水果，可饮菊花茶、绿豆汤，忌辛辣、油腻，保持大便通畅，防浊邪上逆、热邪不降；风湿头痛者可食荷叶粥或藿香煎汤代茶饮，忌食生冷、油腻、甘甜等；肝阳头痛者以菊花泡水代茶饮，忌辛辣、烟酒及公鸡等；肾虚头痛者多食紫河车、核桃、动物骨髓等补肾益精之品；血虚头痛者多食血肉有情之品，如猪肝、瘦肉等，忌辛辣、生冷；痰浊头痛者多食薏苡仁粥、白萝卜汁等补益脾胃的食物，忌肥甘、黏腻；瘀血头痛者多食葡萄、洋葱等活血化瘀的食物，避免生冷、辛辣。

（5）用药护理　遵医嘱用药，观察用药后的效果及反应。外感头痛者的中药汤剂不易久煎，煎后趁热内服，服药后可饮热粥或加盖衣被以助汗驱邪外出。内伤头痛者的中药汤剂宜温火久煎，温热服下。呕吐较剧时，中药汤药宜少量频服。

（6）中医护理技术　针刺百会、太阳、风池等穴。穴位按摩取穴太阳、印堂、百会、阿是穴等。头痛剧烈者给予中药外敷太阳穴。发热者可针刺大椎、曲池，或针刺放血。

（四）健康教育

1. 起居有常，保证充足睡眠。注意四时气候变化，避免外感六淫。

2. 饮食以清淡、易消化为宜，多食新鲜蔬菜、水果等，忌食辛辣刺激、肥甘油腻等，戒烟酒。

3. 保持心情舒畅，养成乐观情绪，避免七情内伤。

4. 劳逸结合，避免过劳。加强运动锻炼，增强体质。

四、心悸

（一）定义

心悸是指以自觉心中悸动，惊惕不安，甚则不能自主为主要临床表现的病证。多呈阵发性，每因情绪激动或过度劳累而诱发。分为惊悸和怔忡，病情较轻者为惊悸，病情较重者为怔忡。西医学中各种原因引起的心律失常，以心悸为主症者可参照本项目辨证施护。

（二）病因病机

因体质虚弱、饮食劳倦、情志失调、药物中毒、感受外邪等所致。病机为气血阴阳亏虚，心神失养，或痰饮瘀血阻滞，心脉不畅。

（三）辨证施护

1. 辨证分型

（1）心虚胆怯

证候：心悸不宁，坐卧不安，善惊易恐，少寐多梦易醒，苔薄白，脉细数或弦。

治法：镇惊定志，养心安神。

代表方：安神定志丸。

（2）心血不足

证候：心悸气短，头晕乏力，面色无华，舌淡红，脉细弱。

治法：补血养心，益气安神。

代表方：归脾汤。

（3）心阳不振

证候：心悸不宁，胸闷气短，动则更甚，面色苍白，形寒肢冷，舌淡苔白，脉虚弱或沉细。

治法：温补心阳，安神定悸。

代表方：桂枝甘草龙骨牡蛎汤。

（4）阴虚火旺

证候：心悸易惊，心烦少寐，手足心热，头晕目眩，耳鸣，腰膝酸软，舌红少津，少苔或无苔，脉细数。

治法：养心安神，滋阴清火。

代表方：天王补心丹合朱砂安神丸。

（5）水饮凌心

证候：心悸胸闷，脘腹痞满，渴不欲饮，形寒肢冷，恶心吐涎，下肢浮肿，小便短少，舌淡苔滑，脉弦滑。

治法：振奋心阳，化气利水。

代表方：苓桂术甘汤。

（6）心血瘀阻

证候：心悸胸闷，心痛时作，痛如针刺，唇甲紫暗，舌紫暗或有瘀斑，脉涩或结代。

治法：活血化瘀，理气通络。

代表方：桃仁红花煎。

2. 施护要点

（1）病情观察　监测心率、脉搏、血压等变化，观察心悸发作的规律、持续时间及诱发因素，若见面色苍白、呼吸不畅、脉结或代等心气衰微表现时，及时汇报医生给予急救。

（2）生活起居护理　病室宜整洁安静，避免噪声，保证充足的睡眠。根据四时变化及时增添衣物，避免外邪的侵袭。轻症者适当进行体育运动，根据病情选择活动量，循序渐进，以不疲劳为度；重症者以卧床休息为宜。

（3）情志护理　避免突遇惊恐和思虑过度诱发心悸，发作时应做好情志疏导，避免情志内伤。

（4）饮食护理　饮食宜清淡、易消化，少食多餐，切勿过饱，保持大便通畅。心虚胆怯者、心血不足者及心阳不振者多食红枣、山药、鸡蛋等补益之品，忌食生冷刺激、肥甘厚味等；阴虚火旺者多食银耳、甲鱼等滋阴降火之品，忌食辛辣刺激；水饮凌心者给予低盐饮食，多食山药、冬瓜、茯苓等健脾利水的食物，根据病情控制饮水量，忌生冷、油腻、过甜。心血瘀阻者多食葡萄、洋葱、三七等活血化瘀的食物，避免生冷、辛辣刺激。

（5）用药护理　遵医嘱用药，观察用药的效果及反应。阴虚火旺者的中药汤剂宜浓煎，少量多次凉服。利水药宜空腹或饭前服用，补益药宜饭前空腹温服，安神药宜睡前服用。

（6）中医护理技术　针灸或穴位按摩取心俞、内关、足三里、三阴交等穴。耳穴埋豆，取心、肾、神门、副交感等穴。

（四）健康教育

1. 生活起居有常，保证充足的睡眠。根据四时变化增减衣物，预防感冒。积极治疗原发病，如各种心脏病、甲状腺功能亢进等。

2.怡情悦志，保持稳定的心态和乐观开朗的情绪，避免七情内伤。

3.饮食有节，勿过饱。戒烟限酒，忌食肥甘厚味，忌咖啡、浓茶。

4.劳逸结合，轻症者可适当从事体力活动，以不疲劳为度，避免剧烈运动。

五、眩晕

（一）定义

眩晕是指以头晕、眼花为主要临床表现的病证。眩即眼花，晕即头晕，两者常同时并见，统称为眩晕。西医学中的高血压、耳源性眩晕、贫血、神经官能症等，以眩晕为主症者可参照本项目辨证施护。

（二）病因病机

因素体阳盛、情志失调、久病不愈、饮食劳倦等所致。病机为肝阳上亢，痰浊中阻，扰动清窍；或气血亏虚，肾精不足，清窍失养。

（三）辨证施护

1.辨证分型

（1）肝阳上亢

证候：眩晕耳鸣，头痛且胀，面时潮红，烦躁易怒，寐少多梦，舌红苔黄，脉弦数。

治法：平肝潜阳，滋养肝肾。

代表方：天麻钩藤饮。

（2）气血亏虚

证候：眩晕目眩，动则加剧，劳累即发，面色㿠白，唇甲不华，心悸少寐，神疲乏力，纳呆，舌质淡苔薄白，脉细弱。

治法：补养气血，健运脾胃。

代表方：归脾汤。

（3）肾精不足

证候：眩晕耳鸣，腰膝酸软，健忘少寐。偏阴虚者，伴有五心烦热，舌红，脉细数；偏阳虚者，伴有形寒肢冷，舌质淡，脉沉细弱。

治法：滋养肝肾，养阴填精。

代表方：左归丸。

（4）痰浊中阻

证候：头重如蒙，视物旋转，体倦多寐，胸闷恶心，呕吐痰涎，纳呆，苔白腻，脉弦滑。

治法：燥湿祛痰，健脾和胃。

代表方：半夏白术天麻汤。

2.施护要点

（1）病情观察　观察眩晕发作的程度、持续时间及伴随症状。若见头痛剧烈，视力模糊，不同程度的意识障碍，昏迷或惊厥等，应及时汇报医生，配合抢救。

（2）生活起居护理　起居有常，预防感冒。眩晕发作时应卧床休息，室内光线柔和、安静，保证充足的睡眠。肾精不足者节制房事，劳逸结合。

（3）情志护理　做好心理疏导，使患者保持心情舒畅，避免情绪激动。

（4）饮食护理　饮食宜清淡、易消化、忌烟酒。肝阳上亢者常食甲鱼以滋阴潜阳；气血亏虚者选用鱼、肉等血肉有情之物；肾精不足者多食核桃、黑豆、猪腰等补肾益精的食物，避免过咸；痰浊中阻者以化痰祛湿为主，多食薏苡仁、茯苓等，忌生冷、油腻等。

（5）用药护理　遵医嘱用药，观察用药的效果及反应。中药汤剂宜温服，补益药宜饭前空腹服用。呕吐较剧者，宜少量频服。

（6）中医护理技术　肝阳上亢者针刺风池、肝俞、合谷等穴；气血亏虚者针刺气海、足三里、脾俞等穴；肾精不足者针刺肾俞、三阴交、足三里等穴；痰浊中阻者针刺内关、中脘、风池等穴。

（四）健康教育

1.生活起居有常，劳逸结合，避免过劳或纵欲过度。

2.保持心情舒畅，防止七情内伤。

3.饮食宜清淡易消化，忌肥甘厚味或过咸食物，避免暴饮暴食，戒烟酒。

4.选择散步、太极拳等运动方式，不宜从事高空作业，避免乘船及各种旋转幅度大的动作。

六、胃痛

（一）定义

胃痛，又称胃脘痛，是以胃脘部近心窝处疼痛为主要临床表现的病证。西医学中的急慢性胃炎、消化性溃疡、胃神经官能症以及部分肝胆胰疾病见有胃痛者，可参照本项目辨证施护。

（二）病因病机

因外感邪气、内伤情志、饮食劳倦、脾胃虚弱等所致。病机为气机郁滞，胃失所养。

（三）辨证施护

1.辨证分型

（1）寒邪客胃

证候：胃痛暴作，恶寒喜暖，遇寒加重，得温痛减，口淡不渴，喜热饮，舌淡苔薄白，脉弦紧。

治法：温胃散寒，理气止痛。

代表方：良附丸。

（2）饮食停滞

证候：胃脘疼痛，胀满拒按，嗳腐吞酸，或呕吐不消化食物，吐后痛减，不思饮食，大便不爽，苔厚腻，脉滑。

治法：消食导滞，和胃止痛。

代表方：保和丸。

（3）肝气犯胃

证候：胃脘胀满，痛连胸胁，遇烦恼郁怒则痛作或痛甚，胸闷嗳气，大便不畅，苔薄白，脉弦。

治法：疏肝理气，和胃止痛。

代表方：柴胡疏肝散。

（4）湿热中阻

证候：胃脘疼痛，痛势急迫，嘈杂灼热，口苦口干，渴不欲饮，恶心纳呆，小便色黄，大便不畅，舌红苔黄腻，脉滑数。

治法：清热化湿，理气和胃。

代表方：清中汤。

（5）瘀血停滞

证候：胃脘疼痛，痛如针刺或刀割，痛有定处而拒按，或见呕血、黑便。舌质紫暗，或有瘀斑，脉涩。

治法：活血化瘀，和胃止痛。

代表方：失笑散合丹参饮。

（6）胃阴亏虚

证候：胃脘隐隐灼痛，嘈杂似饥不欲食，口渴思饮，五心烦热，大便干结，舌红少津，脉细数。

治法：滋阴益胃，和中止痛。

代表方：一贯煎合芍药甘草汤。

（7）脾胃虚寒

证候：胃脘隐痛，绵绵不休，空腹为甚，得食则缓，喜热喜按，神疲纳呆，手足不温，泛吐清水，大便溏薄，舌淡苔白，脉虚弱或迟缓。

治法：温中健脾，和胃止痛。

代表方：黄芪建中汤。

2. 施护要点

（1）病情观察　监测神志、面色、血压、脉搏变化，观察胃痛的性质、程度、发作及持续时间，诱发因素，呕吐物和大便的颜色、性状。若见胃痛突然加剧，或伴呕吐，全腹硬满而疼痛拒按，或出现呕血或黑便，面色苍白，汗出肢冷，四肢厥冷，血压下降等，应立即汇报医生，做好急救准备。

（2）生活起居护理　病室宜安静整洁，温湿度适宜，生活规律，避免过度劳累。寒邪客胃或脾胃虚寒者应注意保暖，防止胃脘部受凉。

（3）情志护理　做好心理疏导，采用转移注意力、做深呼吸等方法缓解疼痛。

（4）饮食护理　饮食以细软、清淡、易消化、少量、多餐为原则，勿暴饮暴食，戒烟酒，忌辛辣刺激、肥甘、坚硬食物等。寒邪客胃或脾胃虚寒者宜食生姜、红糖、羊肉等温中散寒食物，忌生冷；饮食停滞者应控制饮食，给予流质或半流质饮食，以和胃消食之品为宜；肝气犯胃者宜食佛手、柑橘等理气和胃解郁之品；瘀血停滞者宜食山楂、桃仁等行气活血之品；胃阴亏虚者宜细软多汁，多食百合、银耳等滋养胃阴之品。

（5）用药护理　遵医嘱用药，观察用药的效果及反应。中药汤剂一般宜温服，寒邪客胃或脾胃虚寒者宜热服，湿热中阻或胃阴亏虚者宜温凉服。

（6）中医护理技术　给予针灸或穴位按摩，取内关、中脘、足三里等穴。寒邪客胃或脾胃虚寒者，给予热敷、药熨胃脘部，或艾灸中脘、神阙、内关、足三里等穴。

（四）健康教育

1. 生活规律，劳逸结合，保证睡眠，避免劳累。

2. 饮食有节，忌暴饮暴食，避免过冷或过热，戒烟酒，忌生冷油腻、辛辣刺激。

3. 保持积极乐观的心态，避免急躁、激动等不良情绪刺激。

4. 积极治疗原发病，若反复发作，迁延不愈，应定期复查。

七、呕吐

（一）定义

呕吐是指以胃中之物从口吐出为主要临床表现的病证。呕为有物有声，吐为有物无声，两者常同时并见，统称为呕吐。西医学中的胃炎、胃癌、幽门痉挛及梗阻、肠梗阻、尿毒症、颅脑疾病等，以呕吐为主症者可参照本项目辨证施护。

（二）病因病机

因外感六淫、内伤七情、饮食不节、脏腑虚弱等所致。病机为胃失和降，气逆于上。

（三）辨证施护

1. 辨证分型

（1）外邪伤胃

证候：突然呕吐，起病较急，恶寒发热，脘腹满闷，不思饮食，舌苔白，脉濡缓。

治法：解表疏邪，和胃降逆。

代表方：藿香正气散。

（2）饮食停滞

证候：呕吐酸腐，嗳气厌食，脘腹胀满，得食愈甚，吐后反快，大便溏薄，气味臭秽，苔厚腻，脉滑。

治法：消食化滞，和胃降逆。

代表方：保和丸。

（3）肝气犯胃

证候：呕吐吞酸，嗳气频作，胸闷胁痛，因情志不遂而加重，舌边红，苔薄腻，脉弦。

治法：疏肝理气，和胃止呕。

代表方：四逆汤合半夏厚朴汤。

（4）脾胃气虚

证候：饮食稍有不慎，即易呕吐，时作时止，面色苍白，倦怠乏力，口淡不渴，胃纳不佳，大便溏薄，舌质淡苔薄白，脉濡弱。

治法：益气健脾，和胃降逆。

代表方：香砂六君子汤。

（5）胃阴不足

证候：呕吐反复发作，呕量不多，时作干呕，胃中嘈杂，饥而不欲食，口燥咽干，舌红少津，脉细数。

治法：滋养胃阴，降逆止呕。

代表方：麦门冬汤。

2. 施护要点

（1）病情观察　监测生命体征变化，观察呕吐的次数及呕吐物的色、质、量、味，若呕吐剧烈、量多，或呕吐咖啡色或鲜红色血液，应及时汇报医生予以处理。

（2）生活起居护理　病室宜安静舒适，空气新鲜，根据病情调节温湿度。呕吐频繁者宜卧床休息，尽量减少搬动。外邪伤胃或脾胃气虚者注意胃脘部保暖，防止受凉。

（3）情志护理　做好心理疏导，消除不良情绪刺激，使其保持乐观情绪。

（4）饮食护理　饮食以细软、清淡、易消化、少食、多餐为原则，戒烟酒，忌辛辣刺激、肥甘、坚硬食物等。外邪伤胃或脾胃气虚者宜食生姜、红糖、羊肉等温中散寒食物，忌生冷；饮食停滞者适当控制饮食，必要时禁食，以流质或半流质饮食为主，宜食山楂、麦芽等消食导滞之品；肝气犯胃者宜食佛手、柑橘等疏肝理气之品；胃阴不足者宜细软多汁，多食百合、银耳等滋养胃阴之品。

（5）用药护理　遵医嘱用药，观察用药的效果及反应。中药汤剂一般宜温服，外邪伤胃或脾胃气虚者宜热服，勿空腹服药。呕吐频繁者的汤剂宜浓煎，少量频服。

（6）中医护理技术　艾灸中脘、内关、足三里等穴。穴位按摩，取穴内关、中脘、足三里等。耳穴压豆，取神门、脾、胃、交感等穴。外邪伤胃者可行夹脊两侧刮痧。

（四）健康教育

1. 生活起居有常，注意保暖，避免受寒或过于劳累。

2. 饮食有节，讲究饮食卫生，以细软、易消化为主，忌过饱。戒烟酒，少食生冷油腻、辛辣刺激。

3. 调畅情志，保持积极乐观的心态，避免忧思恼怒等不良情绪刺激。

八、腹痛

（一）定义

腹痛是指以胃脘以下、耻骨毛际以上的部位发生疼痛为主要临床表现的病证。西医学中的急慢性胰腺炎、不完全性肠梗阻、输尿管结石等，以腹痛为主症者可参照本项目辨证施护。

（二）病因病机

因外感时邪、情志失调、饮食不节、素体阳虚等所致。病机为脏腑气机不利，脉络痹阻或经脉失养，气血运行无力。

（三）辨证施护

1. 辨证分型

（1）寒邪内阻

证候：腹痛急起，得温痛减，遇寒则甚，恶寒蜷卧，口淡不渴，大便自可，小便清长，苔薄白，脉沉紧。

治法：温理散寒，理气止痛。

代表方：良附丸和正气天香散。

（2）湿热壅滞

证候：腹部胀痛，痞满拒按，得热痛增，遇冷则减，胸闷不舒，身热自汗，烦渴喜冷饮，大便秘结，或溏滞不爽，小便短赤，苔黄燥或黄腻，脉滑数。

治法：通腑泄热。

代表方：大承气汤。

（3）中虚脏寒

证候：腹痛绵绵，时作时止，痛时喜按，恶冷喜热，得温则舒，饥饿劳累后加重，得食或休息后减轻，面色不华，神疲乏力，气短懒言，形寒肢冷，大便溏薄，舌淡苔薄白，脉沉细。

治法：温中补虚，缓急止痛。

代表方：小建中汤。

（4）饮食停滞

证候：脘腹胀满，疼痛拒按，痛而欲泻，泻后痛减，嗳腐吞酸，厌食，大便秘结，或味奇臭，苔厚腻，脉滑。

治法：消食导滞。

代表方：枳实导滞丸。

（5）气滞血瘀

证候：脘腹或胁下胀痛或刺痛，痛引少腹，胸闷嗳气，或痛位固定，触之有形，苔薄，舌质紫暗，脉细涩。

治法：活血化瘀，理气止痛。

代表方：柴胡疏肝散合少腹逐瘀汤。

2. 施护要点

（1）病情观察　监测生命体征变化，密切观察疼痛的部位、性质、程度、时间、伴随症状及诱发因素。若见腹痛突然加剧，或伴呕吐、寒热等，立即汇报医生，配合处理。

（2）生活起居护理　病室宜整洁安静，根据病情选择适宜温湿度。腹痛发作时应卧床休息，缓解期适当下床活动。

（3）情志护理　做好心理疏导，消除紧张、恐惧等不良情绪影响，积极配合治疗。

（4）饮食护理　饮食宜清淡、易消化，避免暴饮暴食。戒烟酒，忌辛辣刺激、肥甘厚腻。腹痛发作时应禁食，缓解后给予流质或半流质饮食。

（5）用药护理　遵医嘱用药，中药汤剂一般宜温服，观察用药后的效果及反应。

（6）中医护理技术　寒邪内阻与中虚脏寒证者，给予腹部热敷法、药熨法，可配合针刺止痛或艾灸，取神阙、关元、中极等穴。湿热壅滞、饮食停滞、气滞血瘀者忌用温热疗法。

（四）健康教育

1. 起居有常，避免劳累，防止外邪侵袭，寒痛者注意腹部保暖。食后勿急跑或剧烈活动。

2. 饮食有节，注意饮食卫生，避免暴饮暴食，忌辛辣、肥腻、酒浆。保持二便通畅。

3. 避免忧郁、气恼等情志刺激，保持心情舒畅。

九、泄泻

（一）定义

泄泻是指以排便次数增多，粪便稀溏或完谷不化，甚至泻出如水样为主要临床表现的病证。西医学中的急慢性肠炎、肠道激惹综合征、肠结核等消化系统疾病，以腹泻为主症者可参照本项目辨证施护。

（二）病因病机

因外感六淫、饮食所伤、情志失调及体虚久病所致。病机为脾胃运化功能失职，湿邪内盛。

（三）辨证施护

1. 辨证分型

（1）寒湿困脾

证候：泄泻清稀，甚如水样，肠鸣腹痛，脘闷食少，若兼外感风寒，则见恶寒发热，头痛鼻塞，肢体酸痛，苔薄白或白腻，脉濡缓。

治法：芳香化湿，解表散寒。

代表方：藿香正气散。

（2）肠道湿热

证候：腹痛即泻，泻下急迫，或泄而不爽，粪黄褐臭秽，肛门灼热，烦热口渴，小便短赤，舌红苔黄腻，脉濡数或滑数。

治法：清热利湿。

代表方：葛根芩连汤。

（3）食滞肠胃

证候：腹痛，肠鸣泄泻，粪便臭如败卵，泻后痛减，嗳腐酸臭，脘腹胀满，不思饮食，苔厚腻，脉滑。

治法：消食导滞。

代表方：保和丸。

（4）肝气郁滞

证候：腹痛腹泻，每因情志不畅而诱发，时有胸胁胀闷，矢气频作，嗳气少食，舌淡红，脉弦。

治法：抑肝扶脾。

代表方：痛泻要方。

（5）脾气亏虚

证候：大便时溏时泻，迁延反复，水谷不化，腹胀纳呆，面色萎黄，肢倦乏力，舌淡苔白，脉细弱。

治法：健脾益气。

代表方：参苓白术散。

（6）肾阳亏虚

证候：黎明之前泄泻，腹痛，肠鸣即泻，泻后则安，腰膝酸软，形寒肢冷，舌淡苔白，脉沉细。

治法：温补脾肾，固涩止泻。

代表方：四神丸。

2. 施护要点

（1）病情观察　监测生命体征、神志、尿量变化，观察泄泻的次数，大便的色、质、量、味及伴随症状。若见面色苍白、大汗淋漓、四肢冰冷等阳气外脱征象；大便为柏油样或伴有新鲜血液者，应立即汇报医生，采取相应措施。

（2）生活起居护理　病室宜整洁安静，定时通风，根据病情调节湿温度。寒湿困脾和脾气亏虚者的病室宜向阳；肠道湿热者的室内宜干燥凉爽；肝气郁滞者的病室宜室温偏凉，光线柔和；肾阳亏虚者的病室宜温暖，腹部保暖。生活规律，劳逸结合。

（3）情志护理　保持心情舒畅，避免忧思恼怒，积极配合治疗，促进早日康复。

（4）饮食护理　饮食以清淡、易消化、营养丰富的流质或半流质为宜，忌油腻、生冷、辛辣刺激。寒湿困脾者多食生姜、红糖等以温中散寒，健脾利湿；肠道湿热者宜食车前子、豌豆等以清热利湿；食滞肠胃者应控制饮食，多食山楂、麦芽等以健脾消食；肝气郁滞者忌土豆、红薯等易产气食物；脾气亏虚者饮食宜温热软烂，易消化，少油脂；肾阳亏虚者宜食黑大豆、山药等以补肾固摄。

（5）用药护理　遵医嘱用药，中药汤剂按时、按量、饭后温热服用为宜，观察用药后的效果及反应。

（6）中医护理技术　耳穴压豆，取胃、大肠、小肠等穴；寒湿困脾者艾灸中脘、天枢、关元、足三里等穴；肾阳亏虚者隔姜灸肾俞、命门、关元等穴；久泻者遵医嘱给予中药敷脐。

（四）健康教育

1. 起居有常，预防外邪侵袭。加强锻炼，可选太极拳、八段锦等健身运动，以增强体质。

2. 饮食有节，不暴饮暴食，注意饮食卫生，忌生冷瓜果及不洁食物。

3. 调畅情志，保持心情舒畅，避免忧思恼怒。

十、黄疸

（一）定义

黄疸是指以目黄、身黄、尿黄为主要临床表现的常见肝胆病证。西医学中的肝硬化、病毒性肝炎、胆囊炎、胆囊结石、肝癌等，以黄疸为主症者可参照本项目辨证施护。

（二）病因病机

因感受时邪疫毒、内伤饮食、劳倦及病后所致。病机为湿浊阻滞，胆汁外溢。

（三）辨证施护

1. 辨证分型

（1）阳黄

证候：身目俱黄，黄色鲜明如橘皮，胸脘痞满，恶心呕吐，尿短赤，便秘或溏，舌红苔黄腻，脉弦数或濡数。偏热者可见发热、心烦、口渴。

治法：清热利湿，化浊退黄。

代表方：茵陈蒿汤。

（2）急黄

证候：黄疸急骤，迅速加深，其色如金，高烦热渴，脘腹胀满，神昏谵妄，尿少便秘，或烦躁抽搐，或便血、衄血，肌肤瘀斑，舌绛红，苔黄而燥，脉弦滑数或细数。

治法：清热解毒，凉营开窍。

代表方：犀角散。

（3）阴黄

证候：身目俱黄，黄色晦暗如烟熏，神疲畏寒，脘闷胀满，或伴心悸气短，纳少，便溏，舌淡苔白腻，脉濡细或沉迟。

治法：健脾和胃，温化寒湿。

代表方：茵陈术附汤。

2. 施护要点

（1）病情观察　观察黄疸的色泽、进退程度及伴随症状。若黄疸迅速加深，脘腹胀痛，恶心呕吐，体温升高，精神萎靡，肌肤瘀斑等，应及时汇报医生处理。

（2）生活起居护理　病室宜安静整洁，定时通风，有传染者应做好消毒隔离。生活起居有常，保证睡眠充足。重度黄疸者或黄疸持续加深时，绝对卧床休息，神昏谵妄者加床栏保护。伴皮肤瘙痒者，保持皮肤清洁，避免搔抓破损引起感染。

（3）情志护理　做好心理疏导，消除患者的忧虑和悲观情绪，树立战胜疾病的信心。

（4）饮食护理　饮食宜清淡、易消化，忌油腻、辛辣、坚硬和粗纤维的食物。伴呕吐、腹泻等胃肠道症状者，予山楂、萝卜等食物。黄疸消退后可食山药、芡实等健脾祛湿之品。阳黄者多饮水，多食水果蔬菜，忌辛辣、海腥及烟酒。急黄者以清凉生津流质为宜。阴黄者宜温热饮食，忌生冷、甜腻。

（5）用药护理　中药汤剂宜少量多次频服，呕吐者服药前后可含服生姜片，以减轻呕恶症状。

（6）中医护理技术　呕吐、腹泻、呃逆者给予穴位按摩、针刺，取合谷、内关、中脘、足三里等穴。

（四）健康教育

1. 生活起居有常，保证充足睡眠。劳逸结合，以不疲劳为度，切忌负重远行。有传染者，做好消毒隔离。

2. 保持心情舒畅，避免气恼忧思。

3. 饮食有节，注意饮食卫生，勿食不洁、霉变、过期的食物。戒烟忌酒，忌辛辣、肥甘。

4. 遵医嘱用药，慎用损肝药物。

5. 积极治疗原发病，应早发现，早治疗。患有黄疸疾患的患者应定期门诊随诊。

十一、水肿

（一）定义

水肿是指以眼睑、头面、四肢、腹背，甚至全身浮肿为主要临床表现的病证。西医学中的急慢性肾小球肾炎、肾病综合征、营养障碍及内分泌失调等，以水肿为主症者可参照本项目辨证施护。

（二）病因病机

因感受外邪、饮食劳倦或房劳过度等所致。病机为肺失通调，脾失传输，肾失开合，膀胱气化失常，体内水湿潴留，泛滥成肿。

（三）辨证施护

1. 辨证分型

（1）阳水

1）风水泛滥

证候：眼睑浮肿，继则四肢、全身皆肿，多伴有恶寒、发热、肢节酸楚、小便不利等症，舌淡红苔薄白，脉浮滑或浮紧。

治法：疏风清热，宣肺行水。

代表方：越婢加术汤。

2）湿毒浸淫

证候：眼睑浮肿，延及全身，身发疮痍，甚则溃烂，恶风发热，小便不利，舌质红苔薄黄，脉滑数或浮数。

治法：宣肺解毒，利湿消肿。

代表方：麻黄连翘赤小豆汤合五味消毒饮。

3）水湿浸渍

证候：全身水肿，按之没指，不易恢复，伴有胸闷腹胀，纳少泛恶，身重体倦，小便短少，苔白腻，脉沉缓。

治法：健脾化湿，通阳利水。

代表方：五皮饮合胃苓汤。

4）湿热壅盛

证候：遍体浮肿，肌肤绷急，胸闷腹胀，烦热口干，大便干结，小便短赤，舌红苔黄腻，脉濡数或沉数。

治法：分利湿热。

代表方：疏凿饮子。

（2）阴水

1）脾阳虚衰

证候：身肿，腰以下尤甚，按之凹陷不起，脘胀纳少，神倦肢冷，大便溏，小便短少，舌淡苔白腻，脉沉弱或沉缓。

治法：温运脾阳，以利水湿。

代表方：实脾饮。

2）肾阳衰微

证候：面浮身肿，腰以下为甚，按之凹陷不起，面色㿠白，心悸气促，腰部酸重，四肢厥冷，尿少或多，舌质淡胖苔白，脉沉细或沉迟无力。

治法：温肾助阳，化气行水。

代表方：济生肾气丸合真武汤。

2. 施护要点

（1）病情观察　监测生命体征、尿量，观察水肿的部位、程度、消长规律及伴随症状，定期测体重，有腹水者测腹围。若见严重少尿或尿闭、口有尿味、衄血，甚至惊风、抽搐、昏迷等，应及时汇报医师，配合抢救。

（2）生活起居护理　病室宜整洁安静，定时通风。重症者应卧床休息，轻症者或恢复期可适当锻炼，以不疲劳为度。头面部水肿较甚者宜抬高头部；胸水、腹水者取半坐卧位；下肢肿甚者抬高下肢。做好皮肤护理，定时翻身，预防压疮。口有尿味者可用银花甘草液漱口。

（3）情志护理　做好心理疏导，保持心情舒畅，积极配合治疗，避免七情内伤。

（4）饮食护理　宜清淡、易消化、低盐或无盐饮食，严格控制进水量，戒烟限酒，忌辛辣、海腥、肥甘。浮肿尿少者可食赤小豆、冬瓜等利水消肿之品；风水泛滥者多食马齿苋、芹菜以清热利水；水湿浸渍者宜食鲫鱼、薏苡仁等健脾利水渗湿之品；湿热壅盛者宜食冬瓜等利水消肿之品；脾阳虚衰者忌生冷，少食牛奶、红薯等产气食物；肾阳衰微者多食血肉有情之品。

（5）用药护理　遵医嘱用药，观察用药后的效果及反应。攻下逐水汤剂宜浓煎，少量频服。风水泛滥者的汤药宜武火快煎，热服。脾阳不振者的汤药宜浓煎温服。

（6）中医护理技术　恶心呕吐者指压内关、合谷等穴，或滴姜汁于舌面，或耳穴压豆，取脾、肾、胃等穴。溃疡者给予中药外敷或中药洗浴。食欲不振者可捏脊或按摩内关、足三里等穴。肾阳衰微及脾阳虚衰者，艾灸脾俞、肾俞、三阴交、阳陵泉、足三里等穴。

（四）健康教育

1. 起居有常，防止外邪侵袭。病重者卧床休息，病情允许时适当运动，节制房事。

2. 饮食有节，控制水、盐的摄入，记录尿量、血压、体重，忌食海鱼、虾、蟹、辛辣刺激食物。

3. 指导患者按医嘱正确服药，积极治疗心悸、鼓胀、癃闭等原发病。

十二、淋证

（一）定义

淋证是指以小便频数短涩，滴沥刺痛，欲出未尽，小腹拘急，或痛引腰腹为主要临床表现的病证。西医学中的泌尿系感染、泌尿系结石、泌尿系肿瘤、前列腺疾病等，可参照本项目辨证施护。

（二）病因病机

因多食肥甘辛热，秽浊之邪入侵，体弱年老，房劳过度，恼怒伤肝等所致。病机为膀胱湿热，肝肾亏虚，肝郁气滞，导致膀胱气化不利。

（三）辨证施护

1. 辨证分型

（1）石淋

证候：小便排出砂石，排尿艰涩，或突然中断，尿道窘迫疼痛，尿中带血，少腹拘急，或腰腹绞痛难忍，舌红苔黄，脉滑数。

治法：清热利湿，通淋排石。

代表方：石韦散。

（2）热淋

证候：小便短数，灼热刺痛，尿黄赤，少腹拘急胀痛，或伴有寒热，口苦，大便秘结，苔黄腻，脉濡数。

治法：清热利湿通淋。

代表方：八正散。

（3）血淋

证候：溺血而痛。实证者尿色深红，或夹有血块，疼痛满急加剧，或有心烦，苔黄，脉滑数。虚证者尿色淡红，尿痛涩滞不显著，神疲乏力，腰膝酸软，舌淡红，脉细数。

治法：实证清热通淋，凉血止血；虚证滋阴清热，补虚止血。

代表方：实证小蓟饮子；虚证知柏地黄丸。

（4）气淋

证候：少腹胀满明显，小便艰涩疼痛，尿有余沥。实证者少腹满痛，苔薄白，脉沉弦。虚证者面色㿠白，少腹坠胀，舌质淡，脉虚细无力。

治法：实证利气疏导；虚证补中益气。

代表方：实证沉香散；虚证补中益气汤。

（5）膏淋

证候：小便浑浊如米泔水或滑腻如脂膏。实证者尿道热涩疼痛，舌红苔黄腻，脉濡数。虚证者病久不愈，反复发作，形体消瘦，腰膝酸软，舌淡苔腻，脉细弱无力。

治法：实证清热利湿；虚证补虚固涩。

代表方：实证程氏萆薢分清饮；虚证膏淋汤。

2.施护要点

（1）病情观察　观察尿痛、排尿次数、尿量、尿色等情况，若腰腹绞痛，或伴恶心呕吐，面色苍白，汗出肢冷等，应立即汇报医生，配合处理。

（2）生活起居护理　病室宜安静舒适，定时开窗通风。劳逸结合，避免过劳，病情缓解后适当运动。石淋者应增加活动量，指导患者进行拍打、跳跃等活动。加强个人卫生，预防尿路感染。

（3）情志护理　做好心理疏导，消除紧张、悲观情绪，鼓励患者积极配合治疗。

（4）饮食护理　饮食宜清淡易消化，多食蔬菜水果，多饮水，每日饮水量为1500～2000mL。禁烟酒，忌辛辣刺激及肥甘厚味。实证者多食茭白、冬瓜、空心菜等清利湿热之品；虚证者多食牛奶、山药、枸杞子等补肝肾之物。

（5）用药护理　遵医嘱用药，中药汤剂宜温服，观察用药后的效果及反应。

（6）中医护理技术　针刺膀胱俞、中极、阳陵泉等穴。疼痛者可按压肾俞、三阴交、足三里等穴。

（四）健康教育

1. 生活起居有节，劳逸结合，避免过劳，节制房事，病情缓解后适当运动。

2. 多饮水，多食清热利湿之品，禁烟酒，忌辛辣刺激及肥甘厚味。

3. 保持心情舒畅，避免七情内伤。

十三、消渴

（一）定义

消渴是指以多饮、多食、多尿、形体消瘦，或尿有甜味为主要临床表现的病证。西医学中的糖尿病、尿崩症等，可参照本项目辨证施护。

（二）病因病机

因先天禀赋不足，复因饮食不节、情志失调、劳欲过度等所致。病机为阴虚燥热。

（三）辨证施护

1. 辨证分型

（1）上消（肺热津伤）

证候：渴而多饮，口干咽燥，尿频量多，舌边尖红，苔薄黄，脉洪数。

治法：清热润肺，生津止渴。

代表方：消渴方。

（2）中消（胃热炽盛）

证候：消谷善饥，形体消瘦，大便干燥，苔黄，脉滑有力。

治法：清胃泻火，养阴增液。

代表方：玉女煎。

（3）下消

1）肾阴亏虚

证候：尿频量多，浑如脂膏，或尿有甜味，口干唇燥，舌红，脉沉细数。

治法：滋阴补肾，润燥止咳。

代表方：六味地黄丸。

2）阴阳两虚

证候：尿频数，饮一溲一，混浊如膏，面容黧黑，耳轮干枯，腰膝酸软，畏寒面浮，阳痿，舌淡苔白，脉沉细无力。

治法：温阳滋阴，补肾固摄。

代表方：金匮肾气丸。

2. 施护要点

（1）病情观察 观察神志、血压、皮肤、口渴程度、进食量、血糖变化，必要时记录

24 小时出入量，每周监测体重变化。若见神昏、烦躁不安、头痛呕吐、呼吸深快、呼吸有烂苹果味，应立即汇报医生，配合处理。

（2）生活起居护理　病室宜整洁安静，定时通风。鞋子、衣着宽松，保持口腔、皮肤、会阴及足部的清洁卫生，防止感染。坚持运动疗法，劳逸结合，以不疲劳为度。肾阴亏虚、阴阳两虚者节制房事。

（3）情志护理　做好心理疏导，消除悲观、失望、焦虑情绪，积极配合治疗，正确对待并战胜疾病。

（4）饮食护理　控制饮食，主食提倡粗制米面和适量杂粮，多食新鲜蔬菜，忌油腻、甜食、辛辣，禁烟酒。定时定量进食，避免随意添加。口渴时用鲜芦根、天花粉、麦冬、沙参等煎水代茶饮。如出现心慌、头晕、大汗淋漓、饥饿等症状时应立即进食糖果、饼干等高糖食物。

（5）用药护理　遵医嘱用药，中药汤剂宜温凉服，观察用药后的效果及反应。阴阳两虚者汤药宜温服，服药时间以饭后半小时为宜。

（6）中医护理技术　肾阴亏虚者按摩足少阴肾经、足厥阴肝经及任督二脉。多尿、腰膝酸软者，艾灸肾俞、关元、三阴交等穴。

（四）健康教育

1. 慎起居，避免劳累，保持口腔、会阴等清洁，做好足部护理。坚持运动疗法，根据病情选择合适的运动方式。

2. 掌握饮食疗法，做到合理饮食，戒烟限酒。

3. 调畅情志，保持积极乐观的心态，树立战胜疾病的信心。

4. 遵医嘱用药，监测血糖变化，外出时携带诊疗卡及糖果、饼干。

5. 加强健康教育，使其掌握疾病相关知识，做到自我管理，有效控制血糖，预防并发症。

十四、痛经

（一）定义

痛经，亦称经行腹痛，指以妇女经期或行经前后出现周期性小腹疼痛，痛引腰骶，甚至剧痛晕厥为主要临床表现的病证。原发性痛经和继发性痛经可参照本项目辨证施护。

（二）病因病机

因情志损伤，外感六淫，或多产房劳，久病虚损所致。病机为胞脉气血壅滞或胞脉失于濡养。

（三）辨证施护

1. 辨证分型

（1）气滞血瘀

证候：经前或经期小腹胀痛，或刺痛拒按，经行不畅，色紫暗，或夹有血块，伴有乳房胀痛，舌质紫暗或有瘀点，脉弦涩。

治法：行气活血，祛瘀止痛。

代表方：膈下逐瘀汤。

（2）寒凝血瘀

证候：经前或经期小腹冷痛，得温痛减，经量少，色暗有块，伴畏寒肢冷，小便清长，舌淡苔白腻，脉沉紧。

治法：温经散寒，祛瘀止痛。

代表方：温经汤。

（3）湿热蕴结

证候：经前或经期小腹灼痛、拒按，痛连腰骶，经量多，色暗红，质稠有块，平素带下黄稠臭秽、量多，小便黄赤，舌红苔黄腻，脉濡数或弦数。

治法：清热除湿，化瘀止痛。

代表方：清热调血汤。

（4）气血两虚

证候：经期或经后小腹隐痛、喜按，经量少，色淡质稀，伴面色苍白或萎黄，头晕心悸，神疲乏力，舌淡苔薄，脉细弱。

治法：补气养血，和中止痛。

代表方：黄芪建中汤。

（5）肝肾亏虚

证候：经期或经后小腹隐痛、喜按，经量少，色淡质稀，伴头晕耳鸣，腰膝酸软，苔薄白，脉沉细。

治法：补肝益肾，养血止痛。

代表方：调肝汤。

2. 施护要点

（1）病情观察　观察痛经的时间、部位、性质、程度，以及月经的量、色、质、味。痛经发作时，监测面色、汗出、脉搏、血压等情况，以免发生昏厥。若见面色苍白、冷汗淋漓、血压下降等，应及时汇报医生，配合处理。

（2）生活起居护理　起居有常，劳逸结合，充足睡眠，经期避免过劳及剧烈活动。保持外阴清洁，腹部、足部保暖，禁止游泳、涉冷水，防止寒邪侵袭。经期绝对禁止房事。

（3）情志护理　加强情志疏导，给予精神安慰，达到怡情悦志。

（4）饮食护理　饮食以清淡、富有营养为宜，忌食辛辣、生冷、酸性等食物。

（5）用药护理　遵医嘱用药，中药汤剂要温服或热服，观察用药后的效果及反应。

（6）中医护理技术　针刺中极、气海、三阴交等穴；寒凝血瘀者，艾灸中极、气海、三阴交等穴，或按摩小腹部；耳针疗法，取穴子宫、神门、肝、肾。

（四）健康教育

1. 加强体育锻炼，劳逸结合，经期避免过劳及剧烈运动。

2. 勿涉冷水，忌坐卧潮湿之地，下腹部保暖，避免寒冷刺激。

3. 经期少食生冷瓜果。

4. 保持外阴清洁，勤换内裤。经期绝对禁止房事。

复习思考

1. 阐述常见体质的调护措施？

2. 试述风寒袭肺型咳嗽的施护要点？

3. 试述消渴的健康教育？

扫一扫，知答案

扫一扫，看课件

模块九

常用中医护理技术

中医护理技术是以中医理论为指导的传统疗法，是临床护理技术的重要组成部分，具有操作方便、疗效显著、易于掌握、适应广泛等特点。

项目一　毫针刺法

【学习目标】

1. 掌握毫针刺法的操作程序、注意事项和出现异常的处理。
2. 熟悉毫针刺法的适应证、禁忌证。
3. 了解毫针刺法的概念、毫针的构造及规格。
4. 了解得气的概念及临床意义。

一、概念

毫针刺法是临床应用最广泛的一种针刺疗法，是在中医经络学说理论指导下，利用毫针针具通过一定的手法，刺激人体的腧穴，激发经络之气，调整脏腑功能，以调和阴阳，疏通经络，行气活血，扶正祛邪，从而达到防治疾病目的的一种方法。

二、基础知识

（一）针具

1. 毫针的材料　毫针多由不锈钢制成，针身挺直滑利，有较高的强度和韧性，能耐高温、防锈。毫针也有用金、银或其他合金制成的。

2. 毫针的结构　毫针由针尖、针身、针根、针柄及针尾五个部分构成（图9-1）。

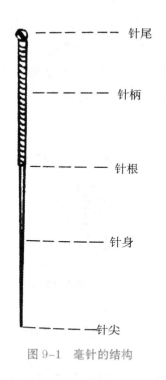

针尾

针柄

针根

针身

针尖

图 9-1 毫针的结构

3.毫针的规格　主要是以针身的长短和粗细来区分的，原来以"寸"计算，现在按法定单位"mm"表示，临床上最常用的是粗细为 0.32 ～ 0.38mm，长短为 25 ～ 75mm 的毫针。

4.毫针的选择　要根据患者的性别、年龄、胖瘦、体质强弱、病情虚实、病变部位的深浅及所取穴位的具体位置来选择。一般来说，男性、肥胖、体壮者，皮厚肉多之处，以及作深刺时宜选择较粗较长的毫针；反之，女性、消瘦、体弱者，皮薄肉少之处，以及作浅刺时宜选择较细较短的毫针。临床上选择的毫针针身要比刺入腧穴的深度长 15mm 左右，即针身要有部分露出皮肤之外。

（二）针刺手法

毫针刺法操作主要包括持针法、进针法、行针法、补泻法、留针法、出针法等六个方面的内容。

1.持针法　操作中一般将持针的手称为"刺手"；按压所刺腧穴或辅助针身的手称为"押手"。持针法分两指持针法和多指持针法。

2.进针法　进针法是指将毫针刺入皮肤腧穴的方法。

（1）进针手法　临床中进针手法分很多种，本项目只介绍以刺手、押手姿势分类的进针法，其分为单手进针法、双手进针法，临床中要根据腧穴所在部位的解剖特点、针刺深浅和手法的要求，灵活选用。

1）单手进针法（图 9-2）：术者以刺手拇指、食指持针，中指指端紧靠穴位，指腹紧靠针身下段，当拇、食指向下用力按压时，中指随之屈曲，将针刺入至所要求的深度；或刺手拇、食指夹持干棉球，夹住针身下端，使针尖露出 3～5mm，对准腧穴位置，迅速刺入腧穴至所要求的深度。适用于短毫针的进针。

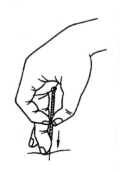

图 9-2 单手进针法

2）双手进针法：指刺手与押手相互配合，将针刺入腧穴的方法。常用的双手进针法有：

①指切进针法（图 9-3）：术者以押手拇指或食指端切按在穴位旁，刺手持针，针尖紧靠押手指甲缘将针刺入皮肤。适用于短毫针的进针，如针刺迎香穴。

②夹持进针法（图 9-4）：术者以押手拇、食二指持捏消毒干棉球，夹住针身下端，露出针尖 1～2mm，将针尖固定于针刺穴位的皮肤表面，刺手持针柄，使针身垂直，在刺手指力下压时，押手拇、食指同时用力，两手协同将针刺入皮肤。适用于肌肉丰满部位及长毫针的进针，如环跳穴。

③提捏进针法（图 9-5）：术者以押手拇、食二指将针刺部位的皮肤捏起，刺手持针，从捏起部位的上端刺入。适用于皮肉浅薄部位腧穴的进针，如印堂穴。

④舒张进针法（图 9-6）：术者用押手的拇、食二指将所刺腧穴部位的皮肤向两侧撑开绷紧，刺手持针，使针从左手拇、食二指之间刺入。适用于皮肤松弛或有皱褶部位腧穴的进针，如腹部穴位。

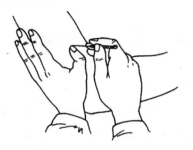

图 9-3 指切进针法

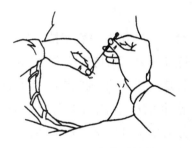

图 9-4 夹持进针法

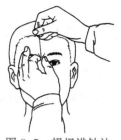
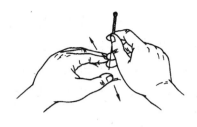

图 9-5　提捏进针法　　　　　　　　　　　　图 9-6　舒张进针法

（2）进针的角度、深度和方向

1）进针的角度：是指进针时针身与所刺部位皮肤表面形成的夹角（图 9-7）。一般分为：

①直刺：是指进针时针身与所刺部位皮肤表面呈 90°垂直刺入。此法适用于人体大部分腧穴，尤其是肌肉丰厚部位的腧穴，如四肢、腹部、腰部的穴位。

②斜刺：是指进针时针身与所刺部位皮肤表面呈 45°左右刺入。此法适用于肌肉较浅薄、靠近重要脏器的部位，如胸背部、关节部的穴位。

③平刺：又称横刺，是指进针时针身与所刺部位皮肤表面呈 15°刺入。此法适用于皮薄肉少处的腧穴，如头面部的穴位。

2）进针的深度：是指针身刺入腧穴皮肉的深浅。一般根据患者的体质、年龄、病情及针刺部位而定。一般来说，体壮、胖、青壮年宜深刺，四肢、臀、腹及肌肉丰厚处穴位宜深刺，病在里、阴证、实证、久病者宜深刺；体弱、瘦、老人、小儿宜浅刺，头面、胸背部及肌肉浅薄处穴位宜浅刺，病在表、阳证、虚证、新病者宜浅刺。

3）针刺方向：是指进针时和进针后针尖所朝的方向。一般根据经脉循行方向、腧穴分布部位、所要求达到的组织结构和不同病症治疗的需要等情况而定。有时为了使针感达到病所，可将针尖对向病痛处。

针刺的角度、深度和方向，这三者之间有着不可分割的关系。一般而言，深刺多用直刺，浅刺多用斜刺或平刺。对延髓部、眼区、胸腹、背腰部的腧穴，由于腧穴所在部位有重要脏腑、器官，更要掌握好针刺的角度、方向和深度，以防针刺意外的发生。

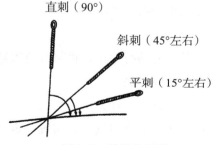

直刺（90°）

斜刺（45°左右）

平刺（15°左右）

图 9-7　进针的角度

3. **行针与得气** 行针又称为运针，是指将针刺入腧穴后，为了使患者得气、调节针感以及进行补泻而施行的各种针刺手法。

得气又称"针感"，是指将针刺入腧穴后所产生的经气感应。得气时，操作者能感到针下有沉紧的感觉，同时患者针刺部位有酸、麻、胀、重等感觉，这种感觉可沿着一定的方向扩散传导。

基本手法包括提插法和捻转法两种，既可单独使用，也可配合运用。

（1）**提插法** 是指针刺入腧穴一定深度后，将针身提到浅层，再由浅层插至深层，如此反复地一上一下均匀进退的操作方法（图9-8）。操作时，保持针身垂直，不要改变针刺的角度和方向；幅度均匀，不宜过大，不宜过快，每分钟60次左右。

（2）**捻转法** 是指针刺入腧穴一定深度后，以右手拇指和中、食二指持住针柄，进行一前一后来回旋转捻动的操作方法（图9-9）。操作时，指力均匀一致，捻转角度一般在180°～360°，不要单方向捻针，以免肌纤维缠绕针身而导致滞针。

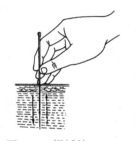
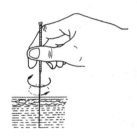

图9-8 提插法　　　　　　　　图9-9 捻转法

4. **针刺补泻**

（1）**补法** 是指能鼓舞人体正气，使低下的功能恢复正常的针刺方法。该法进针慢而浅，提插轻，捻转幅度小或留针后不捻转，出针后多揉按针孔。多用于虚证。

（2）**泻法** 是指能够疏泄病邪，使亢进的功能恢复正常的针刺方法。该法进针快而深，提插重，捻转幅度大，留针时间长并反复捻转，出针时不揉按针孔。多用于实证。

（3）**平补平泻法** 是指进针深浅适中，刺激强度适宜，提插和捻转的幅度中等，进针和出针用力均匀的针刺方法。适用于一般患者。

5. **留针与出针**

（1）**留针** 是指将毫针刺入腧穴并施行手法，再将针留置腧穴内一定时间，以增强针感的方法。留针又分为静留针法和动留针法。

①静留针法：是将针刺入腧穴后，不行针，以待气至。

②动留针法：是将针刺入腧穴先行针待得气后，留置一定时间，或在留针期间施以或补或泻的手法。

留针与否及留针时间的长短，应根据患者病情而定，施术完毕后即可出针或留针10～20分钟。对于一些慢性、顽固性、疼痛性等疾病，需留针1小时以上，并在留针过程中间歇性行针。而小儿、躁动不安等患者不宜留针。

（2）出针　又称起针、退针、拔针，是指针刺达到预定治疗目的和要求后，操作者以一手拇、食指持消毒干棉球轻轻按压针孔周围皮肤，另一手持针作轻微的小幅度捻转，并随势将针缓慢提至皮下，静留片刻，迅速拔出毫针，并用消毒干棉球按压针孔，以防出血。出针后应清点针数，同时嘱患者注意保持针孔清洁，以防感染。

三、适应证

毫针刺法适用于内、外、妇、儿、五官以及麻醉等各科病证，尤其是各种痛证，如头痛、胁痛、胃痛、腹痛、腰痛、经痛、牙痛、咽喉肿痛等。

四、禁忌证

1. 饥饿、饱食、醉酒、过度疲劳、精神过度紧张、不配合者不宜针刺。

2. 有凝血机制障碍性疾病、高度水肿者不宜针刺。

3. 局部皮肤有感染、溃疡、瘢痕以及肿瘤的部位不宜针刺；小儿囟门未闭合时，囟门附近腧穴不宜针刺；孕妇下腹部、腰骶部腧穴均不宜针刺。

4. 月经期间、有习惯性流产史者、年老体弱者慎用针刺。

五、操作程序

（一）评估

1. 患者的床号、姓名、年龄、诊断与证型。

2. 患者的主要症状、既往史、体质、针刺部位的局部皮肤情况、对疼痛的耐受程度、心理状况，另外，女性患者须注意经带产史。确定针刺部位、患者体位、操作手法等。

3. 患者对此项操作的了解和合作情况。

4. 病室环境。

（二）计划

1. 护士准备　衣帽整洁，修剪指甲，洗手戴口罩。

2. 患者准备　了解毫针刺法的目的、过程及注意事项，排空二便。

3. 用物准备　治疗卡、治疗盘、皮肤消毒液、无菌棉签、无菌干棉球、一次性毫针、无菌镊子、弯盘、大毛巾、垫枕，必要时备屏风等。

4. 环境准备　保持环境宽敞，温湿度适宜，注意遮挡。

（三）实施

1. 操作步骤（表9-1）

表9-1 毫针刺法操作步骤

	操作步骤	要点与说明
1. 核对解释	携用物至床旁，核对患者床号、姓名，核对腕带，向患者做好解释，取得合作	·确认患者
2. 安置体位	关闭门窗，屏风遮挡，协助患者取合理体位，充分暴露针刺部位	·注意保护隐私，注意保暖 ·根据针刺部位取舒适合理体位
3. 定穴	遵医嘱或病情，选择针刺的部位	·正确取穴后，先用拇指按压穴位，并询问患者感觉，以核对穴位
4. 消毒	消毒术者手指及针刺部位的皮肤	·以所取穴位为中心，由内向外缓慢旋转，逐步涂擦，消毒范围大于 5cm×5cm，消毒 2 次，消毒棉球应一穴一换，不得同时消毒两个以上部位
5. 选取毫针并检查	检查一次性毫针包装，确保完整无破损，在有效期内。同时检查针柄、针体、针尖	·按腧穴深浅和患者胖瘦，选取合适的毫针。无菌针具包装打开超过 4 小时不得使用 ·再次检查针柄是否松动，针体是否挺直滑利、针尖是否有钩
6. 进针	根据针刺部位，选择相应的进针方法，再次核对，正确进针	·进针要快速，并注意角度、深度和方向，以免造成损伤
7. 行针留针	行针，询问患者是否有酸、麻、胀、重等得气的感觉。一般留针 10～20 分钟	·刺入一定深度，患者局部产生酸、麻、胀、重等感觉或向远处传导为"得气" ·如有不适，应及时妥善处理
8. 观察	针刺过程中要随时询问患者感受，密切观察有无针刺意外发生	·嘱患者不可随意改变体位，防止发生针刺意外
9. 起针	术者一手用无菌棉球按压针孔周围皮肤，一手持针柄慢慢捻动将针尖退至皮下，静留片刻，迅速拔出	·拔出针时用无菌棉球轻压针孔片刻，防止出血
10. 整理	清理针具，放入耐刺、防渗漏的专用利器盒中。协助患者着衣，整理床单位，安排舒适体位	·核对针数，以防遗漏
11. 健康教育		·告知患者针刺治疗后的注意事项
12. 洗手、记录、签名		·详细记录实施毫针治疗后的客观情况，并签名

2. 注意事项

（1）针刺前认真检查一次性针具，确保包装完整无破损，在有效期内，无菌针具包装打开后超过 4 小时不得再使用。检查针具针柄是否松动，针尖是否有钩，对不符合要求的针具要弃之不用。

（2）对重要脏器附近的腧穴，如眼区、颈部、小腹部与脊柱部的腧穴，要避开大血管，掌握进针角度、深度、幅度和留针时间。

（3）起针后，核对针数，以防遗漏。

（4）严格执行无菌操作，一人一穴一针一用一废弃，防止交叉感染。

（5）针刺后勿立刻洗澡，防止感染。

（四）评价

1. 是否严格执行无菌操作原则。

2. 取穴的准确度及得气与否。

3. 是否达到预期效果。

4. 患者是否知晓操作目的、注意事项，对操作是否满意。

六、针刺意外的预防与处理

（一）晕针

晕针是指在针刺过程中患者出现头晕目眩、面色苍白、胸闷欲吐，甚至晕厥的现象。

1. 原因

（1）初次治疗导致精神紧张的患者。

（2）平素身体虚弱，或大汗、大泻、大出血之后，或疲劳、饥饿等。

（3）体位选择不当，操作者手法过重，刺激量过大。

（4）室内空气不流通，闷热，或室温太低。

2. 临床表现　患者突然出现精神疲倦、面色苍白、恶心欲吐、胸闷心慌、汗出肢冷、脉细弱，严重者甚至出现昏迷、四肢厥冷、唇甲青紫、二便失禁、脉微欲绝等症状。

3. 预防措施

（1）室内要通风，保持空气新鲜。

（2）对初次治疗、体弱及精神过度紧张的患者，要做好解释工作，消除其顾虑，同时选择舒适的体位，选穴宜少，手法宜轻。

（3）饥饿、大汗、疲劳者要先进食、饮水，休息片刻后再行针刺。

（4）针刺过程中，密切观察患者的情况，及早发现晕针先兆，及时处理。

4. 处理措施

（1）立即停止针刺，起出全部针具，协助患者去枕平卧，松开衣带，保暖。

（2）轻者予饮温开水或糖水，静卧片刻可恢复正常；重者除上述处理外，指按或针刺人中、合谷、内关、足三里；或灸百会、气海、关元。若仍不缓解，应配合医生采取其他抢救措施。

（二）滞针

滞针是指针刺后针下异常紧涩，行针、出针均感困难而患者感觉疼痛的现象。

1. 原因

（1）患者精神紧张，针刺入后局部肌肉强烈收缩。

（2）行针时，角度过大或向单一方向捻转太过，导致肌纤维缠绕针身。

（3）留针时间太长，有时也会出现滞针。

2. 临床表现　针身在体内捻转提插困难，严重时不能捻转提插，也不能出针，患者局部疼痛难忍。

3. 预防措施

（1）对精神紧张者，针刺前要做好解释工作，消除其顾虑。

（2）操作方法要正确，进针后捻转幅度不宜过大过快，避免单向连续捻转。

4. 处理措施

（1）解除患者紧张情绪，尽量使其肌肉放松，或在滞针腧穴附近进行循按，或弹击针柄，或在附近再刺1～2针，缓解肌肉紧张。

（2）因单向捻针造成的，可反向将针捻回，并用刮柄、弹柄等手法，使缠绕的肌纤维松解，解除滞针。

（三）弯针

弯针是指进针时或进针后针身在体内形成弯曲的现象。

1. 原因

（1）术者针刺手法过猛，针尖碰到坚硬组织。

（2）针刺或留针过程中患者移动体位，或针柄受到外力压迫。

（3）滞针后未作及时处理。

2. 临床表现　针柄改变了刺入时的方法和角度，提插、捻转、出针均感困难，患者感到针刺处疼痛。

3. 预防措施

（1）操作者手法要熟练，指力均匀，避免进针过猛、过快。

（2）患者体位要舒适，留针期间不要随意变换体位，注意保护针柄不受外力碰撞。

（3）及时处理滞针。

4. 处理措施

（1）出现弯针后，不能再行提插、捻转等手法。

（2）如针身轻微弯曲，可按一般出针法，将针缓慢拔出；弯曲角度较大时，应顺着弯曲的方向将针退出。若针身弯曲不止一处，须视针体扭转倾斜的方向，逐渐分段慢慢拔出。

（3）由体位改变引起者，应协助患者慢慢恢复原体位，使局部肌肉放松，再行退针，切忌强行拔针，以免针断入体内。

（四）断针

断针又称折针，是指针刺过程中针身折断在患者体内的现象。

1. 原因

（1）针具质量欠佳，针身或针根部有损伤、锈蚀、裂痕，针刺操作前未细致检查。

（2）针刺时针身全部刺入，行针时手法过猛、过强。

（3）留针时患者体位改变或针柄受到外力碰撞。

（4）滞针、弯针未能及时正确地处理，并强行拔针。

2. 临床表现　行针时或出针后发现针身折断，其断端部分针身尚露于皮肤上，或断端全部没入皮肤之下。

3. 预防措施

（1）针刺前认真检查针具，凡是不符合质量要求者剔除不用。

（2）针刺手法熟练，不可过猛、过强地行针。针刺时勿将针身全部刺入腧穴，应留部分针身于皮肤之外，以便发生断针时取针。

（3）留针时嘱患者不要随意变换体位。

（4）及时处理滞针、弯针。

4. 处理措施

（1）发现断针时要镇定，嘱患者切勿移动体位，以防断针向肌肉深部陷入。

（2）若残端部分针身显露于体外，可用止血钳或镊子将针拔出；若断端与皮肤相平或稍凹陷于皮内，可用拇、食二指垂直轻压针孔两旁，使断端显露后，用镊子或止血钳将断针取出；若断针完全陷入皮下或肌肉深层时，应在 X 光下定位，手术取出。

（五）血肿

血肿指针刺部位出现皮下出血并引起肿痛的现象。

1. 原因

（1）针刺时刺伤小血管，或针尖弯曲带钩，刺伤血管或皮下组织。

（2）有出血倾向的患者，针刺后易发生血肿。

2. 临床表现　出针后，针刺部位肿胀疼痛，继而皮肤呈现青紫色。

3. 预防措施

（1）仔细检查针具，锈针、带钩的针弃之不用。

（2）熟悉人体解剖部位，针刺时避开血管。

（3）出针时立即用无菌棉球按压针孔 1～2 分钟。

4.处理措施

（1）微量皮下出血而致局部小块青紫者，一般不必处理，可自行消退。

（2）局部肿胀疼痛剧烈、青紫面积较大者，24小时内先冷敷止血，再做热敷，以促进局部瘀血消散吸收。

附：三棱针刺法

三棱针多用不锈钢制成。针柄呈圆柱状，针身至针尖呈三角锥形，刃尖锋利，分大、中、小三型，根据不同病症、患者形体强弱以选用适合的型号。三棱针刺法多用于放血疗法，通过放出少量血液，使里蕴热毒随血外泄，从而达到防病治病目的的一种治疗方法。

其功能为清热解毒、消肿止痛、祛风止痒、开窍泄热、通经活络、镇吐止泻等。适用范围广，内科疾患如肺炎、哮喘、高热、中暑等；外科疾患如疖肿、荨麻疹等；妇科疾患如痛经、更年期综合征等；儿科疾患如热惊风等；眼科疾患如急性结膜炎等。

禁忌证同毫针刺法，另外较重的贫血或低血压、静脉曲张、血管瘤患者也不宜使用此法。

三棱针的针刺方法：

1.点刺法　是指在腧穴部位迅速点刺出血的方法。此法多用于手指或足趾末端穴位。

2.散刺法　又称豹纹刺或围刺，是针对病变局部周围进行点刺的方法。此法多用于局部瘀血、肿痛、顽癣等。

3.缓刺法　是指用三棱针缓慢刺入浅静脉，使之少量出血的方法。此法常用于肘窝、膝窝及太阳穴等处的浅表静脉。操作时，要以所取穴位为中心，由内向外消毒，消毒直径大于5cm。进针不宜过深，创口不宜过大，一般放血量为5滴左右，1～2日1次，放血量大者，1周不超过2次，1～3次为1个疗程。切不可滥用放血疗法。

项目二　灸　法

【学习目标】

1.掌握灸法的概念，常用灸法的操作流程、注意事项和临床应用。

2.熟悉灸法的分类、适应证和禁忌证。

3.熟悉施灸先后顺序、灸量、灸法补泻。

4.了解温灸器施灸的操作流程和临床应用。

一、概念

"灸",灼烧之意。灸法是将以艾绒为主要材料制成的艾炷、艾条,点燃后悬置或放置在体表的一定部位或腧穴,进行烧灼、温熨,借灸火的热力以及药物的作用,以温经散寒,扶阳固脱,消瘀散结,扶正祛邪,从而达到防治疾病目的的一种方法。

二、基础知识

(一)施灸材料

主要是艾叶制成的艾绒,继而制成艾条或艾炷。艾叶气味芳香,味辛微苦,性温热,具有纯阳之性。艾叶燃烧时热力温和,能穿透皮肤,直达体表深部,且价格低廉。

(二)常用灸法(表9-2)

表9-2 常用灸法

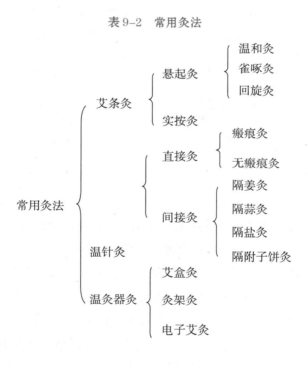

1. 艾条灸 艾条灸又称艾卷灸,是用桑皮纸将艾绒制成圆柱形条(卷),将其一端点燃,对准腧穴或患处施灸的一种方法。艾条灸分为悬起灸和实按灸两类。悬起灸又分为温和灸、雀啄灸和回旋灸。

(1)悬起灸 是将艾条点燃一端与腧穴或患处的皮肤保持一定距离进行温熨的方法。

1)温和灸:是将艾条点燃一端与腧穴或患处的皮肤保持2～3cm距离施灸(图9-10),使患者局部温热而无灼痛为宜,每穴灸10～15分钟,以皮肤出现红晕为度。

2）雀啄灸：是将艾条点燃一端对准腧穴或患处的皮肤，距离不固定，在 2～5cm 范围内，似鸟雀啄米状，一上一下活动地施灸（图 9-11），给施灸局部一个变量的刺激，一般每穴灸 5 分钟。

3）回旋灸：是将艾条点燃一端与腧穴或患处的皮肤保持 3cm 左右距离，平行反复回旋施灸（图 9-12），每穴灸 10～15 分钟。

（2）实按灸　是将点燃的艾条隔布或棉纸数层实按在穴位上，使热气透入皮肉深部，火灭热减后重新点火按灸，称为实按灸（图 9-13）。

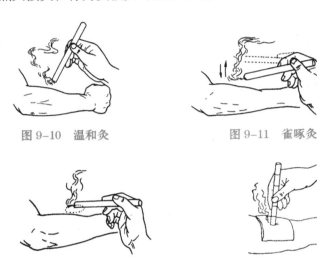

图 9-10　温和灸　　　　　　　　　　　图 9-11　雀啄灸

图 9-12　回旋灸　　　　　　　　　　　图 9-13　实按灸

2. 艾炷灸　艾炷灸是将艾绒制作小圆锥形艾炷，点燃施灸的方法（图 9-14）。艾炷每燃烧完一炷称为一壮。艾炷灸分为直接灸和间接灸。

（1）直接灸　是将艾炷直接放置在腧穴或患处的皮肤上点燃施灸的方法（图 9-15）。

1）无瘢痕灸：又称非化脓灸，先在施灸部位皮肤上涂少量的凡士林或大蒜汁，再放艾炷，点燃施灸。当艾炷燃剩 2/5～1/2，患者感到灼痛时，用镊子将艾炷夹去，换炷再灸。一般灸 3～7 壮，以局部皮肤红晕、充血为度。常用于慢性虚寒性疾病。

2）瘢痕灸：又称化脓灸，先在施灸部位皮肤上涂少量的凡士林或大蒜汁，再放艾炷，点燃施灸。每壮艾炷燃尽去灰，换炷再灸。一般灸 7～9 壮，灸后 1 周左右施灸部位皮肤会化脓，愈后有瘢痕。施灸前要征求患者和家属的同意。常用于哮喘、肺痨、瘰疬等疾病。

（2）间接灸　又称隔物灸、间隔灸，即在艾炷与腧穴皮肤之间隔垫某种物品而施灸的一种方法（图 9-16）。本法既发挥了灸火的热力作用，又发挥了药物的功能。

1）隔姜灸：将鲜姜切成直径 2～3cm、厚 0.2～0.3cm 的薄片，中间以针刺数孔，将姜片置于施灸腧穴或患处，艾炷置于姜片上，点燃，艾炷燃尽，换炷再灸，一般灸 5～10 壮，以局部皮肤稍起红晕为度。多用于治疗因感寒而致的呕吐、腹痛、痛经及风寒痹痛等。

2）隔蒜灸：将鲜大蒜切成厚 0.3～0.5cm 的薄片，中间以针刺数孔，将蒜片置于施灸腧穴或患处，艾炷置于蒜片上，点燃，艾炷燃尽，易炷再灸，一般灸 5～7 壮，以局部皮肤稍起红晕为度。多用于治疗淋巴结核、肺结核、初起的肿疡（未溃疮疖、乳痈），以及虫、蛇、蝎、蜂蜇咬伤等。

3）隔盐灸：又称"神阙灸"，是将纯净干燥的食盐填敷于脐部，在盐上再置一薄姜片，上置大艾炷施灸，艾炷燃尽，换炷再灸，连续施灸，不拘壮数，以期脉复、肢温、证候改善。多用于治疗急性寒性腹痛、吐泻并作、中风脱证、四肢发凉等。

4）隔附子饼灸：将附子片或饼（将附子研成细末，以黄酒调和制成直径约 3cm、厚约 0.8cm 的饼状）中间穿孔，置于施灸腧穴或患处，将艾炷置于其上点燃，艾炷燃尽，换炷再灸，一般灸 5～10 壮。多用于治疗命门火衰而致的阳痿、早泄或疮疡久溃不敛等。

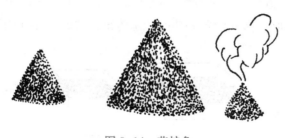

图 9-14 艾炷灸

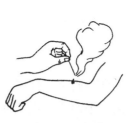

图 9-15 直接灸

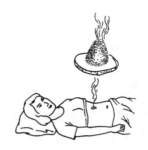

图 9-16 间接灸

3.温针灸 温针灸是针刺与艾灸结合，将艾绒捏在针尾上，或将长 1～3cm 艾条插在针柄上，点燃，使热力沿针身传至穴位及组织深部，而达到治疗目的的一种方法（图 9-17）。每穴每次可施灸 3～5 壮，注意防止灰火脱落烧伤皮肤。适用于既需要针刺留针，又要施灸的疾病，多用于痹证、痿证。

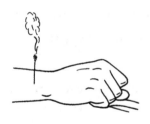

图 9-17 温针灸

4. 温灸器灸　温灸器灸是使用专门器具施灸的方法。

1）艾盒灸：是将灸盒安放于施灸部位的中央，点燃艾条段或艾绒后，置于灸盒内中下部的铁纱网上，盖上盒盖（图 9-18）。灸至患者有温热舒适无灼痛的感觉，皮肤稍有红润为度。

2）灸架灸：是将艾条点燃后插入灸架顶孔，对准穴位固定好灸架施灸。

3）电子艾灸：是根据传统的中医艾灸原理，结合现代超临界提取、微电子、磁疗、远红外理疗等技术进行施灸的一种方法。电子艾灸实现了智能操作、控温控时、无烟无火、定向导入、透皮吸收、多穴同灸等功能，是传统灸法的革命性创新。

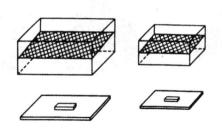

图 9-18 艾灸盒

三、适应证

1. 经络闭阻所引起的风寒湿痹证，寒凝血滞所致的胃痛、痛经、腹痛、痢疾等。

2. 阳气下陷而引起的遗尿、脱肛、崩漏、带下、久泻、虚寒证、虚脱证、寒厥证和中气不足等。

3. 乳痈初起、瘿瘤、瘰疬等。

4. 养生保健。

四、禁忌证

1. 极度疲劳、空腹、过饱、酗酒、大渴者；实热证、阴虚发热者慎灸。

2.体弱者刺激量不宜过强。

3.中暑、高血压危象、肺结核晚期大量咯血者不宜施灸。

4.孕妇下腹部、腰骶部及能引起宫缩的部位不宜施灸。

5.颜面、心前区、大血管、关节和肌腱处，不可用瘢痕灸；乳头、外生殖器不宜直接灸。

五、操作程序

（一）评估

1.患者的床号、姓名、年龄、诊断与证型。

2.患者的主要症状、既往史、体质、施灸部位的局部皮肤情况、对疼痛的耐受程度、心理状况，另外，女性患者须注意经带产史。确定施灸部位与操作手法等。

3.患者对操作的了解和配合情况。

4.病室环境。

（二）计划

1.护士准备　衣帽整洁，修剪指甲，洗手戴口罩。

2.患者准备　了解灸法的目的、过程及注意事项，排空二便。

3.用物准备　治疗卡、治疗盘、艾条或艾炷、火柴或打火机、弯盘、小口瓶、纱布、凡士林、棉签、镊子，必要时备浴巾、屏风等。间接灸按需备姜片、蒜片或细生盐等。温针灸按需备一次性毫针、皮肤消毒液、无菌棉签、厚纸片等。

4.环境准备　保持环境宽敞，温湿度适宜，注意遮挡。

（三）实施

1.操作步骤（表9-3）

表9-3　灸法操作步骤

操作步骤		要点与说明
1.核对解释	携用物至床旁，核对患者床号、姓名，核对腕带，向患者做好解释，取得合作	·确认患者
2.安置体位	关闭门窗，屏风遮挡，协助患者取合理体位，充分暴露施灸部位	·注意保护隐私，注意保暖 ·根据施灸部位，患者采取能保持平稳舒适、持久的姿势，并便于术者操作
3.确定部位	遵医嘱或病情确定施灸部位	·注意避开大血管所在部位
4.施灸	选取合适的施灸方法施灸，弯盘置施灸部位旁，随时弹去艾灰	·可以选用艾条灸、艾炷灸和温针灸 ·对昏迷或局部知觉减退者，术者食指、中指分开后置于施灸部位两侧，通过术者的手指来感受局部温度，以便随时调节施灸距离 ·防止烫伤

续表

操作步骤		要点与说明
5. 观察	施灸过程中随时观察局部皮肤及病情变化，询问患者有无灼痛感	·以患者感觉温热，局部皮肤稍起红晕为度 ·艾条灸时要保持注意力集中，防止偏离穴位或艾灰脱落 ·温针灸时要观察有无针刺意外 ·如有不适及时妥善处理
6. 灸毕	使艾绒彻底熄灭，清洁局部皮肤	·将艾条插入小口瓶中 ·清洁皮肤要采用点拭擦拭，防止损伤皮肤
7. 整理	协助患者着衣，整理床单位，安排舒适体位，清理用物	·用过的物品按医疗废弃物处置要求处理
8. 健康教育		·告知患者施灸后的注意事项
9. 洗手、记录、签名		·详细记录施灸后的客观情况，并签名

2. 注意事项

（1）施灸的先后顺序，部位顺序是先灸头部、背腰部，后灸胸腹、四肢部；艾炷先小后大；壮数先少后多。

（2）施灸过程中要密切观察患者的病情及施灸的反应。若局部皮肤出现灼热微红，属正常现象；若局部出现小水疱，注意勿擦破，可自行吸收；若水疱较大，可用消毒的毫针刺破水疱，放出水液，或用无菌注射器抽出水液后再涂烫伤膏，并覆盖无菌纱布，保持干燥，防止感染。

（3）瘢痕灸者，在灸疮化脓期间要加强营养，注意休息，并保持灸疮局部清洁，防止感染；也可用无菌敷料保护灸疮，待其自然愈合。

（4）施灸过程中，要及时处理艾灰，尤其温针灸时，针柄上的艾绒要捻紧，防止艾灰脱落灼伤皮肤或烧坏衣物。

（5）及时熄灭艾火，防止复燃，注意安全。

（四）评价

1. 患者能否理解灸法的目的并主动配合。

2. 患者的体位是否安全、舒适。

3. 施灸部位或穴位、施灸方法是否正确，手法是否熟练。

4. 患者局部皮肤有无灼伤、烧伤，症状是否改善。

项目三　拔罐法

一、概念

拔罐法是以罐或筒为工具，利用热力（燃烧、蒸汽）和抽吸的方法排出罐（筒）内空气，使罐（筒）内形成负压，吸附于腧穴或体表某部位皮肤上，使皮肤充血、瘀血，产生刺激以调节脏腑功能，从而达到防治疾病目的的一种方法。

二、基础知识

（一）常用罐的种类（表 9-4，图 9-19）

表 9-4　常用罐的种类

种类	材料	优点	缺点
竹罐	用直径 3～5cm 坚固无损的竹子，截成 6～10cm 不同长度，磨光而成	轻巧价廉，取材容易，经济易制，不易摔碎，适于煎煮	易爆裂漏气，吸附力不大
陶罐	用陶土烧制而成，口小肚圆而大，罐的两端较小，底平	吸附力强，吸附时间长	质地较重，易破碎
玻璃罐	用玻璃加工而成，形如球状，肚大口小，口边外翻	质地透明，易于观察皮肤变化便于掌握时间	易破碎
抽气或挤压罐	用透明塑料制成，上面加装活塞，便于抽气	操作简单，可按需要调节压力大小	不具备热力的温热作用

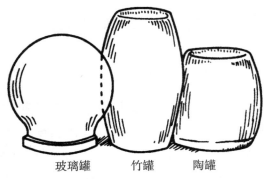

玻璃罐　　竹罐　　陶罐

图 9-19　常用罐

（二）拔罐法分类（表 9-5）

表 9-5　拔罐法分类

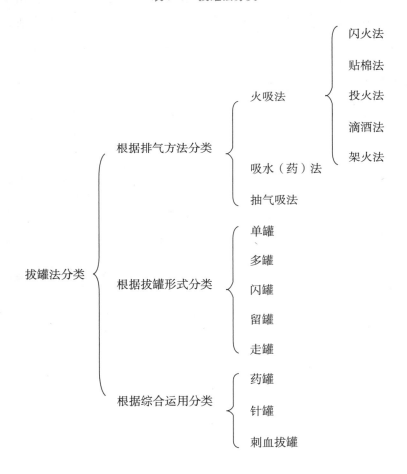

1. 根据排气方法分类

（1）火吸法　是利用点燃酒精棉驱除罐内空气，使罐（筒）内形成负压，进行拔罐的方法。包括闪火法、贴棉法、投火法、滴酒法、架火法。罐内负压的大小可通过燃火的时间、罐体大小、扣罐速度调整。操作时酒精棉球不可太湿，以免过多的酒精滴落烫伤皮肤。

1）闪火法（图9-20）：操作者一手持止血钳夹住95%酒精棉球，点燃；另一手握住罐体，罐口略朝下，将点燃的酒精棉球伸入罐的中部环绕1～2周后抽出，迅速将罐扣在所选部位，使其吸附在皮肤上。适用于各种体位。

2）贴棉法（图9-21）：将直径为0.5～1cm大小的棉片浸少量95%酒精，贴于罐的内壁下1/3处，点燃后迅速将罐扣在所选部位，使其吸附在皮肤上。多用于侧面拔罐。

3）投火法（图9-22）：将酒精棉球或折成宽筒状的纸条点燃后，趁火最旺时，将燃端投入罐底后，迅速将罐扣在所选部位上。扣罐时，罐口要略向上倾斜，避免燃烧物掉落烫伤皮肤。多用于侧面拔罐。

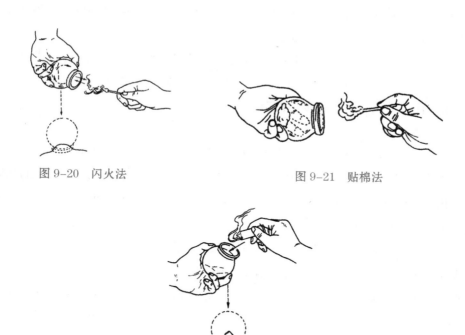

图9-20　闪火法　　　　　　　　　　图9-21　贴棉法

图9-22　投火法

4）滴酒法：先在罐内滴入1～3滴95%酒精，沿罐内壁摇匀，使其均匀地分布于罐壁，再点燃，迅速将罐扣在所选部位上。多用于侧面拔罐。

5）架火法：是用不易燃烧、不传热的物体（胶木小瓶盖、木片、橘皮等），直径要小于罐口，放在所选部位中心，在其上面放一酒精棉球，点燃后迅速将罐扣上（图9-23）。操作时扣罐要准，防止碰翻火架。多用于俯卧、仰卧时平坦部位的拔罐。

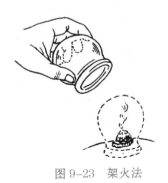

图9-23　架火法

（2）吸水（药）法　煮锅内加水，或对症加入适量的中药，煮沸后将完好无损的竹罐数个放入锅内煮5～10分钟，用长镊倒夹罐底取出，甩去罐内水珠，迅速将折叠的湿冷毛巾紧扣罐口（以降低温度，以免烫伤），趁热迅速将罐扣在所选部位上，留置10～20分钟。本法吸附力较小，操作要迅速。

（3）抽气吸法　是用抽气设备排出罐内空气，使罐内产生负压，进行拔罐的方法。将抽气罐扣在所选部位上，再用抽气设备从活塞处将空气抽出，使罐内产生负压，吸附在皮肤上。适用于任何部位，负压强度可调节。

2.根据拔罐形式分类

（1）单罐　在选定的部位吸拔一个罐。适用于病变范围较小的部位或阿是穴。

（2）多罐　在选定的部位一次吸拔两个或两个以上的罐。拔罐时注意罐的间距，避免扯伤皮肤。根据罐间距不同分为密排法（罐间距小于3.5cm）和疏排法（罐间距大于7cm）。适用于病变范围较大或选穴较多者。

（3）闪罐　将罐吸拔在所选部位后，立即取下，再迅速拔住、取下，如此反复多次，直至皮肤潮红或充血、瘀血。多用于火罐，选用的罐具不宜过大，操作时要注意罐体温度，如罐体过热，要及时更换罐具后再操作，防止烫伤。多用于局部皮肤麻木、疼痛或功能减退等病症。

（4）留罐　又称"坐罐法"，是将罐吸拔在所选部位留置10～15分钟后，再将罐起下。

（5）走罐（图9-24）　选用口径较大的罐，罐口要平滑厚实，以免划伤皮肤，先在罐口或所选部位上涂凡士林等润滑油，再用闪火法或滴酒法将罐拔住，一手握住罐体，一手按住罐旁近端皮肤，前后左右推动数次，至皮肤潮红为止。推动时罐口前端略有提起，使后边着力。适用于面积较大、肌肉丰厚的部位，如腰背、大腿等。

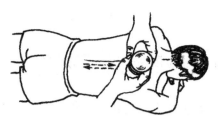

图 9-24　走罐

3. 根据综合运用分类

（1）**药罐**　是在拔罐操作时加入适量的相应药物，可在吸水法中加入中药，或将盛有药液的小瓶盖放置于所选部位的皮肤上（平坦部位），以此为中心，将罐吸拔上，摇晃罐体，使瓶盖内药液溢出。

（2）**针罐**　是将针刺与拔罐结合应用的一种方法。先针刺得气后留针，再以针为中心点，用闪火法将火罐拔上，留置 5～10 分钟，然后起罐起针。适用于重症及病情复杂的患者。见图 9-25。

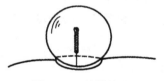

图 9-25　针罐结合

（3）**刺血拔罐**　是将所选部位的皮肤消毒后，用三棱针点刺、皮肤针叩刺或注射器针头刺破细小血管，再拔上火罐，使之出血，以加强刺血法的效果。适用于各种急慢性软组织损伤、神经性皮炎、皮肤瘙痒等。

（三）起罐方法（图 9-26）

起罐时一手扶住罐体向一侧倾斜，另一手的拇指或食指向下按压罐口周围的皮肤，使皮肤与罐口间形成一空隙，使空气进入罐内，即可起下，切不可强行上提或旋转提拔，以免损伤皮肤。

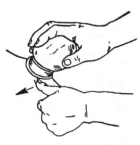

图 9-26　起罐

三、适应证

1. 风湿痹病、各种神经麻痹、急慢性疼痛、关节疼痛、腰背酸痛、腹痛、泄泻、腰肌劳损、口眼㖞斜等。

2. 外感风寒、咳嗽气喘、脘腹胀满、消化不良等。

3. 疮疡将溃或已溃脓毒不泄的外科疾患、扭伤、痈肿疮毒、蛇伤急救排毒等。

4. 还可用于养生保健。

四、禁忌证

1. 饥饿、疲劳、精神过度紧张、意识不清、不配合者不宜拔罐。

2. 消瘦、体质虚弱者不宜拔罐。

3. 高热、昏迷、抽搐、出血性疾病、严重心脏病、内科危重疾病、接触性传染病等不宜拔罐。

4. 中重度水肿、恶性肿瘤、皮肤过敏、感染、溃疡、急性外伤性骨折、瘰疬、疝气、活动性肺结核、骨骼凹凸不平处、毛发多处、心尖区、体表大动脉搏动处、静脉曲张、大血管部位等，均不宜拔罐。

5. 孕妇腹部及腰骶部不宜拔罐。

五、操作程序

（一）评估

1. 患者的床号、姓名、年龄、诊断与证型。

2. 患者的主要症状、既往史、体质、拔罐部位的局部皮肤情况、对疼痛与温度的耐受程度、心理状况，另外，女性患者须注意经带产史。确定拔罐部位、患者体位、操作手法，选择合适的罐具。

3. 患者对此项操作的了解及合作情况。

4. 病室环境。

（二）计划

1. 护士准备　衣帽整洁，修剪指甲，洗手戴口罩。

2. 患者准备　了解拔罐法的目的、过程及注意事项，排空二便。

3. 用物准备　治疗卡、治疗盘、罐具（玻璃罐、竹罐、陶罐）、止血钳、95%酒精棉球（或宽纸条）、火柴或打火机、纱布、弯盘、盛1/2清水的带盖灭火罐，必要时备凡士林、纸巾、毛毯、屏风。

根据拔罐部位，选择型号适宜的罐具，并检查罐口、罐体。罐体无裂痕，罐口边缘光滑无破损。

4. 环境准备　保持环境宽敞，温湿度适宜，注意遮挡。

（三）实施

1. 操作步骤（表 9-6）

表 9-6　拔罐法操作步骤

操作步骤		要点与说明
1. 核对解释	携用物至床旁，核对患者床号、姓名，核对腕带，向患者做好解释，取得合作	·确认患者
2. 安置体位	关闭门窗，屏风遮挡，协助患者取合理体位，充分暴露拔罐部位	·注意保护隐私，注意保暖 ·根据拔罐部位取舒适合理体位，便于操作
3. 确定部位	遵医嘱或病情，选择拔罐的部位	·选择肌肉丰厚的部位，尽量避开骨骼凹凸不平处、毛发较多处、瘢痕处等
4. 再次查罐	检查罐口和罐体	·检查罐具，罐体无裂痕，罐口边缘光滑无破损
5. 拔罐	根据医嘱或病情选择拔罐方法	·动作要轻快稳准，持火的手应远离施术部位，防止烫伤 ·酒精棉球干湿度适宜，防止酒精滴落 ·点燃的棉球要在罐的中下段环绕，不可烧及罐口，防止烫伤 ·要甩去罐内的热水，防止烫伤 ·动作要快捷，防止吸附力过小
6. 留罐观察	拔罐过程中要随时观察火罐吸附情况和皮肤颜色，观察有无烫伤和水疱，询问患者的感受	·留罐 10～15 分钟 ·如有不适及时妥善处理 ·嘱患者不可随意改变体位，防止火罐脱落
7. 起罐	一手扶住罐体，另一手用拇指或中指按压罐口周围皮肤，使空气进入罐内即可起下	·以轻缓为宜，不可强行上提或旋转提拔
8. 清洁	操作完毕，用消毒纱布清洁局部皮肤，观察有无烫伤、水疱，并及时妥善处理	·清洁皮肤应采用点拭擦拭，防止损伤皮肤 ·用手掌根部轻轻按摩拔罐部位
9. 整理	协助患者着衣，整理床单位，安排舒适体位，清理用物	·用物按医疗废弃物置要求进行处理
10. 健康教育	告知拔罐后注意休息，饮食清淡，3 小时内不能洗冷水澡	
11. 洗手、记录、签名		·详细记录实施拔罐后的客观情况，并签名

2. 注意事项

（1）病室温湿度适宜，避免直接吹风，以防受凉。

（2）拔罐时取合理舒适体位，勿随意更改体位，以防罐具脱落。选择肌肉较丰厚、富有弹性的部位拔罐，尽量避开骨骼凹凸不平处、毛发较多处、瘢痕处等。充分暴露拔罐部位。

（3）拔罐时酒精棉球不可过湿，避免酒精滴落或火源掉落烧伤皮肤、烧毁衣物；若不慎出现烫伤水疱，水疱较小，无须处理，待其自行吸收；水疱较大，应先消毒皮肤，再用无菌注射器抽吸渗出液，涂擦甲紫，必要时覆盖无菌纱布，以防止感染的发生。

（4）留针拔罐，选择罐具宜大，毫针针柄宜短，以免吸拔时罐具触碰针柄造成损伤。

（5）拔罐过程中，要注意询问患者的感觉，观察局部情况。在拔罐区出现冒凉气、温热感、紫斑、瘀血、微痛等现象，属于拔罐的正常反应。若出现局部发紧、发酸、疼痛较明显或灼痛，可减压放气或取下重拔。若出现头晕胸闷、恶心欲吐、面色苍白、四肢厥冷、呼吸急促、冷汗淋漓等晕罐症状，应立即起罐，让患者平卧（或头低足高位），轻者喝温开水或温糖水，休息片刻即可恢复；重者可点按人中、合谷、内关、足三里、百会、气海、关元等穴，按晕厥处理。

（6）老年人、儿童、体质虚弱及初次接受拔罐者，拔罐数量宜少，留罐时间宜短。

（7）起罐时，不可强拉或旋转罐具，防止损伤皮肤。

（四）评价

1.患者是否了解拔罐法的目的并主动配合。

2.患者的体位是否安全、舒适。

3.患者局部皮肤有无灼伤、烧伤，症状是否改善。

4.拔罐方法是否正确，手法是否熟练。

5.患者对此项操作是否满意。

项目四　刮痧法

【学习目标】

1.掌握刮痧法的概念、操作流程、注意事项和临床应用。

2.掌握握持刮痧板的方法，刮拭的方向、角度、程度、手法、补泻手法。

3.熟悉刮痧法的适应证、禁忌证。

4.了解刮痧法的常用介质、刮痧器具。

一、概念

刮痧法是在中医基础理论的指导下，应用牛角、玉石等边缘钝滑的器具，蘸上具有一定治疗作用的刮痧介质，在人体体表相应部位进行刮拭，使局部出现痧斑或痧痕，以达到疏通经络、活血化瘀、逐邪外出目的的一种方法。

二、基础知识

（一）刮痧工具

1. 刮痧板 是刮痧的主要工具。常用刮痧板材质以水牛角和玉质为多。一般为长方形（图9-29），也有鱼形、肾形、椭圆形等形状。边缘光滑，四角钝圆。薄面用于人体平坦部位的治疗刮痧，凹陷的厚面适合于按摩保健刮痧。两个短边，有的一边呈方形或圆形，适合头、项等部位的刮痧；有的一边呈燕尾状，凹口部分适合于手指、足趾、脊柱等部位的刮痧；棱角部分适合于人体凹陷部位、关节附近穴位和需要点按的穴位刮痧。

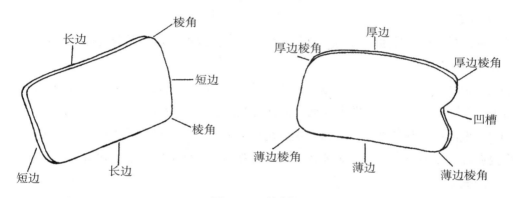

图 9-27 刮痧板

2. 刮痧介质 是刮痧治疗的润滑剂。常用水、刮痧油、石蜡油、酒及药物等作为刮痧介质。既能减轻疼痛，加速病邪排出，又能保护皮肤，预防感染，使刮痧安全有效。

（二）持握刮痧板的方法

持握刮痧板时，一般用右手持握，拇指放在刮痧板的一侧，其余四指均放在刮痧板的另一侧，刮痧板上端紧靠手掌皮肤（图9-28）。

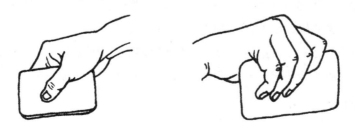

图 9-28 持握刮痧板方法

（三）刮拭角度

刮痧板与刮拭方向皮肤呈 45°～ 90°进行刮拭。

（四）刮拭的程度和时间

刮痧程度包括刮拭的力度和出痧程度。刮痧时，力量要适中均匀，循序渐进，轻重结合，以患者能够承受为度。一般每个部位刮拭 20 ～ 30 次，以皮肤出现痧痕为度，如不出痧或出痧少，不可强求出痧。每次刮拭时间以 20 ～ 25 分钟为宜。痧痕或痧斑 5 ～ 7 天消退后可再次刮痧。若病情需要，痧斑未退，可另选其他相关部位刮拭。通常连续 4 ～ 5 次为 1 个疗程。

（五）刮拭顺序

刮拭一般是从上到下，从内到外，以头部、颈部、背部、胸部、腹部、上肢、下肢为顺序，单方向进行，不宜来回刮拭，刮好一部位（经络），再刮另一部位（经络）。

（六）刮拭手法

根据刮拭力度、速度、方向以及刮痧板与体表接触的部位，其分类如下：

1. 刮拭力度

（1）**轻刮法** 刮拭面积大、速度慢或刮拭力度小。一般患者无疼痛或其他不适感。多适用于妇女、儿童、年老体弱者及面部的保健刮痧。

（2）**重刮法** 刮拭面积小、速度快或刮拭力度较大，以能承受为度。多适用于青壮年体质较强者，辨证属于实证、热证者，以及腰背部、脊柱两侧、下肢软组织较丰富处。

2. 刮拭速度

（1）**快刮法** 刮拭的频率在每分钟 30 次以上，力度有轻重之别。力量大，多用于体质强壮者，主要刮拭背部、下肢或其他明显疼痛的部位；力量小，多用于体质虚弱或全身保健者，主要刮拭胸腹部、腰背部、下肢等部位，以能耐受为度。

（2）**慢刮法** 刮拭的频率在每分钟 30 次以内，力度有轻重之别。力量大，多用于体质强壮者，主要刮拭腹部、关节部位和一些明显疼痛的部位；力量小，多用于体质虚弱或面部保健者，主要刮拭腰背部正中、胸部、下肢内侧等部位，以不感觉疼痛为度。

3. 刮拭方向

（1）**直线刮法** 又称直板刮法。用刮痧板在人体体表进行有一定长度的直线刮拭。适用于身体比较平坦的部位，如背部、胸腹部、四肢部位。

（2）**弧线刮法** 刮拭方向呈弧线形，刮痧后体表出现弧线形的痧痕，操作时刮痧方向多循肌肉走行或根据骨骼结构特点而定。适用于胸背部肋间隙、肩关节和膝关节周围等部位。

4. 刮痧板与体表接触的部位

（1）**摩擦法** 将刮痧板的边、角或面，与皮肤直接紧贴，或隔衣、布，进行有规律的旋转移动或直线往返移动刮拭，使皮肤产生热感为度，并向深部渗透，其左右移动力量大于垂直向下的压按用力。适用于麻木、发凉或绵绵隐痛的部位，如肩胛内侧、腰部和腹部；也可用于刮拭前患者放松。

（2）梳刮法　使用刮痧板或刮痧梳从前额发际处及双侧太阳穴向后发际处做有规律的单方向刮拭，刮痧板或刮痧梳与头皮呈45°，力度适中，一般逐渐加力，常用于头痛、疲劳、失眠等。

（3）点压法　将刮板角与穴位皮肤呈90°，由轻到重，逐渐加力，片刻后猛然抬起，使肌肉复原，重复操作5～10次，手法连贯。适用于无骨骼的软组织处和骨骼凹陷部位，如水沟穴（人中）、犊鼻穴。

（4）按揉法　是用刮痧板在皮肤穴位上做点压按揉，向下有一定压力，点下后做往复来回或顺逆旋转的运动，按揉力度要渗透至皮下组织或肌肉。操作时刮痧板始终紧贴皮肤，速度较慢，每分钟50～100次。常用于足三里、内关、太冲、涌泉、太阳穴等穴位。

（5）角刮法　使用刮痧板的棱角部分接触皮肤，与刮拭皮肤呈45°，自上而下或由里向外刮拭。适用于四肢关节、脊柱两侧、骨骼之间的穴位，如风池、内关、合谷、中府、云门等穴位。

（6）边刮法　是最常用的刮痧法。将刮痧板的两侧长条棱边或厚边或薄边，与皮肤呈45°进行刮拭。适用于面积较大的部位，如腹部、背部、下肢等部位。

（7）立刮法　将刮板角部与穴位呈90°，刮板始终不离皮肤，并施以一定的压力做短距离（约3cm）前后或左右摩擦。适用于头部穴位。

在治疗过程中，根据病情和刮拭部位选择适宜的刮拭方法，或几种刮拭方法结合起来灵活运用。

（七）补泻手法

1. 补法　刺激时间短，刮拭按压力小、速度慢、顺经脉循行方向，能激发人体正气，使低下的机能恢复旺盛。多用于年老、体弱、久病、重病或形体瘦弱的虚证患者。

2. 泻法　刺激时间长，刮拭按压力大、速度快、逆经脉循行方向，能疏泄病邪，使亢进的机能恢复正常。多用于年轻、体壮、新病、急病或形体壮实的实证患者。

3. 平补平泻法　亦称平刮法，介于补法与泻法之间，有三种刮拭手法：①按压力大，速度慢；②按压力小，速度快；③按压力与速度适中。要根据患者的病情和体质，灵活选用，第三种手法最易被患者接受。临床多用于保健或虚实兼见证的治疗。

补泻手法的原则适用于面刮法、角刮法和拍打法。

（八）刮痧常用部位

头部：眉心、太阳穴等。

颈部：喉头两侧、颈部左右两侧和颈后两侧。

胸部：胸骨中线和各肋间隙，不宜在肋骨上刮痧，要避开两侧乳头。

肩背部：两肩部、肩中线、脊柱旁两侧和肩胛内缘向下向外处。

四肢：上臂内侧、肘窝，下肢大腿内侧、委中穴上下，足跟后跟腱处。

（九）刮痧选经配穴原则

1. **近端取经穴**　在疼痛或病变邻近部位取经穴。因刺激腧穴能对其所在的局部和邻近部位的病证产生疏通经脉、行气止痛、活血化瘀的治疗作用，所以经络脏腑病变引起的局部疼痛、胀满、麻木或其他不适症状均可选用局部经穴治疗，如偏头痛取头部两侧的太阳穴、头维穴等。

2. **远端取经穴**　又称循经取穴，是根据经络的循行分布规律，在距离病变处较远的部位取经穴。远端取经穴除选取与患病脏腑相连经脉的远端腧穴外，还可以选取表里经脉或同名经脉的腧穴。如胃痛取下肢胃经的足三里穴，还可以取脾经的公孙穴。

3. **对症取经穴**　针对全身性的某些疾病或证候，选取有对应功能主治的腧穴加以治疗。如外感发热取督脉的大椎，大肠经的合谷、曲池，以清热解表。

4. **背部取经穴**　取脊背部督脉和膀胱经的腧穴。因督脉总督一身阳经，对调节全身气机至关重要。靠近督脉的膀胱经上有五脏六腑的腧穴，是五脏六腑及其经脉在膀胱经上气血输注的部位。若经络或脏腑发生病变，脊背部督脉和膀胱经上相应腧穴都会有明显的反应，对其刮痧刺激，能产生调理经脉和脏腑的作用。如肝胆病变，取膀胱经上的肝俞、胆俞，以及与之平行的督脉部位等，以此类推。

（十）刮痧后的反应

由于病情不同，刮痧局部皮肤可出现不同颜色、不同形态的痧。皮肤表面的痧有鲜红色、暗红色、紫色及青黑色。痧的形态有散在、密集或斑块状，湿邪重者皮肤表面可见水疱样痧。皮肤下面深层部位的痧多为大小不一的包块状或结节状。

刮痧时，出痧局部皮肤有明显发热的感觉。刮痧后 24 ～ 48 小时内，出痧表面的皮肤在触摸时有疼痛感。如刮拭手法过重或刮拭时间过长，体质虚弱者会出现短时间的疲劳反应，严重者 24 小时以内会出现低热，休息后即可恢复正常。

痧痕一般 5 ～ 7 天消退，其消退的时间与出痧部位、痧颜色的深浅有密切关系。胸背部、上肢、颜色浅及皮肤表面的痧痕消退较快；下肢、腹部、颜色深及皮下深部的痧痕消退较慢，慢者一般延迟至 2 周左右消退。

三、适应证

刮痧法广泛适用于临床各种疾病，如颈肩腰腿痛、感冒、咳嗽、头痛、失眠、便秘等，以及夏秋季节发生的各种急性疾病，如中暑、霍乱、痢疾等，还可应用于保健、美容等。

四、禁忌证

1. 过于饥饿、疲劳、精神过度紧张、醉酒后神志不清者不宜进行刮痧。

2. 对身体虚弱、久病卧床、体质瘦弱者不要用刺激过强的手法。

3. 有自发性出血性疾病，如血小板减少性紫癜、白血病等禁止刮痧。

4. 对于内科危重症，如心力衰竭、心绞痛、心肌梗死、肝硬化、肾功能衰竭、急性十二指肠溃疡、急腹症及不明诊断者，严禁刮痧，以免贻误病情。

5. 皮肤感染、破损部位，如湿疹、疱疹、烫伤、烧伤等处；肿瘤的部位；手术后创口未愈及骨折处；孕妇的腹部、腰骶部及妇女的乳头，均禁止刮痧。

6. 小儿囟门未闭合，严禁在头顶部刮痧。

五、操作程序

（一）评估

1. 患者的床号、姓名、年龄、诊断与证型。

2. 患者的主要症状、既往史、体质、刮痧部位的局部皮肤情况、对疼痛的耐受程度、心理状况，女性患者须注意经带产史。

3. 患者对此项操作的认识，告知患者刮痧部位皮肤会出现紫红色痧点或瘀斑，数日后方能消失；刮痧部位皮肤会有疼痛、烧灼感。

4. 病室环境。

（二）计划

1. **护士准备**　衣帽整洁，修剪指甲，洗手戴口罩。

2. **患者准备**　了解拔罐法的目的、过程及注意事项，排空二便。

3. **用物准备**　治疗卡、治疗盘、刮痧板（边缘光滑，无缺损）、刮痧介质、治疗碗、弯盘、治疗巾、纱布、水杯，必要时备大毛巾、屏风等。

4. **环境准备**　环境整洁、舒适，温度20℃～24℃，注意遮挡。

（三）实施

1. 操作步骤（表 9-7）

表 9-7　刮痧法操作步骤

操作步骤		要点与说明
1. 核对解释	携用物至床旁，核对患者床号、姓名，核对腕带，向患者做好解释，取得合作	· 确认患者
2. 安置体位	关闭门窗，屏风遮挡，协助患者取合理体位，充分暴露刮痧部位，放置治疗巾保护衣物	· 注意保护隐私，注意保暖 · 刮痧常用体位：胸腹、下肢内侧、前侧部位刮痧多选用仰卧位或仰靠坐位；头部、颈部、背部、上肢和下肢外侧部位刮痧多选用俯卧位或俯伏坐位及坐位 · 刮痧部位下方放治疗巾，防止污染衣物和床单位
3. 确定部位	遵医嘱或病情，选择刮痧的部位及刮痧的方法	· 刮痧常用部位：头部、颈项部、胸部、肩背部及四肢部等 · 注意避开凸起的大血管所在部位
4. 选择刮具	根据具体情况选择合适的刮具，用手指或手掌沿刮具四边进行检查	· 保证刮具边缘光滑，无缺损，以防止损伤患者皮肤
5. 正确持板	一手持刮具，拇指和其余四指分别放于刮具的两侧，使刮具一边紧贴掌心皮肤	· 握板时手臂放松，蓄力于腕部，用腕力控制力度强弱，用指力固定刮具
6. 涂介质	刮具蘸刮痧油，或将刮痧油滴在施术部位后均匀涂开	
7. 刮拭	根据病情和部位，采取正确的刮痧手法。一手持纱布，绷紧皮肤，一手持刮具在选定部位单一方向刮拭，至皮肤出现痧痕	· 刮拭过程中，刮具应与刮拭方向保持 45°～ 90° · 感觉刮具涩滞时，要蘸取刮痧油再刮 · 不出痧时不可强求出痧 · 如刮背部，则要在脊柱两侧沿肋间隙呈弧线由内向外刮
8. 观察	刮痧过程中要随时观察患者局部皮肤情况，询问患者感受，及时调整手法和力度	· 如有不适，立即停止刮拭，将患者取平卧位，报告医师，配合处理
9. 刮痧毕	用消毒纱布清洁局部皮肤	· 用点按的方法擦拭 · 用手掌根部轻轻按摩出痧部位
10. 整理	协助患者着衣，整理床单位，安排舒适体位，清理用物	· 重复使用的刮痧器具应一人一用一清洁一消毒，涂刮痧油后，置塑料袋中阴凉保存，专人专用
11. 健康教育	告知刮痧后注意休息，保暖，避免风寒；刮痧 3 小时后方可洗浴；饮食宜清淡，忌食生冷油腻之品。可饮温开水一杯，既可补充消耗的水分，又可促进新陈代谢	
12. 洗手、记录、签名		· 详细记录实施刮痧后的客观情况，并签名

240

2. 注意事项

（1）刮痧时力度应适中，以患者能耐受为度，体弱、年迈、儿童、紧张怕痛者宜用轻手法刮拭。不可强求出痧。

（2）注意观察患者的面色、表情及全身情况，及时调整力度，如出现疼痛异常、冷汗不止、胸闷烦躁等应停止刮拭，报告医师，并配合处理。

（3）刮痧后饮用 300 ～ 400mL 温开水（淡糖盐水为佳），15 分钟内不宜外出，30 分钟内忌洗凉水澡，避免受寒。

（4）两次刮痧间隔 5 ～ 7 天，以皮肤上痧退为标准。痧痕未退之前，不宜在原处再次刮痧。

（四）评价

1. 患者的体位是否安全、舒适。

2. 患者局部皮肤是否出现痧斑、痧痕，有无破损，症状是否改善。

3. 刮拭部位、刮痧方法是否正确，手法是否熟练。

4. 患者对此项操作是否满意。

项目五　穴位按摩法

【学习目标】
1. 掌握穴位按摩的概念、操作流程和注意事项。
2. 熟悉穴位按摩的适应证、禁忌证。

一、概念

穴位按摩法是在中医基本理论指导下，以经络腧穴学说为基础，运用手法刺激人体体表的特定穴位，以疏通经络，舒筋整复，滑利关节，活血祛瘀，从而达到调整脏腑气血，防治疾病目的的一种方法。

二、基础知识

（一）常用按摩手法

1. 摆动类手法

（1）一指禅推法（图 9–29 ～图 9–31）　手握空拳，用拇指指端、偏峰、指面着力，运用腕部来回摆动带动拇指关节做屈伸运动。不可用蛮力下压，紧推慢移，频率为每分钟

120～160次。常用于头面、胸腹及四肢等处的痛症。

（2）滚法（图9-32） 靠近小鱼际的指掌关节背侧及部分小鱼际着力，通过前臂的旋转，带动腕关节做屈伸外旋运动。频率一般为每分钟120～160次。适用于颈、腰、背、臂、四肢部。

（3）揉法（图9-33） 是以指面、手掌大小鱼际、掌根或全掌为着力点，在治疗部位带动皮肤一起做轻柔缓和的回旋运动。揉转的幅度要由小而大，用力要先轻渐重，要带动着力处皮肤一起回旋运动，不能在皮肤表面摩擦或滑动。频率为每分钟100～160次。适用于全身各部位，常用于脘腹痛、便秘、腰肌劳损和外伤引起的红肿疼痛等。

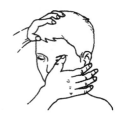 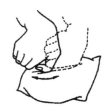 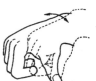

图9-29 一指禅偏峰推法　　图9-30 一指禅曲指推法　　图9-31 一指禅指峰推法

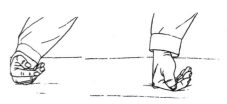   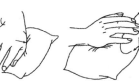

图9-32 滚法　　　　　　　　　　　　图9-33 揉法

2. 摩擦类手法

（1）摩法（图9-34） 是用手掌或指腹轻放于治疗部位，关节连同前臂做节律性的环旋运动。常用于脘腹疼痛、消化不良、月经不调、痛经、失眠等症。

（2）擦法（图9-35） 以掌或大、小鱼际着力于治疗部位，稍用力下压并做上下或左右快速的直线往返摩擦运动。操作时，治疗部位要充分暴露，并涂适量的润滑油，用力要稳实、均匀、连续，使热量逐渐透达肌肤。适用于胸肋、腹、肩背腰臀及下肢。常用于治疗内脏虚损及气血功能失常的病证。

（3）推法（图9-36） 用指、掌或肘部着力于治疗部位上进行单方向的直线摩擦。此法适用于全身各部位。

（4）搓法（图9-37） 用双手掌面挟住治疗部位，相对用力做快速搓揉，同时作上下往返移动。此法适用于腰背胁肋及四肢部，尤其上肢最常用。

（5）抹法 用单手或双手拇指罗纹面紧贴皮肤，做上下或左右往返移动。适用于头面及颈项部。常用于配合治疗头晕、头痛及颈项强痛等。

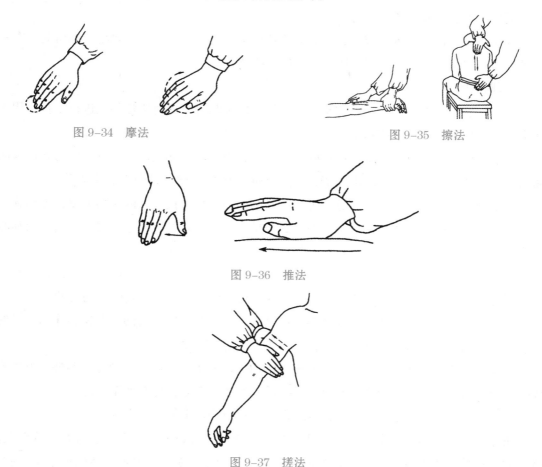

图 9-34　摩法　　　　　　　　　　图 9-35　擦法

图 9-36　推法

图 9-37　搓法

3. 振动类手法

（1）振法　以掌或指着力于治疗部位，静止用力产生振动。多用于头痛、失眠、咳嗽、胃痛、腰痛、痛经等。

（2）抖法　以双手或单手握住患者的肢体远端，做小幅度快频率的连续抖动。颤动幅度要小，频率要快。适用于四肢，多作为治疗的结束手法。

4. 挤压类手法

（1）按法　用拇指端或指腹、单掌或双掌，也可用双掌重叠按压体表，适用于全身各穴位，常用于腰背和腹部。

（2）捏法　用拇指和其他手指相对着力夹挤治疗部位，并可沿其分布或结构形态辗转移动。适用于全身各部位，常用于头颈部、四肢及脊背处。

（3）拿法　捏而提起谓之拿。拇指和食、中两指，或拇指和其余四指作相对用力，在治疗部位上进行节律性地提捏。操作时用力由轻而重，动作和缓连贯。临床常配合其他手法，适用于颈项、肩部和四肢等部位。

（4）点法　以指端或关节突起处着力于治疗部位持续点压。用力要稳，不可前后左右移动，力量要由轻到重。适用于肌肉较薄的骨缝处。

5.叩击类手法

（1）拍法　手指自然并拢，掌指关节微屈，以虚掌着力，对治疗部位进行拍打。用于肌肉痉挛、风湿痹痛、关节麻木等。

（2）击法　以拳背、掌根、小鱼际、指尖等着力于治疗部位进行击打。用力要快速而短暂，垂直叩击体表。用于肌肉痉挛、风湿痹痛、闪腰（急性腰扭伤）、头痛等。

（3）弹法　以一手指的指腹紧压另一手指的指甲，用力把按压的手指弹出，连续弹击治疗部位。操作时弹击力要均匀，频率为每分钟 120 ～ 160 次。用于项强、头痛、面神经麻痹等。

（二）手法的基本要求

通过持久、均匀、有力、柔和的手法，使"力"深透病所，达到治疗的目的。

1.持久、均匀　一种手法在正确操作的前提下要持续一定的时间，保持动作和力量的连贯性，且动作要掌握一定的节奏，频率、压力要稳定有序。

2.有力、柔和　每种手法操作要有一定的力度，并根据具体情况做适当调整。虽然要保持一定的力度，但要让患者基本上感觉舒适，不能用蛮力，变换动作要自然。

按摩要循序渐进，手法次数要由少到多，力量由轻逐渐加重，穴位逐渐增加。

按摩时，可以选用葱姜汁、薄荷水、白酒、麻油、红花油、冬青膏、滑石粉等介质，既可润滑和保护患者皮肤，又可提高操作者手法的治疗效果。要根据具体病证选用介质，如寒证，可用温经散寒作用的葱姜水；软组织损伤，可选用具有活血化瘀、消肿止痛、舒筋活络作用的红花油、冬青膏等。

（三）得气反应

进行腧穴按摩时，患者局部会产生酸、麻、胀、重等感觉，即得气。这实际上是经穴的一种传感效应。

三、适应证

穴位按摩法适应证广泛，可用于骨伤科、外科、内科、妇科、儿科等各科疾病。

四、禁忌证

1.疲劳、醉酒、饥饿过饱、剧烈运动，以及精神病患者发作期禁用穴位按摩法治疗。

2.年老体弱者慎用穴位按摩法治疗。

3. 各种骨折、骨质疏松、骨结核；严重心、肺、脑、肝、肾疾病；急性传染病、化脓性疾病、皮肤疾病、恶性肿瘤、出血性疾病等禁用穴位按摩法治疗。

4. 局部皮肤有破损、烫伤、瘢痕不宜行穴位按摩法治疗；妇女月经期、孕妇、产后未恢复者禁止在腰、臀、腹部行穴位按摩法治疗。

五、操作程序

（一）评估

1. 患者的床号、姓名、年龄、诊断与证型。

2. 患者的主要症状、既往史、体质、按摩部位的皮肤情况、对疼痛的耐受程度、心理状况，女性患者须注意经带产史。确定合适的体位及穴位。

3. 患者对此项操作的认识，告知按摩部位会出现酸、麻、胀等得气感，此属正常现象。

4. 病室环境。

（二）计划

1. 护士准备　衣帽整洁，修剪指甲，洗手戴口罩。

2. 患者准备　了解穴位按摩法的目的、过程及注意事项，排空二便。

3. 用物准备　治疗卡、治疗盘、按摩椅、治疗巾、大毛巾、弯盘、介质（如生姜水、麻油、冬青膏、滑石粉、红花油等）、纱布，必要时备屏风等。

4. 环境准备　环境整洁、舒适，注意遮挡。

（三）实施

1. 操作步骤（表9-8）

表9-8　穴位按摩法操作步骤

操作步骤		要点与说明
1. 核对解释	携用物至床旁，核对患者床号、姓名，核对腕带，向患者做好解释，取得合作	·确认患者
2. 安置体位	关闭门窗，屏风遮挡，协助患者取舒适体位，松解衣着，充分暴露按摩部位	·注意保护隐私，注意保暖 ·常用体位：仰卧位、俯卧位和侧卧位；仰靠、俯伏和侧伏坐位。体位要有利于患者放松，有利于操作者发力和持久操作
3. 确定部位	遵医嘱或病情，确定按摩腧穴或部位	·口述腧穴解剖位置，定位准确
4. 按摩	根据选择的腧穴或部位给予相应按摩手法，一般先以轻柔的手法开始，如揉法、摩法等；再用针对主证或相应穴位的手法，如点法、按法、推法等；最后选用揉法、抖法、搓法等结束操作	·操作时压力、频率、摆动幅度均匀 ·根据具体情况选用介质，如精油、滑石粉、姜汁、液体石蜡等，减少阻力，防止擦伤皮肤，或增强按摩作用

操作步骤	要点与说明
5. 观察	按摩过程中要随时询问患者对手法治疗的反应，及时调整手法和力度	· 如有不适，立即停止，将患者取平卧位，报告医师，配合处理
6. 清洁整理	协助患者着衣，整理床单位，安排舒适体位，清理用物	· 用物按医疗废弃物处置要求进行处理
7. 健康教育		· 告知注意事项
8. 洗手、记录、签名		· 记录治疗时间、手法、部位及患者的反应，并签名

2. 注意事项

（1）操作前要剪短指甲，以防损伤患者皮肤。

（2）根据患者年龄、病情及发病部位，选用合适的手法和刺激强度。对初次治疗者，手法要轻；腰、腹部按摩时，患者要先排尿。

（3）小儿要有家属陪伴，安置好体位，3岁以下小儿可由家长抱起放在自己大腿上进行按摩；孕妇禁用拍法、击法、按法。

（4）手法熟练，轻重快慢适宜，用力均匀、柔和、持久、动作灵活、禁用暴力。一般每日1次，每次10～30分钟，7～10次为1个疗程。

（5）按摩过程中密切观察病情，如患者出现头晕、目眩、恶心等不适，立即停止操作，对症处理。

（四）评价

1. 患者是否自觉舒适，症状是否改善。

2. 按摩穴位皮肤是否微热，并感觉有酸、麻、胀、痛感等。

3. 患者和家属对此项操作是否满意。

4. 取穴及按摩手法是否正确。

项目六 耳穴埋籽法

【学习目标】

1. 掌握耳穴埋籽法的概念、操作流程、注意事项和临床应用。

2. 掌握耳郭表面解剖、耳穴的分布规律、选穴原则、耳穴探查法。

3. 熟悉耳穴埋籽法的适应证、禁忌证。

4. 了解常用耳穴及主治。

一、概念

耳穴埋籽法，又称耳穴贴压法，是用代替耳针的药丸、药籽、谷类或其他物品置于胶布上，贴于耳郭上的穴位或反应点，用手指按压刺激，通过经络传导，以通经活络，调节气血，宁心安神，调整机体平衡，从而达到防治疾病目的的一种方法。

二、基础知识

（一）耳穴的分布

耳郭分为凹面的耳前和凸面的耳背（图9-38），形如一个倒置的胎儿，头部朝下，臀部朝上。与头面部相应的穴位在耳垂或耳垂附近；与上肢相应的穴位在耳舟；与躯干和下肢相应的穴位在对耳轮和对耳轮的上、下脚；与内脏相应的穴位多集中在耳甲艇和耳甲腔；与耳鼻喉相应的穴位在耳屏四周；消化道的穴位在耳轮脚周围环形排列（图9-39）。

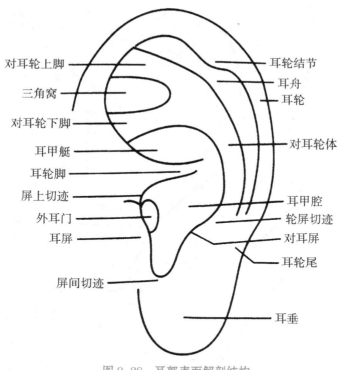

对耳轮上脚
三角窝
对耳轮下脚
耳甲艇
耳轮脚
屏上切迹
外耳门
耳屏
屏间切迹

耳轮结节
耳舟
耳轮
对耳轮体
耳甲腔
轮屏切迹
对耳屏
耳轮尾
耳垂

图 9-38 耳郭表面解剖结构

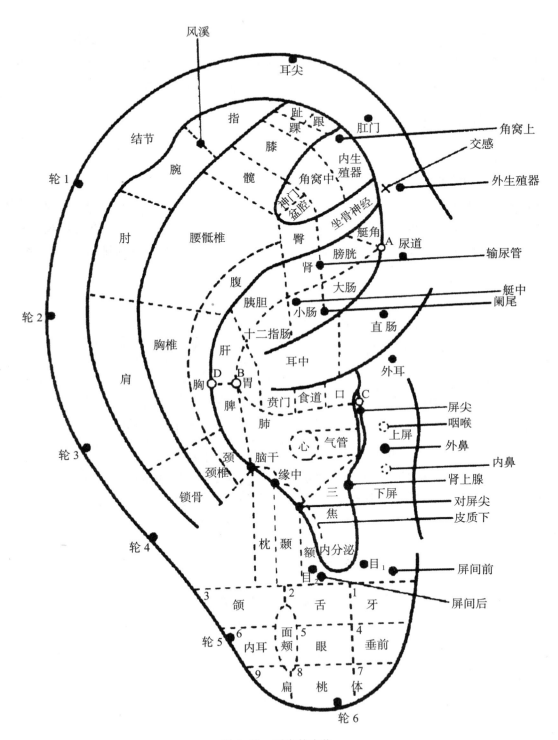

图 9-39 耳穴的定位

（二）取穴原则

1. 按病变相应部位选穴　当机体患病时，在耳郭的相应部位上有一定的敏感点，便是该病的首选穴位，如胃病取胃穴等。

2. 按藏象辨证选穴　根据中医基础理论辨证选用相关的耳穴。如脱发取肾穴，皮肤病取肺、大肠等穴。

3. 按现代医学理论选穴　如肾上腺、内分泌等耳穴名称是根据现代医学理论命名，这些穴位的功能基本上与现代医学理论一致，因此在选穴时要考虑到其功能。如糖尿病可取内分泌；炎性疾病可取肾上腺，利用其抗炎功能。

4. 按临床经验选穴　在临床实践中发现有些耳穴对某些疾病具有特异的治疗作用，如外生殖器可治疗腰腿疼痛；神门可治疗痛症。

5. 按经络学说选穴　如偏头痛属足少阳胆经循行部位，耳穴选胆穴。

（三）耳穴的探查方法

1. 观察法　拇、食二指拉住耳轮后上方，由上至下，由内到外，分区观察有无变形、变色等征象，如凹陷、脱屑、水疱、丘疹、硬结、软骨增生、充血、色素沉着等。这些反应点一般有较明显的压痛。

2. 按压法　在病变相应部位，用探棒、镊子尖端轻轻按压，寻找压痛点，当压到敏感点时，患者有眨眼、皱眉、呼痛、躲闪等反应，选择压痛最明显的一点作为耳穴贴压的治疗点。

三、适应证

耳穴埋籽法临床常用于内、外、妇、儿、五官、骨伤等各科疾病，以及各种疼痛、内分泌代谢疾病，亦可用于失眠、老年便秘、催产催乳，还可预防感冒、晕车、晕船，以及预防输血反应，对戒烟、减肥有一定功效。

四、禁忌证

1. 年老体弱、严重心脏病或其他器质性疾病者不宜应用。

2. 严重慢性疾病伴有高度贫血者、血友病患者不宜应用。

3. 有冻疮、炎症、湿疹、疮疡的耳郭部位不宜应用。

4. 有习惯性流产史的患者，怀孕6周或不足3个月的孕妇不宜应用。

五、操作程序

（一）评估

1. 患者的床号、姓名、年龄、诊断与证型。

2.患者的主要症状、既往史、体质、耳郭局部皮肤情况、对疼痛的耐受程度、心理状况、药物过敏史，另外，女性患者须注意经带产史。确定施术部位、手法等。

3.患者对本项操作的认识，告知其按压部位会出现酸、麻、胀、痛感，属正常现象。

4.病房环境。

（二）计划

1.护士准备　衣帽整洁，修剪指甲，洗手戴口罩。

2.患者准备　了解耳穴埋籽法的目的、过程及注意事项。

3.用物准备　王不留行籽、胶布、耳压板（图9-40）、剪刀、止血钳或镊子、75%酒精、棉签、探棒、治疗盘、弯盘、必要时备耳穴模型。

4.环境准备　保持环境安静、宽敞，温湿度适宜。

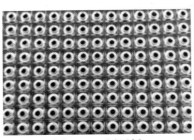

图9-40　耳压板

（三）实施

1.操作步骤（表9-9）

表9-9　耳穴埋籽法操作步骤

操作步骤		要点与说明
1.核对解释	携用物至床旁，核对患者床号、姓名，核对腕带，向患者做好解释，取得合作	·确认患者
2.安置体位	根据按压穴位协助患者取合理体位，暴露耳郭	
3.探查穴位	遵医嘱核对穴位并探查耳穴。按压法：一手持耳郭后上方，另一手持探棒自上而下在选区内以均匀的压力寻找压痛点，或对肉眼能观察到的阳性反应点进行探压，寻找耳穴的敏感点	·当压及敏感点时，患者会出现皱眉、呼痛、躲闪等反应，选压痛最明显点为治疗点
4.消毒皮肤	消毒取穴部位的皮肤	·75%酒精自上而下、由内到外、从前到后消毒2次
5.穴位贴压	一手固定耳郭，另一手用止血钳或镊子取王不留行籽小方块胶布（王不留行籽粘附在0.7cm×0.7cm大小的胶布中央），将其固定在所选耳穴部位，用手适当反复按压以刺激局部腧穴	·询问患者有无酸、麻、胀、痛等得气感觉，按压力度以患者能忍受为度

操作步骤		要点与说明
6. 观察	按压过程中要随时观察患者局部皮肤情况，询问患者感受，及时调整手法和力度，拇指、食指相对用力按压，不可揉搓	·如有不适，应立即停止按压，报告医师，配合处理
7. 指导按压方法		·每日 3～5 次，每次每穴 1～2 分钟 ·耳穴压籽脱落后应通知护士，重新贴压
8 清洁、整理	协助患者着衣，整理床单位，安排舒适体位，清理用物	·弯盘、探棒、止血钳或镊子，用 75% 酒精擦拭
9. 洗手、记录、签名		·详细记录实施耳穴埋籽后的客观情况，并签名

2. 注意事项

（1）埋籽按压要选用表面光滑、大小和硬度适宜、无毒、无致敏的种子或中成药丸剂。

（2）严格消毒，预防感染，若见局部红肿可用碘伏消毒，外用消炎药，防止引起软骨膜炎。

（3）告知患者按压时压力不可过大，避免揉搓。如出现疼痛不适，应及时告知，立即停止贴压，以防皮肤破损感染。

（4）贴压局部要注意防水，如有潮湿脱落，应及时更换。

（5）保留时间视季节气候而定，夏季 1～3 天，春秋季 3～5 天，冬季 5～7 天，嘱患者每日自行按压 3～5 次，每次每穴按压 1～2 分钟。

（6）每次操作用一侧耳穴，两耳交替使用。

（四）评价

1. 患者体位是否舒适，局部皮肤情况有无不适，是否达到预期目标。

2. 探查阳性反应点的方法、选穴是否准确，操作手法是否熟练。

3. 患者及家属对此项操作是否满意。

4. 有无王不留行籽遗留等情况发生。

复习思考

1. 简述毫针进针的方法、角度和深度。

2. 简述针刺意外的处理和预防。

3. 简述温和灸、雀啄灸、回旋灸的操作要点。

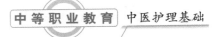

4.简述拔火罐操作的注意事项。

5.简述刮痧法、穴位按摩法的要求是什么?

6.简述耳穴的分布规律、选穴原则、耳穴探查法。

扫一扫,知答案

主要参考书目

[1] 孙广仁 . 中医基础理论 . 北京：中国中医药出版社，2012.

[2] 封银曼 . 中医护理 . 北京：人民卫生出版社，2015.

[3] 申惠鹏 . 中医护理 . 北京：人民卫生出版社，2008.

[4] 韦绪性 . 中医护理 . 北京：中国中医药出版社，2013.

[5] 王凤丽 . 中医护理学基础 . 北京：中国中医药出版社，2015.

[6] 陈佩仪 . 中医护理学基础 . 北京：人民卫生出版社，2012.

[7] 侯志英 . 中医护理学 . 西安：第四军医大学出版社，2012.

[8] 温茂兴 . 中医护理学 . 北京：人民卫生出版社，2014.

[9] 程琳，唐章全 . 中医护理学 . 北京：中国中医药出版社，2011.

[10] 孙秋华 . 中医护理学 . 北京：人民卫生出版社，2012.

[11] 张伯臾 . 中医内科学 . 上海：上海科学技术出版社，1985.

[12] 杨洪 . 中医护理学基础 . 北京：人民卫生出版社，2014.

[13] 刘虹 . 中医护理学基础 . 北京：中国中医药出版社，2005.

[14] 苏新民，储成志 . 中医护理学 . 西安：西安交通大学出版社，2013.

[15] 徐桂华，胡慧 . 中医护理学基础 . 北京：中国中医药出版社，2015.8.

[16] 张广清 . 中医护理技术规范 . 广州：广东科技出版社，2012.